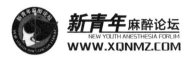

新青年麻醉论坛
NEW YOUTH ANESTHESIA FORLIM
WWW.XQNMZ.COM

Case Analysis of Gynecological and Obstetric Anesthesia

妇产科麻醉病例精解

◎主　编　周祥勇　卜叶波

◎副主编　蒋　飞　龚昌盛

　　　　　吴庭豪　周　磊

◎主　审　黄绍强

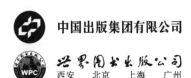

中国出版集团有限公司

世界图书出版公司
西安　北京　上海　广州

图书在版编目（CIP）数据

　　妇产科麻醉病例精解 / 周祥勇，卜叶波主编 . —西安：世界图书出版西安有限公司，2024.3
　　ISBN 978-7-5232-1152-6

　　Ⅰ.①妇…　Ⅱ.①周…②卜…　Ⅲ.①妇产科学—麻醉学—病案　Ⅳ.①R713.14②R719

　　中国国家版本馆CIP数据核字（2024）第050550号

书　　名	妇产科麻醉病例精解
	FUCHANKE MAZUI BINGLI JINGJIE
主　　编	周祥勇　卜叶波
责任编辑	马可为　岳姝婷
装帧设计	新纪元文化传播
出版发行	世界图书出版西安有限公司
地　　址	西安市雁塔区曲江新区汇新路355号
邮　　编	710061
电　　话	029-87214941　029-87233647（市场营销部）
	029-87234767（总编室）
网　　址	http://www.wpcxa.com
邮　　箱	xast@wpcxa.com
经　　销	新华书店
印　　刷	西安雁展印务有限公司
开　　本	787mm×1092mm　1/16
印　　张	15.75
字　　数	300千字
版次印次	2024年3月第1版　2024年3月第1次印刷
国际书号	ISBN 978-7-5232-1152-6
定　　价	78.00元

医学投稿　xastyx@163.com　‖　029-87279745　029-87285296
☆如有印装错误，请寄回本公司更换☆

作者名单
Authors&Reviewer

主　编

周祥勇　浙江大学医学院附属第二医院

卜叶波　湖南省益阳市第一中医医院

副主编

蒋　飞　四川省内江市第一人民医院

龚昌盛　贵州省贵航平坝医院

吴庭豪　中国人民解放军96110部队医院

周　磊　南京医科大学附属常州市妇幼保健院

主　审

黄绍强　复旦大学附属妇产科医院

编　者

黄绍强　复旦大学附属妇产科医院

陈秋香　重庆市奉节县人民医院

董大龙　兵器工业五二一医院

高洪光　四川省成都市郫都区人民医院

李　岩　空军军医大学第一附属医院

莫毅洁　广西壮族自治区人民医院

沈　丽　江西省永新县人民医院

于学来　浙江中医药大学附属杭州市中医院

王薇薇　四川省第二中医医院

张建峰　襄阳市中心医院/湖北文理学院附属医院

赵菲菲　河北省邢台市襄都区医院

王步国　西安市临潼区妇幼保健院·

许燕蓝　云南省文山州砚山县中医医院

序 言

Preface

妇产科麻醉是临床麻醉重要的领域。我国每年有 1500 万~2000 万分娩量，还有一定规模的试管婴儿以及不同年龄段的妇科手术。产科麻醉责任重大，需要同时兼顾产妇和胎儿围产期的生命安全。尤其是妊娠合并多种共存疾病的高危产妇，病理生理情况复杂，对于麻醉医生更是一种挑战。妇科患者涉及不同年龄段，高龄妇科手术由于患者常合并各种疾病，充满风险和挑战。妇产科急诊手术也颇有特点，需要医务人员具备丰富的临床经验及应急能力。因此麻醉医生在保障母婴安全、提高医疗服务质量，尤其是降低产妇和新生儿死亡率、提高人均寿命中发挥着重要作用。

由新青年麻醉论坛周祥勇医生和卜叶波医生主编的这部妇产科麻醉病例集，精选了 31 个妇产科麻醉临床典型病例，内容涉及病态肥胖产妇、妊高征产妇合并先心病和左心衰竭等各种病理产科的麻醉管理，异位妊娠心脏停搏心肺复苏成功后、系统性红斑狼疮并发雷诺综合征等妇科疑难重症的麻醉管理，以及解析分娩镇痛后顽固性头痛、腹腔镜术中发生空气栓塞等各种妇产科麻醉并发症发生的原因、处理方案及可能的预后等，并采用提问、解答等各种形式，按临床麻醉处理流程依次展开，剖析疾病的病理生理特征及相应的麻醉应对措施。该书的每个病例都包括病例介绍、精选的同仁讨论，以及国内知名妇产科麻醉专家黄绍强教授等的专业点评和新青年团队整理的案例知识小结，主要针对妇产科麻醉工作中的实际问题，因此具有非常实用的临床参考价值。这是我国麻醉界又一本以妇产科麻醉病例分析讨论为特点的实用性临床学术专著，所选病例均来自临床一线，既有临床治疗经验总结分析，也有妇产科麻醉专家精彩点评以及要点小结。本书适合麻醉医生、妇产科医生及儿科医生等参阅，特别是对于接受规范化培训的医生，有助于他们快捷地掌握妇产科疑难重症麻醉及并发症的处理方法和原则，为高危患者的安全保驾护航，实为一本难得的临床实战案例精选。

　　本书旨在提高麻醉医生对妇产科危重症和新生儿的临床应对水平，具有较强的针对性、实用性。谨于此向付出了艰辛劳动的全体编写人员致以崇高的敬意，感谢他们为妇产科麻醉医学事业做出的努力和贡献。期待读者能从本书中获益，提高临床诊疗能力。相信本案例精选将成为临床麻醉医生的良师益友。

姚尚龙

2024 年 1 月

前 言

Foreword

随着中国社会和经济的高速发展，广大人民群众对于妇产科手术舒适性和安全性的要求越来越高。近年来，中国麻醉学科在快乐产房、分娩镇痛、产科危机管理等方面做了大量努力，取得了可喜的成绩。但因为妇产科，尤其是产科手术涉及产妇胎儿两个生命、患者病情复杂多变，相关围手术期管理仍然是广大临床麻醉医生最棘手的问题。

新青年麻醉论坛（www.xqnmz.com）是中国最知名的麻醉学专业社区，论坛病例讨论版自2016年开始进行原创病例征集活动。这些优秀原创病例都是来自全国各地临床一线真实发生的病例，具有很高的交流价值，其中妇产科，尤其是产科麻醉病例大家关注度最高、讨论最热烈。2017年开始，我们整理后陆续在新青年微信自媒体平台进行推送，得到业内的广泛好评。此次我们精选了31份优秀原创病例整理成册，这些病例基本覆盖了妇产科，尤其是产科麻醉中的常见热点问题，并特别邀请复旦大学附属妇产科医院麻醉科黄绍强教授对每一个病例进行点评与分析，通过病例汇报、同仁分析、专家点评和知识小结四个部分进行详细阐述。希望通过这种来源于临床实战、多角度的同行视角交流、权威专家点评分析并进一步理论延伸的方式，有效地帮助大家掌握妇产科，尤其是产科麻醉中常见急危重症的应对策略，全面提高对妇产科手术的围手术期管理能力。

虽然我们进行了反复核对，但书中仍难免存在错误、片面和不当之处，敬请读者批评指正。另外，特别感谢所有原创病例提供者以及同仁的分析和讨论。

周祥勇

2024 年 3 月

目 录

Contents

产科麻醉病例

▶ **病理产科**

▶ **麻醉并发症**

妇科麻醉病例

▶ 疑难病例

▶ 麻醉并发症

缩略语

AB	实际碳酸氢盐	FRC	功能残气量
AFE	羊水栓塞	GLU	葡萄糖
ALB	白蛋白	Hb	血红蛋白
ALT	谷丙转氨酶	HBDH	羟丁酸脱氢酶
APTT	活化部分凝血活酶时间	Hct	血细胞比容
ARDS	急性呼吸窘迫综合征	HR	心率
ASA	美国麻醉医师协会	IBP	有创血压监测
BB	缓冲碱	ICU	重症监护室
BE	碱剩余	IL	白细胞介素
BIS	脑电双频指数	INR	国际标准化比值
BMI	体重指数	LA	左心房
BNP	脑钠肽	Lac	乳酸
BP	血压	LDH	乳酸脱氢酶
CK	肌酸激酶	LV	左心室
CPAP	持续气道正压通气	LYMP	淋巴细胞
Cr	肌酐	NEUT	中性粒细胞
cTn	心肌肌钙蛋白	NIBP	无创血压监测
CVP	中心静脉压	NMDA	N- 甲基 -D- 天冬氨酸
DIC	弥散性血管内凝血	NSAID	非甾体抗炎药
ECG	心电图	NT-proBNP	N 端脑钠肽前体
EF	射血分数	OSAS	阻塞性睡眠呼吸暂停综合征
FDA	美国食品药品监督管理局	$PaCO_2$	动脉血二氧化碳分压
FDP	纤维蛋白降解产物	PACU	麻醉恢复室
FFP	新鲜冰冻血浆	PAH	肺动脉高压
FIB	纤维蛋白原	PaO_2	动脉血氧分压
FiO_2	吸入氧浓度	PAWP	肺动脉楔压

PCA	患者自控镇痛	SaO$_2$	动脉血氧饱和度
PCEA	硬膜外自控镇痛	SB	标准碳酸氢盐
PCIA	静脉自控镇痛	SpO$_2$	脉搏血氧饱和度
PCWP	肺毛细血管楔压	T	体温
PDPH	硬脊膜穿破后头痛	TAP	腹横肌平面
PEEP	呼气末正压通气	TCO$_2$	二氧化碳总量
P$_{ET}$CO$_2$	呼气末二氧化碳分压	Th1	辅助型 T 细胞 1
PIP	吸气峰压	Th2	辅助型 T 细胞 2
PiO$_2$	吸入气氧分压	TCI	靶控输注
PLT	血小板	TT	凝血酶时间
PT	凝血酶原时间	UREA	尿素
RA	右心房	VAS	视觉模拟量表
RBC	红细胞	Vt	潮气量
RR	呼吸频率	WBC	白细胞
RV	右心室	5-HT	5- 羟色胺

*注：为符合临床习惯，书中出现的双复合单位保留；换算如下：μg/mL → mg/L，ng/mL → μg/L，pg/mL → ng/L。"艾森门格综合征"保留为"艾森曼格综合征"。

产科麻醉病例

Obstetric Anesthesia Cases

I

病理产科

1

病态肥胖产妇全身麻醉下行剖宫产术后低氧血症一例

⊙**病例资料**

> 产妇 24 岁，身高 161 cm，体重 130 kg。入院检查：BP 160/100 mmHg，尿蛋白（+++），血常规及凝血功能未见异常，白蛋白下降，心电图正常。术前诊断：① G_1P_0 孕 37 周；② 重度先兆子痫。拟在腰硬联合麻醉下行剖宫产手术。

11:00 入手术室，常规左上肢开放静脉。HR 90/min，BP 170/105 mmHg，SpO_2 99%。患者左侧卧位，选择 L3~4 间隙穿刺，硬膜外针全部置入，未触及骨质、韧带，穿刺不顺利，请上级医生会诊后改为全身麻醉。

11:30 充分全身麻醉准备，给氧去氮。手术医生消毒铺单完毕，静脉推注乌拉地尔 12.5 mg。

11:35 开始诱导：8% 七氟醚、氧流量 5 L/min 吸入诱导，依次静脉推注氯胺酮 30 mg、丙泊酚 200 mg、顺阿曲库铵 50 mg。

11:37 手术开始，HR 90/min，BP 130/80 mmHg，SpO_2 95%。应用可视喉镜置入 6.5 号气管导管，深度为 22 cm，SpO_2 88%，固定气管导管，连接麻醉机，设置潮气量 550 mL、通气频率 12/min，气道峰压 33 cmH$_2$O。

11:45 取出胎儿断脐后停七氟醚，静脉推注芬太尼 0.2 mg，丙泊酚 35 mL/h，瑞芬太尼（1 mg 稀释到 20 mL）15 mL/h。术中 HR 65~70/min，BP 130/80 mmHg 左右，氧流量 2 L/min，SpO_2 99%。

12:20 缝前鞘，静脉推注芬太尼 0.05 mg。

12:32 手术结束。静脉推注地佐辛 10 mg，停丙泊酚及瑞芬太尼。

12:45 患者自主睁眼，意识状态良好，HR 95/min，BP 150/102 mmHg。要求患者努力呼吸给予配合，拔除气管导管，面罩吸氧 10 L/min，SpO_2 99%。

12:55 撤面罩，SpO_2 于 1 min 内降至 86%，主诉呼吸不费力，嗓子干、口渴，此时入量 1700 mL（生理盐水），尿量 100 mL，出血量 200 mL。继续观察，氧流量 10 L/min，SpO_2 99%。氧流量降至 5 L/min 时，SpO_2 95%。

13:40 拟送复苏室观察。患者体重较大，搬运困难，辅助下自行平移到手术车，此时 SpO_2 降至 80% 以下，立即吸氧，改善氧合。

14:15 行动脉血气，分两次静脉推注纳洛酮共 0.3 mg，患者主诉困、呼吸不费力。

14:50 血气回报：pH 7.268，$PaCO_2$ 47.6 mmHg，PaO_2 79.3 mmHg，AB 21.3 mmol/L，SB 19.7 mmol/L，BE −5.7 mmol/L，Hb 118 g/L，SaO_2 91.3%。

15:00 患者 RR 28/min，BP 170/100 mmHg。给予硝酸甘油降压，BP 维持在 150/100 mmHg 左右，RR 逐渐下降。

16:50 离开手术室，送回病房吸氧 5 L/min，SpO_2 98%。

Q 问 题

· 肥胖产妇怎样选择麻醉方式？麻醉管理中应注意什么？
· 本例患者麻醉过程是否存在失误？

同仁讨论

🎙 讨论一

一、病史特点

产妇重度肥胖，体重指数（BMI）约为 50 kg/m^2，麻醉穿刺、气道建立及呼吸维持存在困难。重度先兆子痫，血压高、蛋白尿、低蛋白血症。麻醉选择及药品种类用法应慎重。结合该产妇麻醉全过程，术后出现低氧血症，可能为通气不足所致。

二、原因分析

1. 麻醉药物未完全代谢：①重度肥胖，丙泊酚等脂溶性药物术后重新释放入血；②肌松药量偏大，有残余肌松作用，未进行肌松拮抗；③术毕追加芬太尼，又联合应用其他种类镇痛药物，皆存在呼吸抑制效应，联合后更甚；④低蛋白血症，药物代谢延迟。

2. 术中气道压偏高，除肥胖因素外，气管导管建议至少更换到大半号，即选择 7.0 号气管导管。麻醉深度也应维持足够，还应听诊呼吸音，判断是否伴心源性肺水肿。呼吸参数可考虑小潮气量，但频率建议上调。术前可少量给予地塞米松，降低插管后声门区水肿的风险。另外，拔管前要膨肺。

3. 建议简单用药。该患者用药稍显复杂，药物叠加效应强，存在重度先兆子痫，不建议用氯胺酮。

🎙 讨论二

1. 麻醉时虽然进行了很好的给氧去氮，但不知道面罩通气是否有困难，产妇功能

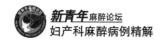

残气量（FRC）降低，氧耗增加，耐缺氧能力低。气道峰压过高，考虑：①气管导管相对细；②小气道痉挛。处理：①听诊双肺，有痉挛予解痉药，有湍流声换大号管；②调小潮气量，加快频率，适当给予呼气末正压通气（PEEP）。

2. 拔管后不能脱氧，考虑是拔管时机不当，最常见为药物作用。所幸患者能配合呼吸，吸氧后能改善，且无舌后坠等不利因素。于麻醉恢复室（PACU）观察，必要时紧密面罩辅助通气。患者为妊高征，术前相对血容量不足，术后回心血量大，应警惕肺水肿，积极利尿治疗。

3. 13：40患者自己过床，突然出现血氧降低，考虑肺栓塞。如果从12：55至13：40有自主呼吸，吸空气可维持血氧，轻微移动带来的氧耗增加不会导致血氧明显降低。影像学检查可以看到3级支气管的栓子，有时肺栓塞可表现为轻微不适及血氧降低。

4. 血气分析结果考虑是肺交换的问题，如肺不张、肺水肿等。pH 7.268，考虑可能还存在阴离子间隙增高，这可能是乳酸过多导致，也可能是肾脏的问题，需对症处理。患者入手术室时吸空气脉搏血氧饱和度（SpO_2）可达99%，16：50出室时吸氧 SpO_2 达98%，建议行影像学支持，排除需治疗的肺水肿和肺栓塞。

围麻醉期管理中的问题：①乌拉地尔既是中枢性也是外周性降压药，产科术前一般可给予降压药，但需综合考虑是否需要使用。②全身麻醉给予镇静镇痛和肌松，诱导时予氯胺酮是为镇痛吗？药物选择与剂量需要思考。③产妇存在气道水肿的可能，困难插管多见，选6.5号管，保证一次插管成功，完全没有异议，气道压的高低是可控的。④患者术前呼吸功能评级尚可，又是短小手术，术中并不是吸入纯氧，麻醉恢复期能清醒配合呼吸的情况下，不一定需要膨肺，如需要，最好在深麻醉下，避免负压性肺水肿。⑤相比芬太尼／瑞芬太尼，地佐辛镇痛效果可，对呼吸影响相对较小，全身麻醉后有镇静药的残余作用，药物相互作用，拔管时要特别注意。⑥妊高征血压控制不理想的患者术中建议行有创动脉监测，插管时一过性的刺激非常有可能导致脑血管意外，产科使用卡前列素氨丁三醇（欣母沛）也是高风险。

🎙 讨论三

气道峰压33 cmH₂O对于如此肥胖的患者来说可以接受，但要排除其他一些因素，比如导管位置是否过深、导管是否扭曲、导管是否太细等。可以调整吸呼比，患者稍头高脚低位，再依据 CO_2 波形看呼吸道是否存在阻塞等情况。术后患者 SpO_2 低还要考虑患者肺功能有无受损，要排除肌松药有无残留以及阿片类药物的延迟性呼吸抑制。因为患者 BMI 50 kg/m^2，氧储备少，极易出现低氧血症，术中应采取肺保护性通气，术后常规吸氧，直至患者完全清醒。

🎙 讨论四

患者显然是一名高危产妇，极端肥胖本身就会影响呼吸功能，妊高征也有肺水肿等危险。全身麻醉的选择略显草率，这种产妇最佳方案是硬膜外麻醉，既可以防止全身麻醉的呼吸抑制，又可以防止腰麻引起循环崩溃难以处置的危险，时间上也更从容。

遭遇穿刺困难，可采取一些技术改进。目前国内少有长针，这是一个大缺陷，各家医院应常规配备。采用一般的硬膜外针头，可以采取助手协助压迫脂肪下凹，经棘上韧带旁进针比穿过韧带要更容易进入更深的位置。具体方法：用硬膜外针头深入脊柱棘上韧带处，针尖触摸寻找到脊柱后正中线，沿着棘上韧带的右侧边缘刺入，稍向左侧斜进针；同时助手压迫穿刺处皮肤固定不动，操作者缓慢进针，直至到达硬膜外腔，固定针头保持不动，助手送入硬膜外导管。我们遇到的类似产妇，都采取这种方法获得了成功。

黄绍强教授点评

这是个典型的病态肥胖产妇全身麻醉剖宫产病例，最突出的问题是诱导插管后出现低氧血症及术后低氧血症，这在病态肥胖的患者中其实非常普遍。有很多人甚至术中血氧饱和度也只有90%多一点，主要原因：一是这类患者肺的储备功能低下，所以插管应迅速完成；二是全身麻醉后发生了肺内分流和肺不张，通常机械通气时比自主呼吸时肺内分流更严重，术中出现低氧血症时可以通过提高吸入氧浓度（FiO_2）、使用PEEP及间断膨肺来改善。

有时采取了所有的措施，但血氧饱和度还是只有90%多一点，也是可以接受的，因为病态肥胖患者往往平时已经耐受了轻微低氧血症及轻度高碳酸血症的状态。而术后这样的患者恢复自主呼吸后建议在半卧位下拔管，拔管后让其慢而深地自主呼吸，必要时用面罩做无创正压通气，有利于其较快恢复到术前状态。至于有同仁说拔管时机有问题，应该脱氧观察，待氧合情况能够维持后再拔管，我并不同意。对这类患者，如果一直保持平卧位，术后很长时间都很难做到脱氧后能维持住氧合；而如果清醒了长时间不拔管，患者不耐受，会诱发高血压和心动过速，对先兆子痫的患者肯定非常不利。因为这类患者并无器质性肺损伤，所以只要意识和肌力恢复、循环稳定，就可以拔管。

该病例还有一个突出问题就是用药太复杂了。诱导使用吸入加静脉氯胺酮、丙泊酚和肌松药，之前还加了降压药。药物越多，越可能在某个环节出错。其实对于先兆子痫的患者氯胺酮是禁忌的，当然剂量小可能也没什么危害。对于先兆子痫的产妇，通常标准的全身麻醉诱导包括丙泊酚＋瑞芬太尼＋肌松药，插管后再开大吸入，胎儿娩出后关吸入、换丙泊酚也是推荐的，这样可避免对子宫收缩产生抑制。如果术中已经用了瑞芬太尼维持，没有必要在胎儿娩出后静脉推注芬太尼0.2 mg，仅在关腹时用50 μg即可。该例前后用了0.25 mg芬太尼，手术结束再用地佐辛已无必要。这类药物本身就有明显镇静作用，虽然单独使用呼吸抑制轻，但联合其他静脉麻醉

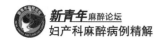

药和芬太尼时，呼吸抑制往往并非我们认为得那样轻；而且长期轻度低氧血症的病态肥胖患者，往往对阿片类镇痛药比一般人敏感，所以没有必要用这么大剂量这么多的镇痛药，反而会增加呼吸抑制的风险。肥胖患者的诱导用药剂量应该根据理想体重或瘦体重，而不是实际体重，只有一个例外，去极化肌松药是根据实际体重。

此外，超声引导下腹横肌平面（TAP）阻滞仅对体表镇痛有效，对于进腹后操作时的内脏痛完全无效，TAP还有一个缺点就是没有肌松作用。所以也有人说这类患者椎管内阻滞失败可以用TAP加静脉镇痛，我反对。对于这类患者，静脉辅助药物多了反而增加呼吸管理的困难，不如插管全身麻醉安全。

最后再说麻醉方式的问题。对于这类患者，确实最好是采用椎管内阻滞，可以多尝试两次，如能成功，则麻醉管理的难度要小很多。但也没必要反复尝试太多次数，有3次就可以了。从安全、无痛且最大限度满足手术要求的角度，椎管内阻滞失败后插管全身麻醉是最好的选择，只要掌握了前面所说的几点，管理好患者没有问题。

知识小结

病态肥胖产妇的麻醉管理

一、妊娠合并肥胖对呼吸功能的影响

（一）妊娠期呼吸系统的变化

1. 上呼吸道。妊娠期孕妇的毛细血管及口咽、喉和气管组织脆性增加，黏膜表层水肿，不仅增加了上呼吸道操作时出血的风险，也增加了通气困难和气管插管困难的风险，同样在拔除气管导管后麻醉苏醒的早期阶段存在气道梗阻的危险。

2. 每分通气量和氧供。胎盘和胎儿的不断生长导致氧耗和CO_2生成量增加，孕妇每分通气量在孕早期就开始增加，主要表现为潮气量增加和呼吸频率轻微加快的过度通气；为了维持体内酸碱平衡，肺泡内CO_2降低。过度通气和肺泡内CO_2降低使得妊娠早期母体吸入空气时$PaO_2 > 100$ mmHg。随着妊娠的继续，母体PaO_2逐渐恢复正常或轻度下降，最可能的解释是尽管孕妇通气时潮气量正常，但存在小气道的闭锁和肺内分流，这种情况可由孕妇从仰卧位改为侧卧位改善。

3. 孕妇不断增大的子宫将横膈推向胸腔，足月时FRC下降20%，其呼气储备量和残余肺容积均降低。当发生肺容量减少时小气道快速闭合，特别是当孕妇仰卧位时，肺不张的发生率升高。每分通气量增加和FRC下降导致孕妇肺泡中吸入麻醉药的浓度上升得更快。

（二）肥胖患者呼吸系统的变化

根据世界卫生组织的标准，成人按照BMI进行分类，BMI $\geqslant 30$ kg/m^{2}为肥胖，BMI $\geqslant 40$ kg/m^{2}为病态肥胖。肥胖患者的呼吸储备功能在术前即处于相对较低的状态，严重肥胖患者由于皮下脂肪积聚，同时内脏器官周围包绕着大量脂肪组织，常使患者腹部膨隆、胸椎后伸、腰椎前凸，由此可导致肋骨运动受限、胸廓相对固定、膈肌抬高，限制了患者的呼吸运动。

由于孕妇的 FRC 和补呼吸量（ERV）减少，闭合容积（CV）增加，FRC 常低于 CV，导致肺不张和肺内分流增加。同时，胸壁饱满、体重增加也限制了腹式呼吸动作。另外，胸部大量脂肪堆积，使胸廓顺应性降低。随着胸 – 肺（包括膈肌）顺应性下降和肺泡通气量降低，患者的呼吸做功明显增加，呼吸效率降低。病态肥胖患者妊娠后出现一系列病理生理改变进一步降低了已受损的呼吸储备。

二、病态肥胖产妇的麻醉方式

椎管内阻滞（腰麻、硬膜外、腰硬联合）和全身麻醉都可应用于剖宫产，但麻醉方法的选择须根据具体的临床情况而定。

（一）椎管内麻醉

许多麻醉医生对病态肥胖产妇实施椎管内麻醉，这种做法具有可预见性及可靠性，可以控制阻滞的平面及时间，对母婴安全可靠。但对肥胖产妇，椎管内麻醉由于不能有效进行解剖定位而变得困难，且需要更长的硬膜外和脊髓麻醉穿刺针。病态肥胖产妇椎管内穿刺可采取坐位，以维持最大的通气功能和良好的脊柱弯曲度。孕妇做椎管内阻滞麻醉时所需的局麻药量要减少 1/3，病态肥胖产妇尤其应该注意。原因为：①硬膜外静脉充血使硬膜外腔狭小，对于肥胖产妇尤其是病态肥胖者应该特别注意；②腹腔压力增加促使局麻药通过硬膜；③腰椎前凸使局麻药易于向头侧扩散。

（二）全身麻醉

病态肥胖产妇除非绝对必要，应尽量避免全身麻醉。肥胖患者的气道管理非常困难，约 10% 的病态肥胖产妇伴有睡眠呼吸暂停综合征（OSAS）；由于存在胸骨上脂肪垫、巨大乳房、颈部脊柱后展受限和咽部组织过多，特别是矮胖体型的孕妇，其脖子粗短和乳房组织较多，可能导致喉镜暴露困难。与非肥胖对照组相比，1/3 的病态肥胖产妇有气管插管困难。仰卧位使呼吸功能受损更加明显，而如果处于头低仰卧位姿势时，呼吸困难会更加严重。

妊娠和肥胖带来的解剖改变增加了插管困难、血氧饱和度快速下降以及无呼吸期缺氧的风险。由于产妇和肥胖患者 FRC 下降，导致其很快出现低氧血症。为了降低这些生理变化导致的风险，对孕妇进行全身麻醉诱导前必须严格地给氧去氮。在全身麻醉诱导前面罩吸入 100% 氧超过 3 min，或者在快速诱导插管前进行 4 次深大呼吸超过 30 s 以上的纯氧吸入，可预防气管插管时低氧血症的发生。孕妇呼吸道水肿加重了通气和气管插管的困难程度，并进一步增加了妊娠期间全身麻醉并发症的发生风险。所有孕妇在进行气管插管之前都应该保持良好的插管体位，如：肩部垫起、颈椎屈曲、寰枢关节伸展（图 1.1），并准备好所有合适的插管用具（包括困难插管用具），减少喉镜暴露的次数并首选较小型号的气管导管。

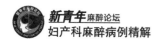

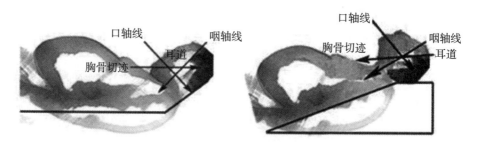

图 1.1 肥胖患者的头高斜坡位

如术前气道检查表明有插管困难，要做好困难气道准备，必要时选择在清醒状态下建立气道。因为产妇的鼻黏膜很脆弱，且当咽部被血覆盖时，任何插管都很难完成，所以应尽量避免经鼻盲插。除气管插管失败外，胃内容物误吸入肺是与全身麻醉相关的产妇并发症发生和死亡的主要原因，误吸的危险因素是病态肥胖、胃食管反流症状、潜在的困难气道或未禁食禁饮的急诊剖宫产。无论产妇禁食禁饮是多久，都应警惕产妇胃内容物引起误吸及吸入性肺炎的风险。如使用快速诱导同时环状软骨压迫，可使用胃管吸引胃内容物。术中控制通气，尽管高胸内压会减少静脉回流，但使用 PEEP 可减少肺膨胀不全。麻醉时 FiO_2 应至少达到 50%。

三、病态肥胖产妇的术后管理

病态肥胖产妇产后发生呼吸衰竭和心脏停搏的风险很高，且需警惕产妇因伤口疼痛，妨碍其深呼吸。肥胖的产妇痛阈下降，术后阿片类药物剂量增加，要警惕药物隔离在脂肪组织中不能通过肌肉吸收，可能引发术后呼吸功能抑制。如果术前患者 $PaCO_2$ 高、无法保持呼吸道通畅、血流动力学不稳定，需要保留气管内插管在恢复室或 ICU 里加强术后监护，如有需要可使用控制通气加 PEEP。FiO_2 应 > 50%，保持坐位或头高位。术后第一晚，所有病态肥胖产妇都应在恢复室和加护病房中接受监护。她们应保持头高位，并通过面罩以 6~10 L/min 的流量吸氧，每 2 h 检查生命体征并做记录，共持续 8 h。监测生命体征，观察患者的尿量、血容量和血细胞比容（Hct）变化情况。注意监测体温及保暖，应避免寒战，若出现寒战，按需要静脉使用小剂量哌替啶。鼓励患者尽快下床活动，保留一条静脉通路直至胃肠排气。

总之，病态肥胖产妇因妊娠及肥胖引起了包括呼吸系统在内的病理生理学改变，使其麻醉管理难度加大。病态肥胖产妇的剖宫产麻醉选择除非绝对必要，应避免全身麻醉。如实施全身麻醉，应警惕困难通气及反流误吸。整个围手术期都需要强化对呼吸功能的细节管理，尽量避免术后低氧血症。

（病例整理：莫毅洁 卜叶波 周祥勇）

扫码在线阅读

2

妊娠期高血压患者剖宫产一例

⊙病例资料

产妇 36 岁，身高 156 cm，体重 62.5 kg。因"孕 37^{+2} 周，不规则腹痛伴见红 6 h"入院。既往体健，平素无心慌、气短等不适，无慢性高血压病，无糖尿病、心脏病、肾脏疾病。7 年前曾患肺结核，已治愈。BP 200/120 mmHg，HR 92/min，RR 19/min，T 36.5℃。查体：发育正常，全身皮肤黏膜无黄染，唇无发绀，颜面发红，眼底检查双侧视网膜轻度水肿，心肺（−），生理反射存在，病理反射未引出。化验检查：Hb 104 g/L，凝血功能正常，肝功（−），肾功（−），电解质（−）；乙肝表面抗原（＋），乙肝核心抗体（＋）。心电图：窦性心动过速（102/min），ST−T 波改变。心功能 I 级，ASA 分级 II 级。内科会诊意见：①低盐低脂饮食，监测血压；②硝苯地平控释片 30 mg，每天 1 次；卡托普利片 12.5 mg，每天 2 次。拟入院 24 h 后在连续硬膜外阻滞下行剖宫产术。

10∶00 入手术室，BP 220/120 mmHg，HR 108/min。

10∶10 选 L1~2 间隙穿刺，穿刺成功后硬膜外注射生理盐水 5 mL，然后向头端置管 4 cm，平卧后推注 2% 利多卡因 5 mL 试验量。

10∶15 测感觉阻滞平面为 T10，此时 BP 190/100 mmHg，开始消毒铺巾，椎管内追加 2% 利多卡因 5 mL。

10∶20 BP 90/50 mmHg，HR 70/min，患者出现恶心、呕吐，予阿托品 0.5 mg、麻黄碱 10 mg 静脉推注，右侧臀部垫高。

10∶23 BP 85/45 mmHg，HR 93/min，静脉推注去氧肾上腺素 100 μg。

10∶25 BP 120/60 mmHg，HR 82/min。此时手术开始，患者诉疼痛，随后术者行切口局麻，胎儿取出后静脉推注舒芬太尼 10 μg，硬膜外不再追加局麻药。维持 BP 平稳，手术历时 40 min，术中出血 400 mL，尿量 200 mL，输晶体液 1500 mL。离室 BP 132/89 mmHg，HR 82/min。

Q 问题

· 该患者能否明确诊断妊娠期高血压先兆子痫？

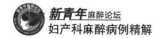

· 高血压急诊产科患者手术如何进行降压？

· 该患者麻醉效果不佳的原因？

· 该患者术中出现低血压的原因及处理？

同仁讨论

🎙 讨论一

1. 该患者 36 岁，属于高龄产妇，麻醉手术风险增加。患者妊娠前没有高血压病史，仅在妊娠期出现高血压，且血压高达 220/120 mmHg，但没有出现尿常规检查项目，所以不能明确诊断重度先兆子痫。妊娠前无高血压病史，妊娠 20 周后出现高血压合并蛋白尿就可以诊断先兆子痫。

2. 产科降压首先考虑解痉，一般静脉滴注硫酸镁，同时使用降压药物，建议使用肼屈嗪、拉贝洛尔等。适当使用苯二氮䓬类镇静药物。

3. 硬膜外麻醉用药量偏小，所以麻醉效果较差。硬膜外追加用药可以使用 1% 罗哌卡因 5~8 mL。追加利多卡因后由于利多卡因起效快，所以血压下降趋势明显，易引起血压下降。

4. 考虑该患者出现低血压的主要原因还是仰卧位低血压。但当出现低血压后没有及时测平面，所以不能排除高平面麻醉。而随后描述麻醉效果不佳，所以基本可以排除高平面麻醉。按照仰卧位低血压症状处理：首先垫高右侧臀部 30°，使用麻黄碱或去氧肾上腺素，加快输液，尽快手术娩出新生儿。

🎙 讨论二

因为硬膜外腔是一个潜在的腔隙，置管前注射 5 mL 生理盐水并不能确保朝向头端一定能撑开硬膜外腔。要想置好管，有几个窍门：①穿刺针和置管方向要成钝角；②保证穿刺针斜面全部进入硬膜外腔并且不偏于一侧；③置管前将导管前端折弯成和穿刺针前端相应的弧度；④置管遇阻力不宜暴力推送，可将导管稍微轻柔后退并捻转（导管后退有阻力禁止暴力，否则可能导致导管被穿刺针刃口切断，可以拔出穿刺针重新穿刺，但新手禁用此操作），使导管前端避开障碍；⑤硬膜外导管最好用不易弯折、前端柔性带螺纹钢丝的导管。

置管前注射 5 mL 生理盐水反而导致局麻药被稀释，从而使麻醉起效时间变慢。个人不主张这样应用。可以用 1.5% 利多卡因 3~5 mL 做试验剂量 [最好含 $1:(2 \times 10^5)$ 浓度的肾上腺素]，然后每次注射 2% 利多卡因 3~5 mL。正因为血压高，椎管内麻醉容易导致血压剧烈下降，所以需要逐渐增加剂量观察效果。剖宫产要求的阻滞平面范围较广：美国要求上界达 T4，国内要求达 T8，下界要求骶神经全部阻滞。上界不够时切皮疼痛，下界不够时取胎疼痛。

🎤 讨论三

我认为应给予该患者中心静脉压（CVP）监测，以指导容量治疗。两次利多卡因间隔的时间短了一些。剖宫产患者应常规左倾 30° 左右。腰麻、硬膜外都可以，看麻醉医生对哪种方法更熟悉。利多卡因浓度没有必要超过 1.6%。现在一般不主张用麻黄碱，主要是因为其可引起心率增快，造成新生儿酸中毒。如没有去氧肾上腺素，可用间羟胺，稀释成 20 mL 或 100 mL，每次用量 0.5 mg 左右，注意静脉推注速度要慢，注药时静脉输液也要慢，以免心率突然下降。常规备好阿托品以便应急，心率慢者可先用阿托品提升或改用麻黄碱。

🎤 讨论四

内科术前会诊不一定会考虑椎管内麻醉对血压的影响，通常这种情况下产科医生会应用硫酸镁解痉。无椎管内麻醉禁忌证时采用腰麻，或腰麻联合硬膜外麻醉皆可。2% 利多卡因浓度较高，最好稀释到 1.6% 左右为宜，试验量后时间间隔应稍长一点，因利多卡因弥散力强；追加用药以丁哌卡因（布比卡因）或罗哌卡因为宜，麻药少量、多次，尽量保持生命体征平稳及患者无不适反应。确保麻醉效果肯定，避免循环剧烈波动。另外患者入手术室时应询问平时能否平卧，疑有仰卧位低血压综合征者，应提前预防。手术床左倾，右臀下垫薄枕或手术巾，血压降低时上提子宫解除对下腔静脉的压迫，并适当扩容及应用去氧肾上腺素。如果对特殊产科麻醉经验不足，应及时请示上级医生。

黄绍强教授点评

1. 该患者能否明确诊断妊娠期高血压先兆子痫？

先兆子痫是指妊娠前无高血压病史，妊娠 20 周后出现的以高血压、水肿、蛋白尿为特征的综合征。该病例仅提供了血压的信息，是否有蛋白尿没有说明。如果尿蛋白阴性，仅仅是血压高，不能诊断为先兆子痫。那就还要考虑其他原因，包括检查甲状腺功能，排除甲状腺功能亢进（简称甲亢）引起的高血压、心动过速。万一是甲亢性高血压，轻易手术就可能诱发甲亢危象，危及生命。

2. 高血压急诊产科患者手术如何进行降压？

对于高血压产妇，降压的一线药物是肼屈嗪、拉贝洛尔，而近年尼卡地平的应用也逐渐增多；降压同时通常联合硫酸镁解痉、预防子痫。一般应根据血压严重程度来选择相应的降压药：非重度高血压（收缩压 < 160 mmHg）以口服药物治疗为主，重度高血压（收缩压 ≥ 160 mmHg）根据手术紧急程度选用口服或静脉推注，而高血压危象（收缩压 ≥ 180 mmHg 或舒张压 ≥ 110 mmHg）应首选静脉用降压药。该患者无论是收缩压还是舒张压都已经处于高血压危象，因此建议选择拉贝洛尔或尼卡地平静脉输注控制血压，尤其是手术当日麻醉前。考虑到其心率偏快，拉贝洛尔也许

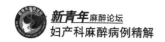

更合适。而麻醉操作时血压的稳定对预防这类患者发生心脑血管意外是非常有益的。一旦准备椎管内给药，则停止降压药的输注。当局麻药起效时，正好降压药的作用也逐渐消退。当然，应事先准备好去氧肾上腺素（对这类心率偏快的产妇，去氧肾上腺素优于麻黄碱），万一发生低血压也可以及时处理。对于这类患者，应该在麻醉前进行有创监测，以实时指导血管活性药物的使用。

3. 该患者麻醉效果不佳的原因？

主要考虑是局麻药剂量偏小，硬膜外共注射了 2% 利多卡因 10 mL，还是分 2 次，间隔 5 min。注射第一次剂量 5 min 后测麻醉平面为 T10，以后未再测，这是不应该的。剖宫产椎管内阻滞平面应该至少到 T6，如果未达到，应追加剂量。当然，该患者麻醉效果不佳也可能是硬膜外药物在注射早期扩散不均匀造成的，通常可以等待或通过增加局麻药容量（但需适当降低局麻药浓度）来完善阻滞效果。其实该患者采用腰硬联合阻滞也没有问题，腰麻采用小剂量局麻药（如布比卡因 7 mg）对循环影响并不大，但阻滞效果会比较完善，而阻滞平面欠缺一点时再通过硬膜外追加来完成。

4. 该患者术中出现低血压的原因及处理？

关于该患者术中出现低血压的原因，我同意大多数医生的意见，即为平卧位时巨大子宫对主动脉、腔静脉压迫引起的，尤其是在麻醉之后压迫会更显著。预防和处理不再赘述。但如果做了有创监测，就不会让血压低到 90/50 mmHg 才处理，血流动力学会更平稳一些。因此，对这类高血压危象产妇，麻醉前做好充分准备很重要。

知识小结

妊娠期高血压的麻醉管理

妊娠期高血压疾病（hypertensive disorders complicating pregnancy）是妊娠期特有的疾病，包括妊娠期高血压、先兆子痫、子痫、慢性高血压并发先兆子痫以及 HELLP 综合征（妊高征的并发症，以溶血、肝酶升高及血小板减少为特征）。该病严重影响母婴健康，是孕产妇和围产儿发生并发症及死亡的主要原因之一。典型临床表现为妊娠 20 周后出现高血压、水肿、蛋白尿。病情严重程度不同：轻者可无症状或有轻度头晕，血压轻度升高，伴水肿或轻微蛋白尿；重者出现头痛、眼花、恶心、呕吐、持续性右上腹疼痛等，血压明显升高，蛋白尿增多，水肿明显，甚至昏迷、抽搐。

一、麻醉前准备

降压治疗的目的是预防心脑血管意外和胎盘早剥等严重母胎并发症。目标血压：孕妇未并发器官功能损伤，收缩压应控制在 130~155 mmHg，舒张压应控制在 80~105 mmHg；孕妇并发器官功能损伤，则收缩压应控制在 130~139 mmHg，舒张压应控制在 80~89 mmHg。降压过程力求血压平稳下降，不可波动过大，且血压不可低于 130/80 mmHg，以保证子宫 – 胎盘血流灌注（ⅢB）。常用降压药物有肾上腺素能受体阻滞剂、钙离子通道阻滞剂及中枢性肾上腺素能神经阻滞剂等。常用口服降压药物有拉贝洛尔、硝苯地平缓释片等；如口服药物血压控制不理想，可使用静脉用药，常用有拉贝洛尔、酚妥拉明。孕期一般不使用利尿剂降压，以防血液浓缩、有效循环血量减少和高凝倾向。不推荐使用阿替洛尔和哌唑嗪。硫酸镁不作为降压药使用。妊娠中晚期禁止使用血管紧张素转化酶抑制剂（ACEI）和血管紧张素Ⅱ受体拮抗剂（ARB）。硫酸镁是子痫治疗的一线药物，也是重度先兆子痫预防子痫发作的预防用药。短期内不能经阴道分娩，或引产失败、胎盘功能明显低下、胎儿缺氧严重、子痫抽搐经治疗控制后 2~4 h 或不能控制者均为终止妊娠的适应证。妊高征心力衰竭和肺水肿经治疗好转，麻醉医生应积极准备，抓住麻醉手术时机尽力配合终止妊娠。

二、麻醉选择

麻醉选择的原则应按相关脏器损害的情况而定，从妊高征的病理生理改变及母婴安全考虑，对无凝血异常、无弥散性血管内凝血（DIC）、无休克和昏迷的产妇应首选连续硬膜外阻滞或腰硬联合麻醉。有椎管内阻滞禁忌，且患者病情极其危重，如患者存在心力衰竭、重度心功能不全、HELLP 综合征、凝血功能障碍等并发症时，应以保障母体安全为主、胎儿安全为次，考虑选择全身麻醉，这有利于保护受损脏器功能。同时应积极治疗原发病，尽快去除病因，使患者转危为安。

三、麻醉管理

1. 术前对疾病的严重性、相关特征以及系统变化进行全面评估，完善相关检查。术前患者可能已限制食盐摄入和液体输注，且可能行利尿治疗，故麻醉前往往存在不同程度脱水、低钠血症和低血容量。

2. 患者术前已采用镇静、解痉及降压治疗，应注意这些药物的副作用和对麻醉的影响。如硫酸镁在镇静、解痉的同时，如果血药浓度过高，会产生呼吸抑制甚至心脏停搏。

3. 麻醉力求平稳，减轻应激反应。术中维持血压在合理水平，充分供氧。围麻醉期加强监护，包括心电图（ECG）、SpO_2、无创血压监测（NIBP）、CVP、尿量、血气分析，确保及时发现问题和及时处理。重度先兆子痫或子痫时，术前、术中或术后容易发生心肾功能不全、肺水肿、脑出血、凝血障碍甚至 DIC，麻醉医生应密切关注病情，及时进行对症处理。胎儿娩出后随时准备抢救。

4. 对于心功能不全患者可静脉推注去乙酰毛花苷（西地兰），其可减慢心率，增加心输出量，有利于改善心脏功能；术中抬高床头 30°，可减少回心血量，减轻因心力衰竭引起的肺水肿；在婴儿娩出前 5 min 静脉推注西地兰 0.2 mg 和呋塞米（速尿）40 mg，产生的强心利尿作用可在婴儿娩出时达到高峰，从而减轻因胎儿娩出引起的血流动力学的巨大波动对心功能的影响。

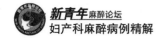

5. 一般心力衰竭患者治疗时都限制液体入量。妊高征并发心力衰竭者，术前均限制食盐摄入和液体入量，还应用利尿药，故麻醉前多已存在不同程度脱水、低钠血症和低血容量。术后患者由于心源性休克和伤口疼痛表现较烦躁，静脉推注吗啡 6~8 mg 不仅可起到中枢镇静、镇痛作用，还可扩张外周血管，降低肺毛细血管压并增加心输出量，改善心功能并减轻肺淤血、肺水肿。建议危重症患者术后送入 ICU 进一步监护与治疗。

（病例整理：蒋飞　卜叶波　周磊　于学来）

扫码在线阅读

3

先兆子痫剖宫产术后左心衰竭一例

⊙病例资料

> 产妇 27 岁，身高 162 cm，体重 80 kg。入院诊断：① G_1P_0 孕 39^{+2} 周，头位，单活胎；②妊高征（重度先兆子痫）；③中度贫血；④羊水过少。怀孕 3 个月时产检 BP 140~160/80~90 mmHg，未经任何治疗。入院时一般状态良好，无头晕、头痛及视物模糊。T 36.7℃，HR 100/min，RR 20/min，BP 180/120 mmHg。实验室检查：Hb 89 g/L，PT 8.50 s，INR 0.67。心电图：窦性心动过速（122/min）。入院后产科静脉滴注硫酸镁、酚妥拉明，口服拉贝洛尔解痉降压。拟行急诊剖宫产术。

9:30 入手术室，测 BP 170/120 mmHg，HR 122/min，RR 20/min。建立静脉通路，左侧卧位，面罩吸氧，乌拉地尔 12.5 mg 静脉推注，BP 160/105 mmHg，HR 102/min。腰硬联合麻醉顺利（平面达 T6），术中平稳，取胎后宫体注射缩宫素 20 U，另 20 U 加入 0.9% 氯化钠注射液 500 mL 静脉滴注。术中 BP 160~130/100~85 mmHg，HR 90~110/min。术中补液 0.9% 氯化钠注射液 600 mL，失血量约 200 mL。手术时间 40 min。术毕硬膜外给予吗啡 1~2 mg 联合患者自控静脉镇痛（PCIA：芬太尼 4 μg/mL，2 mL/h）。术毕安返病房。

13:55 接到产科病房抢救电话，到时患者意识淡漠，端坐呼吸、呼吸急促，面色发绀，SpO_2 60%~65%、HR 135~145/min、BP 155/110 mmHg。产科依据患者咳嗽后重度呼吸困难、低氧血症，考虑羊水栓塞。予地塞米松 20 mg、西地兰 0.4 mg、呋塞米 20 mg 静脉推注，氢化可的松 300 mg+5% 葡萄糖氯化钠注射液 100 mL、氨茶碱 0.25 g+5% 葡萄糖氯化钠注射液 100 mL、罂粟碱 90 mg+5% 葡萄糖氯化钠注射液 100 mL、硝酸甘油 10 mg+0.9% 氯化钠注射液 100 mL 静脉滴注，患者症状无缓解，面罩通气下紧急转运到手术室抢救（病房无抢救条件）。当时 BP 150/95 mmHg，HR 135/min，RR 30/min，SpO_2 62%~65%。

14:20 予丙泊酚 + 氯化琥珀胆碱（司可林）快速诱导插管，面罩通气有大量白色泡沫痰从口鼻涌出，吸引同时顺利插入 6.5 号加强型气管导管，正压通气，听诊双肺布满湿啰音，并有白色泡沫痰自气管导管涌出。设潮气量 550 mL、通气频率 12/min、PEEP 5~8 cmH_2O，SpO_2 65%~98%。甲泼尼龙 80 mg 静脉推注，一个剂量

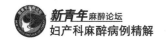

AOK（阿托品 0.5 mg+ 昂丹司琼 4 mg+ 酮咯酸 30 mg，产科考虑羊水栓塞）。同时开通两路静脉通路，给予强心利尿，吗啡 10 mg 静脉推注，多巴酚丁胺泵注，艾司洛尔、西地兰、呋塞米间断静脉推注，纠正酸中毒，右美托咪定、丙泊酚持续镇静。

15:30 患者病情稍稳定，BP 150/85 mmHg，HR 92/min，SpO_2 98%~100%。D- 二聚体 1097 mg/L，肌酸激酶同工酶 68.52 ng/mL，肌钙蛋白 0.15 ng/mL，NT-proBNP 2645.00 pg/mL，PT 9.2 s。血气分析：pH 7.129，PaO_2 82 mmHg，$PaCO_2$ 52 mmHg，Hct 30%，Ca^{2+} 1.03 mmol/L、BE −12 mmol/L。术中请超声科医生会诊行床旁超声示：①心包积液；②室间隔运动减弱；③左室后壁运动增强。产科、麻醉科医生共同向家属交代病情，经积极抢救，患者生命体征基本平稳。考虑基层医院条件有限，为防止病情反复恶化，建议转上级医院继续治疗，家属愿承担转运风险，于 19:20 转上级医院。

患者从 14:10 进手术室抢救，19:20 转院，近 5 h 共入液体 1300 mL，尿量 2400 mL。宫腔无显性失血，查双瞳孔等大正圆、光反射灵敏，无球结膜充血，听诊双肺水泡音逐渐减少，转院时仅左下肺可闻及水泡音，当时 BP 144/97 mmHg，SpO_2 100%，HR 94/min，$P_{ET}CO_2$ 31 mmHg。

患者转上级医院后，在 ICU 内给予镇静、解痉、降压、利尿、抗感染治疗，呼吸机辅助通气治疗 2 d 后脱机转回普通病房，2 d 后康复出院。上级医院出院诊断考虑：左心衰竭致肺水肿。

Q 问题

· 该患者考虑什么诊断？

· 如果考虑肺水肿，那引起该患者肺水肿的病因是什么？

· 患者是否有心力衰竭，心力衰竭的表现有哪些？

同仁讨论

讨论一

1. 患者术前评估可以做得更完善一些，ECG 提示心动过速，术前的心脏超声评估是有必要的。

2. 术前没有提示 24 h 尿蛋白定量或者生化中的白蛋白含量，重度先兆子痫患者术前的 24 h 尿蛋白定量是有价值的。

3. 分析患者发生心力衰竭的原因：①妊娠期高血压，小动脉痉挛，后负荷增加，增加了心脏做功；②术前中度贫血，加上手术出血，红细胞数量的下降势必会降低机体耐受乏氧的能力，为了保证足够的氧供，代偿性地增加心脏做功；③低蛋白血症增加了组织间隙的胶体液渗透压，肺组织也不例外，在源头上降低了机体的氧供，代偿性增加了心脏做功；④因为未提供容量管理的依据，不好妄加猜测容量管理的合理性；⑤从以上提供的信息来看，该患者与羊水栓塞无关。

🎙 讨论二

1. 该患者考虑什么诊断？

手术 40 min 就结束，术前妊高征并发重度产前子痫，术中输液才 600 mL，失血200 mL，因此个人更偏向为充血性心力衰竭。手术后回心血量增多，导致心脏负荷增加，加上术前一直血压高导致心脏负荷极度增加及适应性改变，特别是产后 24 h内更易出现心力衰竭。

2. 如果考虑肺水肿，那引起该患者肺水肿的病因是什么？

高血压可以引起心源性肺水肿，羊水栓塞也可以引起肺毛细血管通透性增加，这些都是原因。抢救时保持呼吸道通畅改善缺氧，给予强心利尿、扩血管、甲泼尼龙及地塞米松抗过敏、查血气纠酸等，患者慢慢平稳转院，说明抢救是有效的。

🎙 讨论三

该患者从离开手术室到出现意识淡漠、端坐呼吸、面色发绀，仅 4.5 h。由于手术时间仅 40 min，病例中未描述所用麻醉药物；如果是用罗哌卡因或布比卡因，药物正处于高峰时间，交感神经阻滞，外周血管扩张。术后腹腔压力降低，回心血量增加，加上术前重度子痫导致外周血管张力增高、心输出量降低、血管性水肿、血管通透性增加、血浆胶体渗透压降低，结合术中超声检查，该患者更倾向于非心源性左心衰竭并发肺水肿，整个抢救和治疗都很及时、充分。

黄绍强教授点评

该患者应该是肺水肿导致的呼吸困难、低氧血症。鉴别诊断主要是排除羊水栓塞。患者仅有呼吸系统的异常，发生呼吸困难前后血压始终较高，且没有任何凝血异常的提示，所以肯定不考虑羊水栓塞。

羊水栓塞本身也是根据症状和体征采用排除法进行临床诊断，即围产期患者出现下述 4 种情况的任一组合：急性低血压 / 循环衰竭、呼吸困难 / 低氧血症、突然意识状态改变、弥散性血管内凝血（DIC），在无法用其他医学知识解释时应考虑羊水栓塞。而该患者的呼吸困难可以很明确地用肺水肿进行解释。

先兆子痫容易引起左心室舒张末压（LVEDP）升高、胶体渗透压下降、毛细血管通透性增加，这些变化导致先兆子痫产妇容易发生肺水肿。研究表明：先兆子痫产妇肺水肿发生率约为 3%，且 70% 的肺水肿发生在产后。这是由于椎管内麻醉的作用在产后逐渐消退，原来阻滞范围内的血管扩张没有了，再加上产后应用的宫缩剂促使原来存留在子宫内的血液进入体循环，造成循环超负荷，如果还伴随一定程

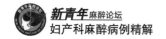

度的疼痛，交感兴奋就更容易诱发肺水肿。

Anesth Analg 中发表的一篇关于迟发型重度先兆子痫产妇床旁超声的研究发现：重度先兆子痫患者肺间质综合征和心室舒张功能障碍是比较常见的，发生率分别约为 24% 和 33%，而白蛋白水平与肺间质综合征之间的相关性在迟发型先兆子痫患者中并不明显。这提示该类患者如果发生肺水肿，最基础的原因还是心脏功能异常而非低蛋白血症。所以本例患者也同样存在心力衰竭的表现，包括急性肺水肿的症状体征以及 BNP 显著升高。

对于先兆子痫患者，围产期管理有几点需要强调。

1. 收缩压 > 155~160 mmHg（或舒张压 > 110 mmHg）持续超过 15 min，应该算是高血压急症，需要积极迅速的治疗。血压治疗的目标是降低基础值的 15%~25%，降压幅度过大会影响子宫胎盘灌注。

2. 术后良好的镇痛非常重要，最好还是采用椎管内镇痛。

3. 大量研究表明，治疗剂量的硫酸镁并不增加产科出血风险，所以产后应继续输注。

4. 产后发生肺水肿、持续高血压、卒中、抽搐的风险依然存在，所以需要持续密切监测血压、液体输（摄）入量和尿量。

知识小结

先兆子痫剖宫产伴心力衰竭的麻醉管理

妊娠期高血压疾病的发病率高达 2%~8%，由妊娠高血压疾病的并发症而导致的死亡占妊娠母体死亡的 19%。妊娠期高血压疾病性心脏病大多以左心受累为主，主要是由于急性、严重的心肌损害或突然加重的负荷，使心功能正常或处于代偿期的心脏在短时间内发生心输出量显著降低，导致组织器官灌注不足和急性淤血综合征。以急性肺水肿为最主要的临床表现。妊娠 32~34 周、分娩期及产褥早期为重度妊娠期高血压疾病患者发生心力衰竭的高峰期。

一、心力衰竭的诱因

1. 妊娠期全身水量逐渐增加，至分娩时达到高峰，比未妊娠时增长 20%。

2. 妊娠高血压疾病、全身小动脉痉挛、贫血、输液过多、低蛋白血症等都可加重心脏负担。

3. 双胎、巨大儿、羊水过多、合并甲亢等疾病。

4. 药物的相互作用：地塞米松和利托君、硫酸镁等药物的相互作用促进肺水肿的发生。

5. 静脉快速滴注缩宫素会导致血管一过性扩张。

6. 椎管内麻醉前不恰当的快速扩容。

7. 剖宫产手术患者回病房后平卧位回心血量继续增加，随着时间的推移，麻醉效果逐渐减轻，大量外周血管开始收缩，进一步加剧了回心血量。

8. 精神因素：紧张、疼痛等。

二、心力衰竭的早期临床表现

1. 轻微活动即出现胸闷、心悸、气促。

2. 休息时 HR > 110/min，RR > 20/min。

3. 夜间出现端坐呼吸。

4. 肺底持续少量湿啰音，咳嗽后不消失。

5. 体重迅速增加而水肿程度不加重或不对称。

6. 超声心动图示射血分数降低、心脏舒张功能受损、左室壁增厚、左房增大，甚至心包积液。

7. 检测血浆 BNP 水平、血清中心肌肌钙蛋白（cTn）水平可持续升高。

此外，对于妊娠期高血压疾病患者，应加强产后管理，产后 3 d 是发生心力衰竭的危险期。严密监测、充分镇痛，防止血压急剧升高。

三、妊娠期高血压疾病并发心力衰竭分级

以纽约心脏协会（NYHA）分级为标准，将心功能分为 4 级。

Ⅰ级：进行一般体力活动不受限制；

Ⅱ级：进行一般体力活动稍受限制，活动后心悸、轻度气短，休息时无症状；

Ⅲ级：进行一般体力活动显著受限制，休息时无不适，轻微日常工作即感不适、心悸、呼吸困难，或既往有心力衰竭史；

Ⅳ级：不能进行任何体力活动，休息状态下仍有心悸、呼吸困难等心力衰竭表现。

四、麻醉方式的选择

1. 椎管内麻醉：可以有效阻断阴道分娩或剖宫产时的应激反应，因而对部分并发心力衰竭（除外室间隔缺损、肺动脉高压、主动脉缩窄、肺动脉狭窄、房颤引起的心力衰竭）的临产妇是有利的。此外，椎管内麻醉对阻力血管后负荷的影响较小，但对容量血管的影响较明显。麻醉后下半身容量血管扩张，回心血量减少，使心脏前负荷减轻，更好地改善心功能，降低左室后负荷，减轻肺淤血，缓解心力衰竭症状。

2. 全身麻醉：当患者存在血小板减少、凝血功能异常、血容量不足及重症昏迷，心力衰竭没有得到满意的控制，或者并发子痫处于抽搐状态，以及胎儿高危的患者宜选用全身麻醉。

我们应该重点了解心率和心律、前负荷、后负荷、心肌收缩力等综合信息以评估患者的情况，通过对不同的麻醉方法和药物对血流动力学的影响作出全面衡量。如果患者入院时已经出现心力衰竭表现，原则上是待心力衰竭控制后再进行产科处

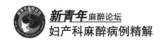

理。若为严重心力衰竭，经内科各种治疗措施均未能奏效，继续发展必将导致母胎死亡，也应一面控制心力衰竭，一面紧急在全身麻醉下行剖宫产，减轻心脏负荷，挽救孕妇的生命。

五、麻醉手术中的注意事项

1. 椎管内麻醉术中面罩吸氧，改善患者氧合状态，严格控制液体出入量，常规监测心率、无创血压、血氧饱和度；有条件者等各项监测（IBP、CVP、PCWP）建立后，再给予硬膜外试验量（2% 利多卡因 3 mL）。需要在平卧位确认患者各项监测指标平稳后再给药，缓慢分次硬膜外给药，避免麻醉平面高于 T6。前列腺素类的子宫收缩药物（缩宫素）可升高肺动脉压，尽量不用，如果必须使用，剂量不要超过 5 U，不可静脉推注，只能缓慢静脉滴注。

2. 全身麻醉术中常规监测心率、无创血压、血氧饱和度，有条件的监测 IBP、CVP、PCWP 等。严格控制液体出入量，可根据相关检查和 CVP 来调整血容量，保持适当的血管容量，减少肺水肿的发生风险。使用对心血管抑制较轻的麻醉诱导药和维持药，避免心动过速，尽量保持血压的平稳，避免缺氧、酸中毒等情况增加心肌耗氧量。

六、麻醉手术后的注意事项

1. 严格控制液体出入量，产褥期的最初 3 d 还是心力衰竭的多发期。

2. 积极预防和纠正心力衰竭，关注患者的术后镇痛，减轻疼痛和应激引起的外周血管阻力增加。

3. 术后吸氧、调整体位、镇静（急性肺水肿患者谨慎使用）、强心、利尿、使用血管活性药物，更好地维持患者的生命体征。

4. 严重者可以考虑机械通气、肾脏替代治疗和机械循环辅助等治疗。

总之，重度妊娠期高血压疾病，麻醉前要充分了解产妇的病理生理，充分评估产妇和胎儿的情况，以便选择合理的麻醉方式。术中适当扩容，以血红蛋白、血细胞比容、CVP、尿量等为依据，调整好血容量。术后应充分考虑并发症的存在，及时判断并发症的出现，积极处理并发症，管理好血压，减轻心脏前、后负荷，及时发现问题、处理问题，维持患者生命体征的平稳。

（病例整理：赵菲菲　龚昌盛　吴庭豪）

扫码在线阅读

4

妊高征产妇合并先天性心脏病和左心衰竭行剖宫产一例

⊙病例资料

产妇 21 岁，因"G_2P_0 孕 37 周合并妊娠期高血压"于 7 月 30 日 18 : 25 入院。

22 : 40 通知急诊行剖宫产术。术前病房访视患者，患者诉未怀孕时，劳累后感心慌、气短，休息后可好转，近几日感冒咳嗽，活动后劳累，双下肢明显水肿，未听诊双肺及心脏。入院 HR 94/min，BP 156/100 mmHg。心电图：窦性心动过速（130/min）。Hb 138 g/L，PLT 122×10^9/L；PT 12.1 s，APTT 38.5 s，INR 0.96，FIB 3.79 g/L，TT 16.6 s；尿蛋白（+++）。

23 : 05 入手术室。入手术室前共输液 500 mL，入手术室后予复方氯化钠 500 mL。HR 125/min，BP 162/105 mmHg，SpO_2 36%。嘴唇、双手发绀，立即鼻导管吸氧，请示上级医生，听诊双肺湿啰音、心脏收缩期杂音，同时患者咳粉红色泡沫痰，给予坐位面罩吸氧，SpO_2 可升至 85%，血压无改善。

23 : 25 呋塞米 10 mg 静脉推注，甲泼尼龙 80 mg 静脉滴注。HR 125/min，BP 160/110 mmHg，SpO_2 67%。

23 : 35 HR 135/min，BP 158/105 mmHg，SpO_2 67%。坐位腰硬联合麻醉 L2~3（0.75% 布比卡因 1.5 mL+10% 葡萄糖 1.5 mL），BP 开始下降，患者半卧位测平面 T10，给予 2% 利多卡因 5 mL（硬膜外）。

23 : 45 HR 145/min，BP 150/90 mmHg，SpO_2 61%。

23 : 49 手术开始，HR 132/min，BP 130/90 mmHg，SpO_2 67%。

23 : 51 剖出一男婴，新生儿一般情况可，立即依次给予产妇吗啡 10 mg、丙泊酚 100 mg、维库溴铵 8 mg 静脉推注后气管插管，PEEP 5 cmH_2O，氧气 1 L/min。

23 : 55 肾上腺素 2 mg/50 mL（5 mL/h）泵注。HR 98/min，BP 110/55 mmHg，SpO_2 88%。

23 : 55~00 : 40 肾上腺素 2 mg/50 mL（3 → 10 → 3mL/h）泵注。

23 : 58 呋塞米 10 mg 静脉推注，HR 98/min，BP 92/45 mmHg，SpO_2 88%。

7 月 31 日

00 : 10 右颈内静脉置管，CVP 10 cmH_2O，HR 98/min，BP 112/60 mmHg，SpO_2 88%。

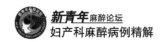

00:12 静脉推注呋塞米 20 mg、咪达唑仑 4 mg。

00:15 肾上腺素（10 mL/h），酚妥拉明 0.5 mg/mL（4 mL/h）。HR 105/min，BP 120/69 mmHg，SpO_2 86%。羟乙基淀粉 500 mL 静脉滴注。

00:15~2:20 给予酚妥拉明 0.5 mg/mL（4~20 mL/h）。

00:20 手术结束，给予酚妥拉明（4 mL/h）。HR 116/min，BP 130/85 mmHg，SpO_2 86%。

00:26 右桡动脉有创血压。HR 120/min，BP 145/92 mmHg，SpO_2 91%。

00:30 给予肾上腺素（3 mL/h）。HR 124/min，BP 150/86 mmHg，SpO_2 91%。

00:35 给予酚妥拉明（10 mL/h）。HR 116/min，BP 156/78 mmHg，SpO_2 91%。Hb141 g/L，PLT 105×10^9/L；pH 7.245，$PaCO_2$ 43.6 mmHg，PaO_2 68.0 mmHg，BE −8 mmol/L，HCO_3^- 18.9 mmol，SpO_2 90%；K^+ 3.77 mmol/L，Na^+ 138.2 mmol/L，Cl^- 111.3 mmol/L。

00:40 患者有自主呼吸及意识，停肾上腺素。HR 110/min，BP 160/80 mmHg，SpO_2 91%。

1:00~2:30 在手术室内监护处理，术中输晶体液 500 mL、胶体液 300 mL，出血 200 mL，尿量 500 mL，CVP 8~10 cmH_2O。

2:00 酚妥拉明（20 mL/h），HR 139/min，BP 182/100 mmHg。

2:20 停酚妥拉明，给予硝普钠 1 mg/mL（5 mL/h）。

2:30 带气管导管送 ICU（HR 125/min，BP 180/95 mmHg，CVP 8 cmH_2O，SpO_2 94%），继续给予硝普钠 5 mL/h。

2:52 静脉推注吗啡 10 mg。

3:00 停硝普钠。HR 125/min，BP 150/78 mmHg，CVP 8 cmH_2O，SpO_2 88%。

术后第 2 天 13:00 心脏彩超：LA 25 mm，RV 32 mm（前后径），RV 30 mm（左右径），RA 31 mm（左右径），RA 39 mm（上下径），EF 54%，室间隔缺损 15 mm，左向右分流 67 cm/s，右向左分流 104 cm/s，肺动脉压 90 mmHg。诊断：室间隔缺损，双向分流（右向左为主），右室增大，右室前壁增厚，肺动脉高压（重度），三尖瓣重度关闭不全。

17:25 HR 92/min，BP 149/79 mmHg，SpO_2 90%，CVP 7 cmH_2O。拔除气管导管，面罩吸氧 5 L/min。

7 月 31 日输注量 1748 mL，饮入量 650 mL，尿量 4355 mL。

8 月 1 日输注量 1367 mL，饮入量 600 mL，尿量 1620 mL。患者水肿减轻。

8 月 2 日转上级医院治疗。患者转院时：HR 55~66/min，BP 125~140/ 60~70 mmHg，RR 11~14/min，SpO_2 88%~90%（吸氧 2 L/min），CVP 5 cmH_2O。患者双肺无湿啰音，呼吸音粗。

Q 问题

· 该例危重产妇麻醉方式如何选择，如何实施？

· 妊娠合并心脏病产妇的术中管理要点？

· 你对该患者的麻醉处理有何建议，本次麻醉你认为有哪些不足？

同仁讨论

讨论一

1. 既然已诊断妊高征，为什么不试用硫酸镁解痉？后来用酚妥拉明、硝普钠等降压效果不理想，可以试用硫酸镁。

2. "患者诉未怀孕时，劳累后感心慌、气短，休息后可好转，近几日感冒咳嗽，活动后劳累，双下肢明显水肿，未听诊双肺及心脏"——尤其是诉"未怀孕时，劳累后感心慌、气短，休息后好转"，应引起注意，应坚持做一下心脏彩超。

3. 个人认为应该直接采用全身麻醉。麻醉前即建立好动脉血压、CVP等监测。

4. 患者后来经彩超诊断：室间隔缺损，双向分流（右向左为主），右室增大，右室前壁增厚，肺动脉高压（重度），三尖瓣重度关闭不全。提示心脏病可能已发展到艾森曼格综合征，确诊需进一步行有创监测及血流动力学计算。

5. 关键应该是硫酸镁解痉，扩肺动脉（前列腺素E、硝酸甘油等），维护左心功能（妊高征易导致左心衰竭，产妇合并室间隔缺损）、右心功能（肺动脉高压），利尿以及对症支持治疗。

讨论二

1. 麻醉方式选择硬膜外。全身麻醉对母婴均不利，因患者全身水肿，尤其是面部和呼吸道水肿给气管插管带来困难，而且插管及拔管时的应激反应会加重呼吸道和肺水肿。腰硬联合麻醉平面不易控制，血流动力学波动较大。硬膜外麻醉具有良好的镇痛作用，交感神经阻滞后血管扩张，回心血量减少，可有效减轻心脏前负荷而改善心功能；麻醉平面控制在T8以下，对血流动力学影响小。

2. 孕妇端坐呼吸无法平卧，麻醉操作可在坐位下完成，不强求平卧。术中可采取坐位和间断阻断下肢静脉，可减少回心血量，减轻由心力衰竭引起的肺水肿。

3. 在婴儿娩出前5 min静脉推注西地兰0.2 mg、呋塞米40 mg，产生的强心、利尿作用可在胎儿娩出时达到高峰，从而减轻因胎儿娩出引起的血流动力学波动对心功能的影响。

4. 严格限制补液，关注尿量。监测直接动脉压、CVP，有条件时放置漂浮导管。

5. 出现呼吸困难、肺部水泡音、发绀，可静脉推注地塞米松10 mg、吗啡2~5 mg、呋塞米40 mg、氨茶碱0.125 g、95%酒精雾化面罩吸氧。

6. 肾上腺素虽然可增强心肌收缩，但同时增加了外周阻力，无论是对降压还是对减少回心血量、减轻心脏负担都不利。试想用多巴酚丁胺会更好，只增强心肌收缩。降压效果不佳试用硝酸甘油，心率加快使用西地兰。

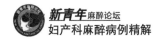

7. 如果血氧饱和度不能维持在 80% 以上，插管是明智的，有利于氧合。插管诱导麻醉深度要够，避免血压波动。一旦插管就在深镇静下长期带管，直至全身情况有所改善，急于拔管会前功尽弃。

8. 该患者治疗的重点是心力衰竭，减轻肺淤血、水肿，至于右向左分流次之。试想假如没有心力衰竭，单纯的右向左分流患者术前长期存在，机体已经适应。不应为了考虑分流而减轻治疗心力衰竭的力度。

🎙 讨论三

1. 患者的核心问题已不是妊高征，而是恶化的心脏病，当然中心问题还是如何安全地终止妊娠。在处理心脏病的时候，兼顾妊高征的病理生理。

2. 患者在先天性心脏病（简称先心病）的基础上，加上妊娠和感冒等因素，出现艾森曼格综合征，而不是单纯的左心衰竭。当然室间隔缺损 15 mm，远没有达到非限制性缺损的程度，但妊娠和呼吸道感染足以促成艾森曼格综合征的发生。

3. 鉴于艾森曼格综合征在临床上处理比较棘手，所以可在一开始选择全身麻醉。原因是：①产科全身麻醉技术已经被很多医生掌握；②全身麻醉能更好地通气，避免 CO_2 蓄积和加重肺动脉高压；③全身麻醉时，麻醉者可以腾出更多精力来处理其他问题。当然病例介绍中未交代患者进食情况、插管条件等，气道的评估在术前必须做好。实施上根据麻醉者掌握技术各有不同，本人倾向于吸入七氟醚诱导插管。另外，如果真要实施椎管内麻醉，个人认为谨慎使用硬膜外优于腰麻，当然如果麻醉者能把腰麻控制得万无一失则另当别论。

4. 术前充分评估，先建立有创血压监测和 CVP 监测，然后全身麻醉，有条件的单位可进行连续心排血量监测。以小剂量肾上腺素强心，同时兼顾患者血压，有同行提出用多巴酚丁胺，这是否存在进一步加快心率的可能？同时使用硝酸甘油，以控制肺动脉高压，有条件者可备一氧化氮（NO）。适当过度通气，尽量提高 PO_2，适当使用碳酸氢钠，可防止肺动脉高压进一步发展。

🎙 讨论四

1. 怀孕 32~34 周时血容量会增加 40%~50%，该患者已怀孕 37 周，说明心功能最危险的时刻已经过了。感冒咳嗽是这次心功能不全的诱因。SpO_2 36% 是术前患者心力衰竭 + 右向左分流所致。患者存在缺氧，应行血气分析，纠正酸中毒、降低 PCO_2、吸氧以降低肺动脉高压、改善心功能。最好在全身麻醉下实施剖宫产，行动静脉有创测压，这样可以比较好地控制气道，提高 PO_2 及降低 PCO_2，使肺动脉压降低，减少右向左分流。并适当保证外周血管阻力（SVR），避免增加右向左分流。

2. 减少缩宫素剂量，尽量减轻肺动脉收缩，避免心功能进一步恶化。可使用米力农、多巴酚丁胺强心，硝普钠扩张肺动脉，同时注意体循环压力。适当利尿。术后 72 h，血容量会增加 15%~25%，也是最危险时期，注意液体量要负平衡，加强利尿。

改善心功能,避免过负荷,保持一定的体循环压,减少分流。其间多做血气电解质分析,及时纠正。必要时应用抗凝剂和地高辛等。

3. 该患者进入手术室时 HR 125/min、BP 162/105 mmHg、SpO_2 36%,嘴唇、双手发绀,立即鼻导管吸氧,请示上级医生,听诊双肺湿啰音,心脏收缩期杂音,同时患者咳粉红色泡沫痰,给予坐位面罩吸氧,SpO_2 可升到 85%,血压无改善。在未行心脏彩超确诊室间隔缺损之前,此时的诊断很明确是左心衰竭、肺水肿。

黄绍强教授点评

对于发绀型先心病产妇剖宫产麻醉方式的选择,一直存在很多争议,但每种麻醉方式都有很多成功的病例报道,对这类产妇的麻醉管理经验主要也是来自这些病例报道。由于病例相对少见,因此很难进行前瞻性随机对照研究以获得循证医学证据级别更高的指导意见。从现有的病例报道来看,麻醉方式的选择不是非常重要,关键还是每种麻醉方式下的管理。维持循环的稳定,尽可能减少波动,但往往说起来容易做起来难。从实践的角度来看,似乎是硬膜外麻醉更合适,但一定要事先建立有创监测,并备好血管活性药物的持续输注。

该例妊高征(术后证实合并艾森曼格综合征)产妇的麻醉处理总体上是可以的,但也存在一些不足。

1. 术前评估时,即使是重度妊高征产妇,也应常规听诊心肺。

2. 麻醉前补液加起来 1000 mL,不知道为什么没有适当控制?诊断为妊高征的产妇即使仅仅出现早期心功能不全的症状或体征,也应该注意控制液体入量。该患者循环负荷过重,加上交感兴奋、心率快,导致其发生急性左心衰竭和肺水肿。

3. 入手术室时严重低氧血症(SpO_2 36%)、听诊心脏收缩期杂音、面罩吸氧 SpO_2 最高升到 85%,加上病史叙述中孕前就存在劳累后感心慌、气短,休息后好转的情况(患者仅 21 岁),这些都提示其存在先心病、右向左分流的可能。因此实施腰硬联合麻醉需要非常谨慎,避免体循环血压明显下降加重右向左分流。实际上该患者的处理是非常棘手的:一方面急性左心衰竭需要强心、利尿、扩血管,而另一方面右向左分流的情况下又需要维持一定的外周血管阻力,因此扩血管应非常谨慎。椎管内阻滞本身就有扩张阻滞范围内血管的作用,因此需要备好缩血管药以防止血压明显下降。

4. 麻醉前应尽早建立有创监测并进行血气分析。

5. "23:55 肾上腺素 2 mg/50 mL(5 mL/h)泵注",此时看不出应用肾上腺素的理由,因为在之前的描述中患者血压高、心率快。病史里需要补充是否为全身麻醉诱导后出现了严重低血压,用肾上腺素是为了强心还是升压。这样的患者强心最好应用米力农,因其对肺循环影响相对小。而收缩血管、升压最佳的药物是精氨酸加压素(血管升压素),研究表明其他常用缩血管药在收缩桡动脉时也收缩肺动脉,

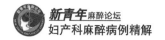

而精氨酸加压素在收缩桡动脉时对肺动脉没有明显作用。

6. "2:00 给予酚妥拉明（20 mL/h），HR 139/min，BP 182/100 mmHg"，发现降压效果不好，"2:20 停酚妥拉明，给予硝普钠 1 mg/mL（5 mL/h）"，此时为何没有考虑已经放置的硬膜外导管？在术后镇痛的同时可以起到降压的作用。

关于发绀型先心病产妇的围产期管理再补充以下几点。

1. 充分氧供和通气、缓解紧张焦虑，都有利于减轻肺血管收缩。

2. 有条件时可使用一些选择性肺血管扩张剂如 NO、前列环素类似物以及西地那非等磷酸二酯酶抑制剂。如果没有，也可以尝试经气管导管吸入硝酸甘油，有研究提示，这样可以有效降低肺动脉压力，而对体循环影响较小。

3. 宫缩剂的选择：缩宫素应慎用，并非其本身引起肺血管收缩，而是大剂量缩宫素将使大量宫体血液快速回流至母体，同时大剂量或快速输注缩宫素可引起体循环阻力明显降低，加重右向左分流，严重者可能导致心脏停搏。此外，不宜用麦角新碱、卡前列素氨丁三醇，二者均可引起肺血管收缩和支气管痉挛。推荐米索前列醇 600 μg 直肠给药，对肺血管无影响。如果宫缩乏力、大出血发生低血压时，可考虑应用垂体后叶素，该药含缩宫素和血管升压素，在同时收缩子宫和外周血管平滑肌时，对肺血管影响较小。

4. 术后 1 周仍然是高危期，因为术后除子宫收缩使血液进入体循环外，孕期组织间潴留的水分也回到体循环，使心脏的负荷继续增加。不少产妇度过了剖宫产却在术后 1 周内死亡，因此仍需非常谨慎的监测和治疗。

知识小结

妊娠合并艾森曼格综合征患者剖宫产的麻醉管理

一、艾森曼格综合征（Eisenmenger syndrome）

艾森曼格综合征是多种先心病（房、室间隔缺损，动脉导管未闭或主动脉－肺动脉间隔缺损）病情发展的终末阶段。其病理生理学特点为左向右分流型先心病伴显著肺动脉高压，当肺动脉压达到或超过体循环压力时，可导致血液通过心内或心外异常通路产生双向性分流或右向左分流，临床表现为严重低氧、发绀、心功能不全等。妊娠合并艾森曼格综合征的主要危害在于妊娠导致外周血管阻力下降，同时肺动脉压力急剧增高，增加心内右向左分流，减少肺泡内氧交换从而加重缺氧程度，回心血量大量增加可导致急性右心力衰竭，孕妇孕晚期血容量增加，左心容量负荷过大可导致左心衰竭的发生，严重者可发生猝死。美国妇产科医师协会的研究表明：艾森曼格综合征孕产妇死亡率可高达 50%，而胎儿存活率仅为25%。艾森曼格综合征被认为是妊娠的禁忌证。

二、妊娠合并艾森曼格综合征剖宫产患者的手术时机

艾森曼格综合征患者原则上禁止妊娠，若怀孕12周前发现应尽早终止妊娠。若患者已经出现心力衰竭的表现，原则上待心力衰竭控制后再行产科处理；若为严重的心力衰竭，可在控制心力衰竭的同时行剖宫产终止妊娠。表4.1为合并心脏病孕产妇风险等级评估。

表 4.1　合并心脏病孕产妇风险等级评估

低危	中危	高危
较小的左向右分流	大量左向右分流，未矫治或有轻度发绀的先天性心脏病	NYHA 分级≥Ⅲ级
修补后未遗留心功能异常	未矫治的主动脉缩窄	重度主动脉瓣狭窄
单纯二尖瓣脱垂无明显反流	二尖瓣或主动脉瓣狭窄	肺动脉高压（艾森曼格综合征）
无狭窄的主动脉瓣畸形	机械瓣应用抗凝药物	主动脉直径 > 4 cm
轻中度肺动脉狭窄	重度肺动脉瓣狭窄	严重左心室功能失调
心室收缩功能正常的瓣膜反流	中、重度心室功能异常	有围产期心肌病史并遗留心室功能异常

三、妊娠合并艾森曼格综合征剖宫产患者的麻醉管理

关于麻醉方式的选择存在很大争议。根据国内外相关临床资料分析，绝大多数合并心脏病产妇及经过完全性矫治的先心病产妇在剖宫产时选择了硬膜外麻醉，没有经过矫治的先心病孕产妇，如果没有严重发绀、肺动脉高压和心力衰竭，多数也可以在硬膜外麻醉下完成手术。有学者认为，对确诊的艾森曼格综合征患者进行手术，原则上不选择椎管内麻醉，但也有许多采用椎管内麻醉成功的个案报道。在实施硬膜外麻醉时，一定要遵循小剂量多次给药模式，同时备好各种血管活性药物，防止外周血管阻力下降导致严重低血压的发生。避免腰麻，以防止血流动力学出现剧烈波动。

全身麻醉适应证：①目前正在进行抗凝治疗且凝血功能异常；②心力衰竭没有得到满意控制；③明显的循环状态不稳定；④严重的心脏瓣膜疾病、重度肺动脉高压，考虑围手术期发生急性心力衰竭的可能性较大；⑤诊断不明确的心脏病患者行急诊剖宫产手术。

妊娠合并艾森曼格综合征患者围手术期极易发生肺动脉高压危象、心力衰竭，主要发生在连续硬膜外麻醉起效阶段、麻醉诱导前后、胎儿娩出前后，因此麻醉管理中应遵循的原则如下。

1. 改善氧合：文献报道，孕妇$SaO_2 \leqslant 85\%$ 时，活胎率为12%；而当孕妇$SaO_2 \geqslant 90\%$ 时，活胎率升至92%。改善氧合既可以缓解缺氧症状，避免缺氧所致肺小动脉收缩造成肺动脉压进一步升高，又可以改善胎儿预后。孕妇低氧血症的程度是决定胎儿预后的最重要指标。

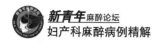

2. 避免肺血管阻力增高及外周血管阻力降低。

3. 避免静脉回流突然增加及心功能受抑制，维持右室前负荷、左室后负荷以及右室收缩力。

艾森曼格综合征患者进行剖宫产麻醉应采取的临床处理措施如下。

1. 完善的监测：术中监测应包括心电图、有创动脉压、CVP、SpO_2、尿量、动脉血气分析等。有条件还应放置肺动脉导管监测肺动脉压，这样可以准确掌握肺动脉高压的程度及变化情况，指导临床治疗。

2. 控制肺动脉压：术中吸入较高浓度的氧气，改善氧合，减轻肺血管收缩；防止低血压的发生，低血压会加重右向左分流，加重低氧导致肺血管收缩；机械通气方面，潮气量应调整为 8~10 mL/kg，调整呼吸频率使患者处于轻度过度通气状态，有利于降低肺动脉压力；围手术期可使用降低肺动脉压的药物，包括前列环素类似物、NO、磷酸二酯酶抑制剂、内皮素受体阻断剂等。

3. 防止循环系统剧烈波动：患者体位可取左侧卧位 15° 及上半身抬高 15° 防止仰卧位低血压综合征发生。胎儿取出后即刻用腹部沙袋加压和下肢止血带等方法防止回心血量骤增骤减，以预防心力衰竭和右向左分流的加重。可持续泵注少量多巴胺、多巴酚丁胺等强心药，维持心排血量，加强患者心功能。要注意曲前列尼尔及伊洛前列素均可扩张体循环动脉，并降低外周血管阻力导致低血压。体循环压力降低时，可给予少量去氧肾上腺素或去甲肾上腺素，以维持相对较高的体循环压力，减少右向左分流。儿茶酚胺是强烈的肺血管收缩剂，使用不当会使病情加重，因此在低血压使用时建议用最小剂量泵注达到最佳效果，以防止右心过度做功致肺动脉压力增高。

4. 控制液体输注量：分娩后由于子宫收缩和外周血迅速回心，即"自体输血"，以及妊娠子宫压迫的下腔静脉梗阻解除导致的静脉回心血量迅速增加，术前应谨慎补液。同时硬膜外麻醉不可避免导致的外周血管阻力下降，因体循环压力降低加重右向左的分流，因此建议硬膜外阻滞过程中使用小剂量去氧肾上腺素静脉泵注维持血压。此外，可根据 CVP 了解右心衰竭程度并指导液体入量及速度，防止容量过多所致心力衰竭，必要时可给予少量利尿药。

5. 硬膜外麻醉时给药应遵循少量、分次、缓慢的原则：控制麻醉平面在 T8 以下，勿超过 T6，若阻滞平面广泛，会导致外周血管阻力降低从而增加右向左分流。但同时也应注意，若外周血管阻力增加，会加重左向右分流，增加肺血流，并使肺动脉压进一步升高。

6. 全身麻醉原则：全身麻醉时应选择对胎儿影响小及对孕妇循环系统抑制轻的药物，尽量缩短诱导与胎儿娩出时间间隔，并尽量维护血流动力学稳定。潮气量应调整为 8~10 mL/kg，调整呼吸频率使患者处于轻度过度通气状态，有利于降低肺动脉压力。需要格外重视全身麻醉气管插管及拔管过程中血流动力学的变化。

7. 预防血栓：艾森曼格综合征患者存在红细胞增多症，血液黏稠，是血栓发生的危险因素。若术前 Hct > 55%，应考虑静脉放血。

8.缩宫素使用：缩宫素属于垂体后叶类激素，此类患者禁忌使用，因为会降低外周血管阻力，同时对肺血管具有收缩作用使肺循环阻力增加。若患者存在严重宫缩乏力，使用时总量要控制在 < 5 U，且需要静脉缓慢滴注；发现异常立即停止应用，不可子宫注射。

（病例整理：蒋飞　李岩　卜叶波　周磊　于学来）

扫码在线阅读

5

先天性心脏病（永存动脉干Ⅳ型）剖宫产麻醉一例

⊙病例资料

产妇 24 岁，因"胸闷、气促 8 月余，加重 2 月"收入 ICU。诊断：① G_1P_0 孕 34 周，右枕前位；②永存动脉干Ⅳ型，室间隔膜部大缺损，室水平双向分流，心功能Ⅳ级。入院后给予吸氧、利尿、硝酸甘油扩血管等措施纠正心力衰竭、促进胎儿肺成熟、抑制宫缩等。5 d 后患者心功能改善，再次经全院多学科会诊，终止妊娠可能对胎儿和母体是最佳选择，拟限期行剖宫产术，术后送 ICU 严密观察治疗。手术及麻醉相关风险与患者及家属充分沟通。

血常规：WBC 11.86×10^9/L，NEUT% 81.2%；肝肾功能：总蛋白 54.6 g/L，白蛋白 25.8 g/L；凝血功能：D- 二聚体 5.77 μg/mL，FDP 13 μg/mL；BNP 560.9 pg/mL；血气分析：$PaCO_2$ 29 mmHg，PaO_2 38 mmHg，HCO_3^- 18.4 mmol/L，BE –6.2 mmol/L。

心电图：①窦性心律（95/min）；②电轴不偏；③左房增大；④右室负荷增大。

心脏彩超提示先天性心脏病：①永存动脉干（Ⅳ型）；②室间隔膜部大缺损，室水平双向分流；③二尖瓣、三尖瓣轻度反流；④左室舒张功能减低；⑤ EF 67%。

麻醉及术中情况：患者平车入手术室，神志清楚，精神一般，口唇发绀，需半卧位。硝酸甘油（0.1 mg/mL）3 mL/h 泵入。常规心电监护：BP 175/86 mmHg，HR 107/min，SpO_2 73%，窦性心律。面罩吸氧（氧流量 5 L/min），局麻下行右侧桡动脉穿刺和右颈内静脉穿刺置入三腔导管，测 BP 180/80 mmHg，CVP 6 cmH_2O，SpO_2 85%。查血气：pH 7.48，$PaCO_2$ 30 mmHg，PaO_2 59 mmHg，K^+ 4.2 mmol/L，Glu 5.1 mmol/L，Hb 118 g/L，Hct 38%，Lac 1.5 mmol/L，HCO_3^- 22.3 mmol/L，BE –1.2 mmol/L。选择 T12~L1 间隙行硬膜外阻滞，穿刺置管顺利，给予 2% 利多卡因试验剂量 3 mL，5 min 后硬膜外腔给予 0.5% 罗哌卡因和 0.67% 利多卡因 5 mL，20 min 后追加 5 mL。感觉阻滞平面达 T7，开始手术，麻醉效果好。4 min 后剖出一活男婴，1 分钟 Apgar 评分 8 分，5 分钟 Apgar 评分 10 分。硝酸甘油 2~10 μg/（kg·min）持续泵入，患者生命体征一直维持平稳，血压稳定于 125~158/75~80 mmHg，HR 120/min 左右，SpO_2 85%~87%。手术结束前 0.2% 罗哌卡因 35mL 切口局部浸润术后镇痛。手术时间 38 min，术中根据 BP、HR、CVP 行容量治疗，总入量 750 mL（胶体液 400 mL，失血量 300 mL），尿量 350 mL。术毕查血气：pH 7.44，$PaCO_2$ 33 mmHg，PaO_2 72 mmHg，K^+ 4.1 mmol/L，

Glu 5.2 mmol/L，Hb 104 g/L，Hct 36%，Lac 1.5 mmol/L，HCO_3^- 22.4 mmol/L，BE
−1.8 mmol/L。测 BP 156/78 mmHg，HR 120/min，SpO_2 86%。送入 ICU。

术后情况：术后第 3 天病情平稳，转入心内科重症监护病房继续改善心功能。术后第 7 天转入普通病房。术后第 11 天大血管 CT 示：心底部仅见一根大动脉发出，骑跨于室间隔之上，骑跨约 50%；升主动脉明显扩张，升主动脉中部层面宽约 46.9 mm；主动脉弓三大分支起源、走行正常；正常肺动脉主干未见显示，主动脉弓及降主动脉走行于脊柱右侧，降主动脉于气管分叉上方及左心房平面各发出一粗大分支供应右肺动脉，较粗者为 12.3 mm，降主动脉侧支血管压迫气管下段，气管下段向右移位并轻度狭窄；左肺动脉干缺如，降主动脉尚发出较多细小侧支血管供应左肺动脉，左侧支气管动脉及左侧胸廓内动脉增粗，分支血管供应左肺动脉。再次确诊该患者为复杂先天性心脏病永存动脉干（Ⅳ型）。

Q 问题

· 这种罕见的复杂先天性心脏病合并妊娠麻醉前如何评估？
· 如何进行麻醉方式的选择及术中管理？
· 如果要行心脏病手术，手术时机如何确定？

同仁讨论

讨论一

对于此类罕见先天性心脏病合并妊娠的患者，绝大多数基层医院没有这方面的经验和治疗基础条件。首诊医生不能即时诊断时，要及时请二线医生帮助诊治。在母婴还安全时，要尽可能快地转到有能力开展体外循环心血管手术的大型医院诊治。如果遇到危及母婴生命安全而不能转诊时，只能根据当地医疗水平，做好抢救准备，及时远程会诊，指导诊治，以最快时间挽救母婴，为母婴争取能转上级医院救治的机会。

讨论二

对于该患者的麻醉选择，最主要考虑的是最大限度地减少对母体体循环和肺循环阻力的改变以及减少对胎儿呼吸和循环的抑制。基于以下考虑，该患者可选择硬膜外麻醉。

1. 永存动脉干患者的氧合取决于足够的心输出量和维持适合的体循环和肺循环血流的平衡。患者妊娠 35 周达妊娠期血容量增加的高峰期，加上合并复杂先天性心脏病，心脏容量负荷显著增加，已发生了明显心力衰竭。麻醉处理上一方面应避免心肌抑制，另一方面应减轻心脏前负荷和后负荷。可通过限制液体输注量

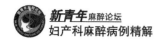

减少前负荷，通过扩张外周血管降低后负荷。持续硬膜外麻醉平面控制在T6以下，可避免心肌抑制。交感神经阻滞可扩张外周血管降低心脏后负荷，但风险是交感神经阻滞后过度降低外周血管阻力，减少肺血流，加重母体缺氧；若发生这种情况，可以推注去甲肾上腺素或特利加压素提高血压增加外周血管阻力，增加肺血流，改善氧合。

2. 若采用全身麻醉，机械通气有引起肺损伤的风险，从而加重病情。

3. 因母体长期缺氧，胎儿有可能宫内发育迟缓，加上胎儿才35周，肺发育欠佳，若采用全身麻醉会增加胎儿娩出时呼吸抑制的风险。采用连续硬膜外麻醉可以避免对胎儿呼吸等方面的影响。

4. 该患者未因发绀型先天性心脏病有凝血功能的异常，如果患者愿意配合摆体位，硬膜外麻醉是不错的选择。

黄绍强教授点评

一、永存动脉干

永存动脉干是一种罕见的先天性心脏畸形，病死率高。如果没有手术治疗，多数患儿于出生后早期死亡。国内通常按Collett和Edwards法进行分型。

Ⅰ型：升主动脉干和肺动脉主干由共同动脉干发出。

Ⅱ型：右和左肺动脉分别由共同动脉干的背侧发出。

Ⅲ型：1支或2支肺动脉独立地发生于共同动脉干的任何一侧，一侧肺动脉亦可缺如，肺血由主动脉弓或降主动脉侧支供应。

Ⅳ型：没有肺动脉从共同动脉干发出，肺血完全由支气管动脉提供，即可由主动脉弓和降主动脉侧支供应。

各型永存动脉干的患者，来自左右心室的血液全部进入动脉干，血氧饱和度降低程度取决于肺循环血流量。其中永存动脉干Ⅳ型由于肺血完全由降主动脉侧支或支气管动脉供应，患者出生后即有不同程度发绀，临床症状及体征明显，预后差。而像本例这样能成年且怀孕至34周，确实罕见，这也反映了其病情尚在代偿范围内。

对于这种复杂先天性心脏病产妇实施剖宫产手术，多学科协同处理非常重要。麻醉前评估应包括既往的治疗史、孕前的状态（体能、缺氧体征、血压等）。除了常用的ASA分级、NYHA心功能分级等心脏病患者围手术期风险评估系统外，以下方面对于准确判断病情也非常重要。

1. 心力衰竭程度：术前较好的针对性治疗可明显降低术中和术后风险，尤其是继发于妊娠期高血压的急性左心衰竭，有效的抗心力衰竭处理可提高围手术期安全性。在胎儿情况允许时，切忌轻易放弃抗心力衰竭治疗的任何机会而贸然麻醉和手术。本例患者也是在改善心功能后实施的手术。

2.慢性缺氧体征：与病情相关，如杵状指、高血红蛋白表现等。本例患者术前Hb 118g/L、Hct 38%，似乎提示长期慢性缺氧的情况尚不严重。

3.肺动脉压力：肺动脉高压是多数严重心脏病的并发症，肺动脉高压严重程度通常反映原发心脏异常的严重程度。但对于本例患者，肺动脉先天性缺失，肺血流来自支气管动脉或其他侧支循环，因此围手术期如果体循环血压明显降低就会导致肺血流减少，使本已存在的低氧血症进一步加重。

4.主动脉病变或心脏瓣膜病变性质及程度：妊娠中晚期的主动脉夹层动脉瘤和未经矫治的主动脉缩窄患者、心脏瓣膜狭窄（尤其是主动脉瓣狭窄）的患者，麻醉风险显著增加。

5.是否合并其他重要脏器异常：合并肝肾功能不全和肺栓塞的剖宫产患者，围手术期风险显著增加。

二、麻醉方式选择

总体上，椎管内麻醉和全身麻醉两种麻醉方式选择的基本原则与非心脏病产妇相似。对于合并重度心脏病、拟行单纯剖宫产的产妇，绝大多数可选择硬膜外麻醉完成手术。

椎管内麻醉对心脏功能抑制作用相对较弱，并可缓慢减小外周血管阻力，降低左心室后负荷和右心室前负荷，增加心输出量，降低心肌耗氧，改善右心功能状态，同时可避免机械通气对体、肺循环的干扰。在密切监测和熟练应用心血管药物的情况下，硬膜外麻醉对绝大多数合并重症心脏病产妇行剖宫产是安全的。由于腰麻容易导致血流动力学波动，不建议常规选择。

全身麻醉的指征包括：同期进行心脏手术，术前已经存在心力衰竭失代偿，凝血功能异常，脊柱结构异常或有其他椎管内麻醉禁忌证。全身麻醉可提供较充分的氧合，改善患者缺氧而引起的肺小血管收缩，保证充分的麻醉效果，避免紧张、低氧等可能引起肺动脉压升高的因素。有学者认为，对于心脏病患者的非心脏手术，若存在严重的心功能不全或氧合欠佳，仍推荐采用全身麻醉。

术中管理的重点在于稳定产妇血流动力学，这一点对于合并心脏病产妇尤为重要：①严格控制液体入量（除非有严重出血）；②缩宫素尽可能不用，如需使用，剂量不大于5 U，禁止静脉快速滴注；③无论是硬膜外阻滞还是全身麻醉，都应在所有需要的监测完全建立后再实施；④采取各项辅助措施稳定血流动力学，包括通过调整产妇体位（子宫左倾位）、适量心血管药物、腹部加压或双下肢止血带（通常在胎儿取出前加压，在胎儿取出后放松）等。

除了这些共性的内容，实施硬膜外麻醉时：①定位硬膜外腔时应用生理盐水，以避免意外的静脉推注或反常的全身性空气栓塞；②试验量（2%利多卡因3 mL）需要在平卧后确认患者各项监测指标平稳再给药；③缓慢分次硬膜外给药，避免麻醉平面高于T6。

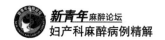

实施全身麻醉时：①选择对心血管抑制轻的诱导药和维持药，避免使用有明显心血管抑制的静脉麻醉药，而且其用量比临床常规剂量要明显减少，故应遵循小量、多次、缓慢给药原则；②严格避免在气管插管和拔管过程中的应激反应，建议在密切监测、轻度镇静的配合下完成气管导管的拔除。

三、心脏手术时机

永存动脉干一旦确诊应尽早手术治疗。至于已怀孕患者的心脏手术时机，需要结合患者的症状体征、保守治疗的效果，由产科、心脏外科、麻醉科、重症医学科等多学科会诊来决定。

知识小结

妊娠合并心脏病

妊娠合并心脏病位居发达国家产科死因首位，在发展中国家仅次于产后出血。随着我国二孩政策的开放和高龄产妇的增加，产妇合并心脏病的数量也在增加（图5.1），合并心脏病的产妇往往需要剖宫产终止妊娠，其预后与麻醉处理是否得当密切相关。

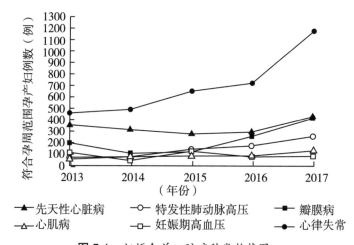

图 5.1 妊娠合并心脏病种类趋势图

妊娠合并心脏病的临床处理需要强大的多学科管理团队，包括针对先天性心脏病、瓣膜病、主动脉病变、心律失常、冠心病、心力衰竭等专业的心内、外科医生。当产科医生接诊妊娠合并心脏病孕产妇时，即应启动全院会诊流程（图5.2）。

对所有接受产科手术的心脏病孕产妇，麻醉医生均应参与术前多学科会诊。首先明确是继续还是终止妊娠，是否需要术前进行调整治疗，在此基础上进行麻醉方法的选择及术前准备。

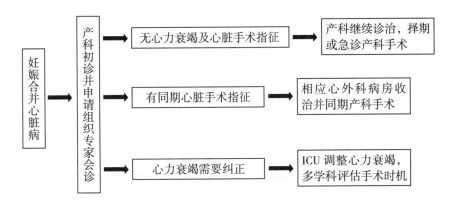

图2 妊娠合并心脏病多学科会诊流程图

一、成人先天性心脏病的类型（表5.1）

表 5.1 高度与中等复杂的成人先天性心脏病类型

高度复杂的成人先天性心脏病类型	中等复杂的成人先天性心脏病类型
带瓣或不带瓣的异常管道	主动脉－左心室瘘
发绀型先天性心脏病（所有类型）	部分或完全的肺静脉异位引流
心室双出口	房室间隔缺损
艾森曼格综合征	主动脉缩窄
Fontan 手术	Ebstein 畸形
二尖瓣闭锁	严重的右心室流出道漏斗部梗阻
单心室	原发孔型房间隔缺损
肺动脉闭锁（所有类型）	动脉导管未闭
肺血管阻塞性疾病	肺动脉瓣反流（中度至重度）
大动脉转位	肺动脉瓣狭窄（中度至重度）
三尖瓣闭锁	Valsalva 窦瘘管 /Valsalva 窦瘤
永存动脉干或半共干	静脉窦型房间隔缺损
其他未提及的房室连接或心室动脉连接异常（如十字交叉心、异构、内脏异位综合征及心室反向）	主动脉瓣上或瓣下狭窄（除外肥厚型梗阻性心肌病）
	法洛四联症
	室间隔缺损合并瓣膜缺失
	主动脉瓣反流
	二尖瓣疾病
	右室流出道狭窄
	三尖瓣或二尖瓣骑跨
	主动脉瓣下狭窄

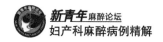

二、麻醉评估要点

1. 术前有心力衰竭症状的产妇，若无急诊产科处理指征，建议在重症监护室先行调整心功能状态，再决定产科手术时机。

2. 对具有心脏外科手术指征的产妇接受剖宫产手术时，要求相应专业的心脏外科医生参与，同时心肺转流管路预充，以备出现意外情况时可即刻开胸建立心肺转流。术前心功能极差、重度肺动脉高压或艾森曼格综合征患者，术前征得家属同意做体外膜肺氧合（ECMO）准备。

3. 如无椎管内麻醉禁忌，首选椎管内麻醉。对于需要同期进行心脏手术的产妇，可直接进行全身麻醉。

4. 根据指南建议及多家医院经验，下列情况应行剖宫产娩出胎儿：具有产科剖宫产指征，所有改良的 WHO（mWHO）妊娠风险评估（2018 年欧洲心脏病学会妊娠期心血管疾病管理指南）为Ⅲ～Ⅳ级的孕产妇，肥厚型梗阻性心肌病，左房或右房肿瘤有血流动力学不稳定者，顽固性室上性心律失常。

三、妊娠合并心脏病围手术期应注意问题

（一）妊娠禁忌证

1. 重度肺动脉高压伴艾森曼格综合征。

2. 伴有中度以上右室功能不全或重度三尖瓣反流的大动脉转位。

3. 有心功能降低、中至重度房室瓣反流、发绀的单心室。

4. 有明显梗阻症状的主动脉缩窄。

5. B 型主动脉夹层、Ⅳ型夹层、升主动脉直径＞ 45 mm 的马方综合征，升主动脉直径＞ 50 mm 的主动脉瓣二瓣畸形。

6. 心功能Ⅲ～Ⅳ级、重度二尖瓣或主动脉瓣狭窄，心功能差或曾有心力衰竭病史的重度二尖瓣或主动脉瓣反流。

7. Fontan 术后患者。

（二）合并心脏病孕产妇心血管问题的干预时机

1. 接受介入治疗的最佳时机为孕 16~28 周，如二尖瓣球囊扩张、肺动脉狭窄球囊扩张、恶性心律失常的射频消融、B 型夹层腔内修复等。

2. 药物或介入手术失败而孕妇存在风险时，建议行心脏手术，最佳时机是孕 16~28 周，保留或不保留胎儿。当孕期超过 28 周且继续妊娠会造成母婴生命安全问题时，应考虑干预心脏问题前进行产科手术，之后酌情分期或同期进行心脏疾病的救治。

（三）孕期保留胎儿接受心脏手术应注意问题

孕期接受心脏手术对胎儿的影响多源自心肺转流导致的胎盘低灌注，可导致胎儿低心排血量、缺氧甚至胎死宫内。术前应尽可能纠正孕妇的心功能状态。心肺转流期间需要注意以下问题。

1. 妊娠 > 24 周进行胎心监测。

2. 妊娠 > 20 周采用抬高右臀或左倾 > 15°，预防仰卧位低血压综合征。

3. 心肺转流采用波动灌注，其间保证 Hct > 25%、灌注流量 > 2.5 L/（min·m²）、灌注压 > 70 mmHg，采用 α - 稳态管理 pH 值，尽可能缩短心肺转流时间。

4. 采取抑制子宫收缩的措施如硫酸镁、黄体酮补充等。

（四）是否需要剖宫产同时进行心脏手术

目前尚无循证医学证据的支持，结合国内外文献报道及我国多家医院经验，对于危及产妇生命的心脏疾病，宜考虑同期行心脏手术。

1. 主动脉病变（如表 5.2 所述）。

2. 重度主动脉瓣狭窄致晕厥，或心功能Ⅲ~Ⅳ级者。

3. 二尖瓣重度狭窄＋重度肺动脉高压且心功能Ⅲ~Ⅳ级者，首选经皮二尖瓣球囊扩张术；效果不佳者，考虑同期进行瓣膜置换术。

4. 心内膜炎有赘生物脱落危险者。

5. 心脏肿瘤影响流出道且有脱落风险者。

（五）妊娠合并不同心脏病的血流动力学控制原则（表 5.2）

表 5.2 妊娠合并不同心脏病的血流动力学控制原则

重度主动脉瓣狭窄	避免心率过快或过慢，慎用或不用正性肌力药
重度二尖瓣狭窄	术前控制心室率，但同时避免心动过缓导致的心排血量下降
围产期心肌病	维护心脏功能，防止心脏前、后负荷的剧烈变化，血压下降时可酌情采用去甲肾上腺素泵注，避免应用去氧肾上腺素
妊高征心力衰竭	出现心力衰竭表现时积极抗心力衰竭治疗，治疗药物包括血管扩张药、β - 受体阻滞剂、利尿剂、强心药物等
法洛四联症	避免任何可能导致外周血管阻力降低的因素，否则将加重右向左分流；维持足够的血容量和静脉回流，在右心功能欠佳的情况下，需要高充盈压增强右心室射血，以确保充足的肺动脉血流
肥厚型梗阻性心肌病	避免体循环低血压为围手术期管理核心，慎用或不用正性肌力药。推荐椎管内麻醉，麻醉前建立有创动静脉血压监测，缩血管药物选择去氧肾上腺素和（或）去甲肾上腺素

（六）缩宫素

缩宫素直接扩血管，可造成严重低血压，甚至心脏停搏。胎儿娩出和缩宫素同时应用，回心血量骤增，对心脏病孕妇极易诱发心力衰竭。特发性肺动脉高压（中重度）和艾森格曼综合征患者禁忌使用缩宫素。对左右室流出道梗阻的心脏病患者及心力衰竭者，可根据术中情况，稀释后缓慢静脉滴注，对血流动力学影响较轻。

（七）肺动脉导管（PAC）

PAC 为测定肺动脉压力的金标准，还可直接监测左心功能，以指导血管活性药物的使用。对于妊娠合并重度肺动脉高压者推荐放置 PAC，但对于难以到位者或放置过程中出现严重心律失常者，不必勉强置入。注意 PAC 放置的并发症如恶性心律

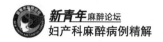

失常、肺动脉破裂、肺动脉血栓及拔除 PAC 导致的气栓等，这些并发症对重症产妇往往是致命的，需要高度重视。

（八）妊娠合并心脏病放置起搏器指征

1. Ⅲ度房室传导阻滞。

2. 症状性Ⅱ度Ⅱ型（莫氏Ⅱ型）房室传导阻滞。

3. 病态窦房结综合征（SSS）致心动过缓者，有晕厥发作史。

4. 完全性左束支阻滞合并Ⅰ度房室传导阻滞。

5. 双束支阻滞伴有间歇性完全阻滞或晕厥发作者。

6. 心房颤动、心房扑动或阵发性室上性心动过速合并完全性或高度房室传导阻滞或心动过速终止时有 > 3 s 的心室停搏者。

7. 存在扩张型心肌病、传导束硬化症并伴有Ⅱ度房室传导阻滞、双束支传导阻滞、完全左后分支阻滞三者之一时。

8. 心内手术及心脏介入治疗后并发的高度或完全性房室传导阻滞。

9. 已置永久性起搏器患者，术前应请心内科医生检测起搏器功能是否正常。

四、妊娠合并肺动脉高压的麻醉处理原则

肺动脉高压（PAH）是妊娠合并先天性心脏病最常见的并发症，围手术期处理最为棘手。包括各种左向右分流的先天性心脏病导致的重度 PAH 和（或）艾森曼格综合征，此外还有特发性 PAH、免疫源性 PAH 等。

1. 重度特发性 PAH、艾森曼格综合征患者禁止妊娠，孕 12 周内应尽早终止。坚决继续妊娠者，孕 28 周以前胎儿出生后存活率极低。对于出现心力衰竭及血氧饱和度低下者（任何一种情况），予强心、利尿等纠正心力衰竭。应以救治产妇为主，控制病情后及时行剖宫产术。妊娠至孕 32 周后新生儿成活率明显提高。对内科各种治疗措施均未能奏效的严重心力衰竭，可边控制心力衰竭边紧急剖宫产，挽救孕妇生命。

2. 产妇同时合并 BNP 增高、双下肢水肿、胸腔积液、无法平卧等，围产期死亡率大大增加，在产科情况允许的前提下，术前进行调整治疗。若血压尚可，首先进行降低肺动脉压的治疗：如口服磷酸二酯酶抑制剂西地那非，间断吸入伊洛前列素及持续吸氧，利尿剂首选呋塞米，限制液体，告知产妇左侧卧姿防止仰卧位低血压。

3. 产妇接受剖宫产时需要进行动静脉穿刺置管，中重度 PAH 者，酌情放置 Swan-Ganz 导管测定肺动脉压力。

4. 血管活性药物的应用原则：维持外周血管阻力防止血压下降，适当强心以应对胎儿胎盘娩出后回心血量的增加，防止肺血管阻力升高，以上是 PAH 患者围手术期管理的三个核心。氧分压降低者，椎管内麻醉给药的同时静脉泵注升压药（去甲肾上腺素、血管升压素）和降低肺血管阻力药（曲前列尼尔注射液），吸入氧气，适当强心（多巴酚丁胺），术中酌情采用生理盐水将 5 U 伊洛前列素稀释至 10 mL，

缓慢雾化吸入。若为中度PAH，硬膜外注药同时泵注少量升压药物（去甲肾上腺素），术中根据情况调整血管活性药物。

5. 无椎管内麻醉禁忌者，推荐硬膜外麻醉。备好全身麻醉药物及气管插管器具，心脏外科医生全程参与，提前预充心肺转流管路，开胸手术区域消毒，以备不测时即刻开胸抢救。

6. 胎儿娩出后，将产妇置头高脚低位，产科医生予腹部手法加压以减慢回心血流，适当加大血管收缩药剂量提升血压，适当强心；同时吸入伊洛前列素及氧气改善肺循环阻力，待产妇情况稳定后再缓慢娩出胎盘。

7. 儿科医生做好新生儿复苏的准备。

8. 对特发性PAH（中重度）、先天性心脏病重度PAH及艾森曼格综合征，缩宫素为禁忌。

9. 控制容量：遵循量出为入或负平衡原则，尤其要防止胎儿娩出后回心血量骤增导致的急性心力衰竭。

10. 避免高碳酸血症、低氧血症、酸中毒等。

11. 孕妇合并PAH死亡多发生在产后，死因主要是PAH危象、心力衰竭、猝死和肺栓塞。术后仍需要密切监护，精细调控。

总之，妊娠合并心脏病的孕妇，由于生理的改变，容易发生心力衰竭，无论是顺产还是剖宫产都存在极高的风险，围产期全面的评估和多学科会诊是必不可少的。需要剖宫产时，更需要进行手术麻醉前的多学科评估，制订合适的手术麻醉方案，特别是可能出现的严重并发症的预防和解决措施，避免对母婴造成严重的不良影响。对于相对常见的妊娠合并PAH，麻醉医生应掌握处理原则与方法，尽可能避免PAH危象、心力衰竭、猝死和肺栓塞等严重并发症，改善患者预后。

（病例整理：龚昌盛　蒋飞　周祥勇）

◆该病例无新青年麻醉论坛阅读链接

6

胎盘早剥产妇麻醉管理一例

⊙病例资料

产妇27岁，因"瘢痕子宫，胎盘早剥，胎死宫内？"急诊入院。急查血生化、血常规，血红蛋白、血小板等指标均在正常范围内，因患者病情紧急未行其他检查。拟在硬膜外麻醉下行急诊剖宫产手术。产科医生病历中未记录考虑死胎，也未将此情况告知麻醉医生。

06:30入手术室，意识清楚。常规心电监护：BP 140/90 mmHg，HR 105/min，SpO_2 99%；ECG示窦性心律。

06:50嘱患者右侧卧位，选择L1~2间隙为穿刺点，穿刺置管均顺利。予试验剂量2%利多卡因3 mL，观察5 min后无异常，随后追加0.75%罗哌卡因8 mL。

07:00手术开始，5 min后剖出一死男婴。在死胎娩出后发现子宫胎盘卒中，出血较多。迅速给予乳酸钠林格液500 mL、聚明胶肽200 mL输注扩容。此时患者BP、HR相对平稳，无尿。

08:16左右，患者突然诉胸闷气短，SpO_2从92%降至87%，听诊双肺湿啰音。立即给予呋塞米40 mg、地塞米松10 mg、西地兰0.2 mg静脉推注，随即行气管插管。插管后SpO_2升至99%。08:40患者BP突然降至75/42 mmHg，HR降至25/min，立即行心肺复苏。08:42患者心跳恢复，自主呼吸恢复，SpO_2为90%左右，BP 96/68 mmHg，HR 97/min。

患者于11:05再次出现心脏停搏，抢救15 min后心跳恢复。11:23患者又出现心脏停搏，继续行心肺复苏。抢救期间给予升压、强心、利尿、纠正酸中毒等治疗，效果不佳。经全力抢救无效，于13:15宣布患者死亡。

Q 问题

· 该例麻醉有什么失误，抢救是否合理？
· 该患者应该选择哪种麻醉方式？

同仁讨论

🎙 讨论一

该产妇死亡令人十分遗憾。术前产科医生未告知麻醉医生该例患者胎死宫内这一情况，但我们应该在麻醉前常规听胎心音是否正常。如果存在瘢痕子宫、胎盘早剥、死胎等情况，应优先选择全身麻醉。患者入手术室时生命体征平稳并不代表术中同样稳定，这类患者术中发生大出血及 DIC 的可能性增大，不确定因素太多，再者胎儿已经宫内死亡，选择全身麻醉可以不考虑药物对胎儿的影响，所以选择全身麻醉最优。

🎙 讨论二

个人认为应该选择插管全身麻醉。术前只有简单血常规检查，并无凝血功能结果，在胎儿死亡情况下，全身麻醉无影响。胎盘早剥有大出血可能，硬膜外麻醉可扩张血管引起血压下降，全身麻醉插管可以保障呼吸道通畅，便于应对各种术中突发状况，患者也感觉更加舒适。液体量（乳酸钠林格液 500 mL 加聚明胶肽 200 mL）不多，可以适当加快液体输注。之后出现血氧下降、心率下降，结合无尿可以考虑羊水栓塞、DIC 引起的呼吸循环衰竭、肾衰竭。心率下降之后给予各种药物治疗，心率下降至 25/min 的过程中是否使用阿托品及多巴胺维持循环、心率稳定，还是疏忽未及时处理？出现湿啰音是否因血容量过多引起？使用强心剂有待商榷。此时加用支气管扩张剂（如沙丁胺醇）是否更好？患者手术过程出血量大，液体量并不多，整个手术过程出血未统计。利尿有可能促发循环衰竭。失血量大，在抢救后应补充循环血容量，及时输血。血容量不足的同时也可引起肾脏供血不足，导致无尿。出血不止可考虑直接切除子宫。

🎙 讨论三

在没有凝血功能报告的时候，即使患者血小板正常，我们也会选择全身麻醉，或等到检验结果回报后再考虑麻醉方式。对于该患者，个人会选择全身麻醉，考虑到死胎会对患者产生不良影响，而且患者凝血功能未见。该患者死亡的可能原因考虑：①严重的肺栓塞；②严重心肌炎导致的急性左心衰竭；③对胶体液产生严重的过敏反应。当然一切都是猜测，最终的答案需要尸检结果。

🎙 讨论四

该患者急诊手术应考虑是否为饱胃患者，术前未知死胎胎龄是多大。胎盘早剥的患者有发生 DIC 的风险，尤其是合并死胎时更容易导致 DIC。注意明确死胎的死亡时间，时间越长，发生 DIC 的可能性越大。对于这种发生 DIC 风险极高者，可直

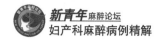
接选择全身麻醉，以规避 DIC 对椎管内阻滞的风险。尤其胎儿已死亡，不用担心全身麻醉药物对胎儿的影响问题。

另外，对于那些急诊剖宫产的孕妇合并胎盘早剥，但胎儿没有宫内窘迫，术前检查血小板、凝血功能正常，血流动力学稳定，没有大出血风险的患者，或者患者拒绝全身麻醉，可以选择腰麻，尤其是采用细针腰麻技术。避免使用连续硬膜外麻醉，因为采用硬膜外阻滞，在置管和拔管时都有导致血管损伤出血的可能，特别是孕晚期产妇。产科医生未告知胎死宫内，这是科室之间沟通的问题，因胎死宫内对麻醉方式的选择会带来很大影响，从而有可能导致不良后果，应该严肃指出，必要时向医院相关部门反映。

胎盘早剥行急诊剖宫产手术时，有些术前检查是必需的，除非已危及产妇生命，必须立即手术干预。其实如果产科医生积极，术前准备的检查是完全有时间去做的，毕竟很少有产妇入院是直接送入手术室，有些检查可以联系床旁，比如心电图、胸片、超声等。选择椎管内麻醉，血常规、凝血应该常规检查，如果没有就只能直接选择全身麻醉。胎盘早剥会导致子宫胎盘卒中，使子宫收缩不佳，必然导致大出血。出现大出血时应急查血常规、凝血常规及血气分析等来指导下一步治疗。该病例病情极重，来势凶猛，心肺复苏困难，考虑羊水栓塞的可能性极大。

黄绍强教授点评

1. 该病例有很多信息缺失，比如，胎盘早剥常常会引起大出血，术前估计出血量是多少，术中出血量是多少，手术进行多长时间，术中在何时用了哪些药（包括收缩子宫的药物），08：40 突然出现循环衰竭，当时正在进行何操作，心肺复苏采用了哪些处理，等等，很多信息不全就没有办法对该病例进行深入恰当的分析，只能泛泛而谈。

2. 对于胎盘早剥，原则上应尽快娩出胎儿。产科医生和麻醉医生都应该对这种产科急症的紧迫性保持高度警惕，尤其是产科医生，应及时进行胎心监测，根据胎心监测结果迅速与麻醉医生沟通手术的紧急程度，从而作为麻醉医生选择麻醉方式的依据之一。如果产科医生没有这方面的良好意识，麻醉医生也有责任督促产科医生及时监测胎儿情况并评估手术紧急程度。对于严重的胎儿窘迫，应启动即刻剖宫产流程，没有事先留置硬膜外导管者，应直接全身麻醉，争分夺秒尽快娩出胎儿。该病例单纯从产妇循环状态来说选择硬膜外麻醉并无很大问题，因为从麻醉开始到8点钟这一个多小时里产妇的循环还算稳定（说明出血不是非常多），但从胎儿的角度来说麻醉方式的选择就存在问题。

一定要记住：产科的急诊手术应通过对母、婴两个方面的评估来决定手术急迫程度和相应的麻醉方式。围产医学各学科的医务人员（包括产科医生、麻醉医生、助产士和新生儿科医生）都有责任努力保护母婴两个生命的安全。另外，不可能存在产科医生在决定手术前已经知道死胎而不记录在病历中的情况，因为如果手术前胎儿状况还可以，而剖宫产娩出后胎儿死亡，这是一件非常严重的医疗事件，产科医生要承担巨大的责任，尤其在如今医患关系紧张的环境下，产科医生不可能这样。

3. 至于产妇死亡的原因，由于很多信息缺失，所以很难判断产妇发生循环衰竭的真实原因。粗看会怀疑是羊水栓塞，但需要排除过敏反应（明胶引起？）以及心脏的问题，因为严重过敏反应也会引起呼吸和循环的症状，不过羊水栓塞引起的会更加严重。另外，这么长时间里为什么没有做血气和电解质的检查？酸碱和电解质紊乱也会引起循环衰竭，长时间酸中毒合并高钾血症会导致心脏停搏，严重低钾可引起尖端扭转型室速，也会反复引起心脏停搏。所以应及时监测，尽早纠正酸碱和电解质紊乱。

---------------------------------- 知识小结 ----------------------------------

胎盘早剥的麻醉处理

胎盘早剥是在胎儿娩出前正常位置的胎盘部分或全部从子宫壁剥离。胎盘早剥的临床表现可能为阴道流血及子宫紧张，由于大量的血液积聚在胎盘之后，往往很难估计产妇的出血程度。胎盘早剥时剥离处的坏死组织、胎盘绒毛和蜕膜组织可大量释放组织凝血活酶进入母体循环，激活凝血系统，是妊娠期发生凝血障碍最常见的原因。尤其是胎死宫内，很可能发生 DIC 与凝血功能障碍。DIC 可在发病后几小时内，甚至几分钟内发生，应注意密切监测。

一、麻醉前准备

麻醉前应注意评估循环功能状态和贫血程度。除检查血常规、尿常规、血型、交叉配血及生化指标外，应重视血小板计数、纤维蛋白原定量、凝血酶原时间（PT）和活化部分凝血活酶时间（APTT）。警惕 DIC 及急性肾衰竭的发生，并予以防治。

二、麻醉选择

麻醉选择应根据产妇病情轻重及胎心情况等综合考虑。有明确的凝血功能异常或 DIC 时，尤其是 PT 和 APTT ≥正常对照 2 倍，血小板 $< 100 \times 10^9/L$，出血时间 $>10 \min$，纤维蛋白原 $< 2g/L$ 和出现纤维蛋白的降解物时，尤应选择全身麻醉。若无上述指征，无低血压、低血容量，时间又允许时可选用区域阻滞麻醉。

三、麻醉管理

1. 全身麻醉诱导：因产妇气道解剖改变如颈短及气道水肿，应注意产妇气管插管困难，预防反流误吸。

2. 大出血及预防急性肾衰竭的处理：高危产妇应开放两条以上静脉通道或行深静脉穿刺置管并监测 CVP，同时进行动脉穿刺置管行有创血压监测，必要时查血气

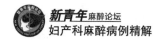

分析。记录尿量，如≤ 30 mL/h，应考虑补充血容量；如< 17 mL/h 应考虑有肾衰竭的可能，应立即查尿素氮和肌酐，及早请肾内科会诊，必要时行透析治疗。

3. 防治 DIC：胎盘早剥易诱发 DIC，围麻醉期严密监测，积极预防处理。对怀疑有 DIC 倾向的产妇，在完善相关检查的同时，可预防性使用小剂量肝素，并输注红细胞、血小板、新鲜冰冻血浆及冷沉淀等相关血液制品。

总之，胎盘早剥的产妇由于出血量不容易评估，麻醉前要做好充分全面的评估和相应的准备（气道评估及困难用具的准备，有经验人员的帮助等）。确保良好的输液通道，最好有中心静脉留置管，监测 CVP，及时输血制品，防止 DIC 和多器官衰竭。另外，胎盘早剥可能因大出血而导致凝血功能障碍，麻醉前有凝血功能异常或低血压、低血容量时选择全身麻醉。如果术前情况可，选择椎管内麻醉，术中发生大出血可导致凝血功能障碍，硬膜外导管需待术后凝血功能正常后再予拔除。

（病例整理：卜叶波　王薇薇　张建峰）

扫码在线阅读

7

死胎合并胎盘早剥诱发严重 DIC 一例

⊙病例资料

> 产妇 24 岁，体重约 65 kg。未婚，平素月经规律，G_1P_0 孕 28 周。无早孕反应，无自觉胎动，入院前不知已怀孕，9 h 前出现下腹疼痛，4 h 前逐渐加重。既往史、家族史无异常。09:10 急诊入院。入院初诊：① G_1P_0 孕 28 周；②胎盘早剥，宫内死胎；③轻度贫血。

血常规：WBC 17.42×10^9/L，NEUT% 94.2%，LYMP% 3.5%，RBC 2.93×10^{12}/L，Hb 98g/L，Hct 30.1%，PLT 103×10^9/L；生化分析：ALB 33 g/L，余正常；尿常规：尿胆原 17 μmol/L，蛋白质 3g/L；凝血功能无异常；其他各项辅助检查无异常。

09:15 入手术室。入手术室前体征平稳，精神可。入手术室生命体征：BP 117/68 mmHg，HR 78/min，RR 22/min，SpO_2 96%。

09:40 开始麻醉诱导，诱导用药：依次静脉推注咪达唑仑 2 mg、舒芬太尼 20 μg、依托咪酯 20 mg、罗库溴铵 50 mg，顺利插入气管导管。

10:00 手术开始，术中泵丙泊酚 300 mg/h、顺阿曲库铵 8 mg/h 维持。术中患者生命体征平稳。

11:05 手术结束。术中输晶体液 2000 mL、胶体液 800 mL，出血约 600 mL，术中无尿。术毕发现患者阴道出血及手术切口渗血。随即与手术医生商量急查血常规（WBC 13.19×10^9/L，NEUT% 91.7%，RBC 1.39×10^{12}/L，Hb 47 g/L，Hct 13.5%，PLT 57×10^9/L），凝血功能（PT 19.2 s，INR 1.57，APTT 37.1 s，TT 64.6 s，FIB 无法测出）。考虑诊断为弥散性血管内凝血（DIC）。随即与输血科、总值班、医务科联系进行抢救。

11:15~12:44 共输注 RBC 8 U，新鲜冰冻血浆（FFP）800 mL，冷沉淀 6 U。静脉滴注抗纤溶剂：氨甲苯酸 0.2 g，酚磺乙胺 1 g。静脉快速滴注地塞米松 10 mg、甲泼尼龙 80 mg、5% 碳酸氢钠 250 mL，静脉推注呋塞米 20 mg。此时间段输注液体 3500 mL。总入量 6300 mL。使用呋塞米后，尿量 2200 mL。此时患者体征：BP 105~55/65~54 mmHg，HR 90~120/min，SpO_2 99%。因考虑到患者生命体征尚可，持续泵入丙泊酚 200 mg/h。

12:31 血常规（Hb 50 g/L，Hct 14.1%，PLT 39×10^9/L）。

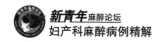
12:39 凝血功能（PT 14.8 s，INR 1.23，APTT 48.1 s，TT 23.4 s，FIB 0.007 4 g/L）。患者于 13:45 带管转入 ICU。

随后 3 d 回访，患者体征平稳，实验室检查逐渐正常。患者于术后第 8 天出院。

Q 问 题

· 诱发 DIC 的原因是什么？
· 胎盘早剥并发症的预防及处理措施有哪些？
· 该例麻醉术中管理有何不足之处？
· 大量输血相关并发症的预防措施有哪些？

同仁讨论

讨论一

从患者转归来看，这位麻醉医生处理很及时，在离开手术室前及早发现了患者出现凝血功能障碍。我们在预计发生大出血之前，只要无禁忌证都会使用 10mg 地塞米松预防过敏反应，这点很有意义。但在大量补充血浆的患者身上仍然经常出现斑丘疹等轻微过敏症状，不严重者，综合考虑利弊我们一般不会停止输血浆，继续严密观察患者反应，没有出现过严重问题。

对剖宫取胎应谨慎，一定要仔细观察患者自身情况，术中监测血红蛋白、凝血功能、血栓弹力图。最担心死胎激发一系列凝血功能障碍，这种变化比大出血导致的 DIC 进展要缓慢，可能与胎死宫内的时间长短有关，但时间越长，DIC 发展越严重、越迅速。研究证明：死胎诱发 DIC 主要是胚胎和胎儿死亡后变性自溶，缓慢释放出组织凝血活酶，并激活了外源性凝血系统，凝血过程又激发了纤溶系统功能亢进，当凝血物质消耗超过机体代偿极限时，纤维蛋白原（FIB）大幅度下降，DIC 从亚急性发作转向急性期，临床出现全身难以控制的大出血。

讨论二

术中可监测 CVP，并指导输液，避免血液稀释和凝血功能障碍。FIB 严重降低，凝血功能尚可，创口渗血，应考虑以纤溶亢进为主的凝血功能障碍，可提前使用氨甲环酸 1~2 g。产妇出血量未有估计，FIB 最好达到 2 g/L 以上，可考虑输注人 FIB。"低体温 – 酸中毒 – 凝血障碍"是死亡三角，应注意保温，勤查血气，大量补液，注意预防心力衰竭的发生。

讨论三

1.应重视此类患者的术前评估和准备，因为大多数是急诊，术前准备往往不充足。此患者术前 RBC 2.93×10^{12}/L、Hb 98g/L、Hct 30.1%，轻度贫血。胎盘早剥应判断其是中央型还是边缘型，和产科医生沟通术前血液制品准备，联系输血科确定血液是否备足。

2. 麻醉管理：麻醉前最好建立有创动脉血压监测，中心静脉穿刺置管并监测 CVP。因胎盘早剥出血几分钟就可达 3000 mL，患者可能直接进入休克、DIC 状态。因此，麻醉前监测准备显得尤为重要，可为术中情况变化提供治疗的有效参考依据。如果该患者 11 点时查血气就会提前知道患者已经失血很严重了，就会及时输注血液制品，使各器官减少灌注不足和组织缺氧，提高患者术后恢复的质量，缩短恢复时间，减少患者的费用。

3. 关于大量输血方案（MTP）：2016 年 ASA 知识更新——第 1 个 MTP 4U RBC+200 mL FFP；第 2 个 MTP 4U RBC+400 mL FFP+1 治疗单位血小板；第 3 个 MTP 4U RBC+200 mL FFP+1 治疗单位血小板 +6 U 冷沉淀；第 4 个 MTP 4U RBC+200 mL FFP+1 治疗单位血小板 +6 U 冷沉淀。本院方案：6U RBC + 400 mL FFP +10U 冷沉淀 +1 治疗单位血小板，查血气和凝血功能后再调整。

黄绍强教授点评

该病例还需要补充很多信息。作为病例报告，拟施或已施手术的名称无论如何都不能省略。在 DIC 的救治过程中输注碳酸氢钠 250 mL，输的指征没有说明，是凭感觉还是做过血气分析？血气分析的结果如何？在 DIC 救治过程中，"患者 BP 105~55/65~54 mmHg"，该信息似有误：最低收缩压 55 mmHg，最低舒张压 54 mmHg，脉压仅 1 mmHg？从术后输液 3500 mL 这个角度看，在 DIC 救治过程中肯定出现了严重低血压，那么，血压最低是多少？低血压持续时间多长？没有用血管活性药物吗？

1. 诱发 DIC 的原因是什么？

这个问题前面的医生已经有回答了，概括来说就是，无论胎盘早剥还是死胎都可能促使组织因子大量进入母体循环中，激活外源性凝血通路，诱发 DIC。

2. 胎盘早剥并发症的预防及处理措施有哪些？

胎盘早剥主要的并发症就是大出血和 DIC，因此麻醉前及时建立中心静脉通路，有条件时尽快建立有创动脉血压监测肯定是合适的。密切观察患者的生命体征和术野情况，对于及时发现大出血和 DIC，尤其是隐匿性出血，是很有帮助的。至于一些医生提到的预防性给糖皮质激素，迄今为止，没有任何证据表明在这种情况下使用激素是有益的，甚至有学者认为，激素可抑制网状内皮系统功能，使已激活的凝血因子不能及时清除而加重 DIC，因此不建议在 DIC 的救治过程中应用激素。

3. 该例麻醉术中管理有何不足之处？

该患者的救治麻醉医生处理得还是比较及时的。如果一定要找不足的话，第一，

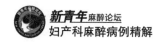
麻醉用药不够规范，诱导时肌松药用了罗库溴铵 50 mg，维持再持续输注顺阿曲库铵 8 mg/h，后者的应用不合理，没有必要这样用。罗库溴铵 50 mg 对于剖宫取胎手术足够了，即使手术时间延长了，后续再根据情况补充一点即可。此外，不同的非去极化肌松药混合使用，可能会增加肌松恢复的不确定性。当然这和 DIC 没有什么关系。第二，关于激素和血管活性药物使用的问题，关于碳酸氢钠与血气分析的问题。第三，临床上要获得血常规和凝血功能检查结果通常需要较长时间，如果等看到报告再联系血库，可能会延误处理，所以一旦发现阴道出血和手术切口渗血，高度怀疑凝血功能障碍时，在急查血常规和凝血功能的同时，就可以联系血库，尽早输注血制品尤其是 FFP 和冷沉淀。当然，此时可以先领取少量血制品，待报告出来后再酌情增加。如果有床旁凝血功能监测的设备，此时就突显优势了。

4. 大量输血相关并发症的预防措施有哪些？

大量输血时，由于血制品温度低，预防低温非常重要，低温会加重凝血功能障碍，所以包括输血加温和空气加温等措施都应尽可能采用。大出血和大量输血会带来高钾等电解质紊乱以及酸碱平衡失调，所以密切监测心电图，及时进行血气分析并根据结果及时纠正非常重要。其他的并发症如过敏反应（并不罕见）、血型错配引起的溶血性输血反应（严格按常规应可避免）以及微血栓输注造成的肺部损伤（通常较轻）等，预防和处理都有相应的常规，不再赘述。

知识小结

胎盘早剥并发 DIC 的麻醉管理

一、胎盘早剥

1. 胎盘早剥是指孕 20 周后或分娩期，正常位置的胎盘在胎儿娩出前，部分或全部从子宫壁剥离。本病起病急骤，病情凶险，治疗困难，可危及母婴生命。根据剥离程度可分为轻、中、重 3 级。

2. 胎盘早剥并发 DIC：因胎盘剥离时组织因子等促凝物质通过母胎界面进入母体血液循环从而引起 DIC，是产科 DIC 的主要原因之一。早期诊断是抢救胎盘早剥并发 DIC 成功的关键，结合病史、症状、体征及实验室检查，有利于 DIC 早期诊断，为抢救治疗争取时机。孕产妇伴有下腹痛、阴道流血症状，要考虑到胎盘早剥的可能，及时行 B 超检查可确诊。凡产妇产时、产后有子宫出血不止，或术中大出血、出血不凝，结合 B 超胎盘早剥结果，应考虑胎盘早剥并发 DIC 诊断。

二、DIC 的诊断标准

1. 存在易于引起 DIC 的基础疾病，如感染、恶性肿瘤、病理产科、大型手术及创伤等。

2. 有以下 2 项以上临床表现：

（1）多发出血倾向；

（2）不易以原发病解释的微循环衰竭或休克；

（3）多发性微血管栓塞症状、体征，如皮肤、皮下、黏膜栓塞坏死及早期出现的肾、肺、脑等脏器功能不全；

（4）抗凝治疗有效。

3. 实验室检查符合下列标准（同时有以下 3 项以上异常）：

（1）PLT < 100×10^9/L 或进行性下降；

（2）FIB < 1.5 g/L 或者进行性下降，或 > 4 g/L；

（3）3P 试验阳性或纤维蛋白降解产物（FDP）> 20 mg/L 或 D-二聚体升高（阳性）；

（4）凝血酶原时间（PT）缩短或者延长 3 s 以上或呈动态变化，或活化部分凝血活酶时间（APTT）延长 10 s 以上；

（5）疑难或其他特殊患者，可考虑行抗凝血酶、Ⅳ因子及凝血、纤溶、血小板活化分子标志物测定；

（6）外周血破碎红细胞比例 > 10%；

（7）红细胞沉降率（ESR）< 10 mm/h。

4. DIC 诊断标准简单概括为"123"，即："1"是易发基础病，"2"是临床症状 2 项以上，"3"是相关化验检查阳性 3 项以上。

三、胎盘早剥麻醉抢救处理原则

1. 胎盘早剥剖宫产并发 DIC 的情况比较少见，但来势凶猛，进展迅速，死亡率高，若处理不及时、不恰当可危及母婴生命。其麻醉管理具有特殊性，需要多学科医生合作，共同协商处理。应尽快去除引起 DIC 的病因，补充凝血因子和改善循环、呼吸功能等，积极纠正低血容量、低血压、凝血功能、严重贫血、酸碱电解质紊乱等病理情况，尽力抢救生命。

2. 及时完善 DIC 的检查，可明确诊断。一旦确诊 DIC，立即启动抢救危重孕产妇预案，按固有的抢救路径进行抢救。首先管理好"三个通道"，即尿道、呼吸道、静脉通道；重点补充血容量及凝血因子，处于休克状态者可行深静脉穿刺，以保障在前 20~30 min 输注晶体液 1000 mL；同时通知血库，尽快联系血制品。快速进行孕妇及胎儿状况评估，密切监护孕妇生命体征及胎心情况。胎盘早剥并发 DIC，机体很快因消耗了大量的凝血因子引起失血性休克，要建立至少 2 条畅通的静脉通道，并及时扩容、纠酸、抗休克及补充凝血因子。在血制品还没有取到的情况下，先给予晶体液输注，当出血量超过血容量 30% 时在补充晶体液基础上加用胶体液快速输注，1 h 内可输注 2000 mL 液体，以恢复血容量。同时输注 FIB 及凝血酶原复合物，有利于纠正凝血功能紊乱，是成功抢救 DIC 的重要保障。本病在消耗性低凝期要快

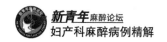

速补充凝血因子，输注血液制品可有效阻断 DIC 病程进展。由于抢救 DIC 患者时准确抓住高凝期的时机非常困难，也较难掌握肝素的用量，故对于胎盘早剥并发 DIC 患者一般不推荐使用肝素，但值得临床进一步探讨。

3. 麻醉方式选择：重型胎盘早剥由于发病突然，病情进行性加重，应尽早行剖宫产终止妊娠，以减少产妇的出血及胎儿的死亡。但这种情况下行剖宫产术会给麻醉带来很多困扰，如饱胃、大出血后引起低容量、凝血功能差等，麻醉与手术的风险均大大增加。因此，根据产妇的具体情况，选择合适的麻醉方式和进行合理的麻醉管理具有十分重要的意义。

在选择麻醉方式时，应根据产妇的血流动力学情况、凝血功能及血小板计数进行综合考虑。静脉麻醉（非气管插管）可采用氯胺酮。这种方法虽然易于实施，但麻醉药剂量较难掌握。通常为了避免新生儿呼吸抑制，使用剂量偏小，但产妇易出现镇痛不全或躁动；同时由于氯胺酮的全身麻醉效应及固有的交感神经兴奋作用，故妊高征及饱胃产妇禁用。而对伴有严重贫血、失血性休克、凝血功能异常的产妇，常规、简便、有效的椎管内阻滞不再适用。近年来随着短效镇静、镇痛、肌松药应运而生，麻醉及新生儿复苏技术水平也随之大大提高。对不适于常规椎管内麻醉的患者，全身麻醉具有安全性好、易于实施、呼吸循环易维持平稳、产妇及新生儿供氧充分和易于调控等优点，对新生儿的影响可降至最低。但麻醉医生在实施全身麻醉时，仍应根据术者及麻醉医生水平及经验综合考虑。麻醉方式处理要点：①维持呼吸循环的稳定、改善凝血功能；②尽量选择起效快、短效、心血管抑制效应弱、胎盘通过率低的药物，以最小剂量、最佳的配伍产生满意的麻醉效果；③掌握合适的气管插管时机，充分估计病情及术前准备，对饱胃产妇警惕反流误吸。

4. 胎盘早剥并发 DIC 处理要点。

（1）胎盘早剥并发 DIC 早期诊断、及时处理是抢救成功的关键。

（2）迅速开通深静脉通道，迅速扩容，建立有效的微循环灌注，及时补充凝血因子，凝血时间、部分凝血活酶时间延长超过正常的 1.5 倍需要输 FFP，FIB < 0.8~1 g/L 可输注冷沉淀，PLT < 50×10^9/L 需要输 PLT。补充血容量达到两个"100"，两个"30"：收缩压 > 100 mmHg，HR < 100/min；尿量 > 30 mL/h，Hct > 30%。

（3）若 FIB < 1.5 g/L，可输注 FIB 2 g；FIB < 1.0 g/L 时，可输注 FIB 4 g，为交叉配血争取时间。

（4）纠正失血性休克的同时，及时终止妊娠，必要时尽快切除子宫，也是阻止 DIC 进一步恶化的关键步骤之一。

（5）保证凝血功能正常、维持内环境稳定及体温正常是预防 DIC 的重要措施。

（6）肾功能不全的处理：在改善休克后仍少尿者（尿量 < 17 mL/h）给予利尿剂（呋塞米、甘露醇等）；注意监测肾功能，维持电解质及酸碱平衡，必要时行血液透析治疗。

（7）加强呼吸管理。机械通气以小潮气量和最佳 PEEP 保护性肺通气策略，有预防肺损伤的作用；改善氧合功能，纠正低氧血症。

（8）DIC 的临床诊断需要相关实验室检查，麻醉医生可根据临床经验有预见地提前处理，如保温、维持循环稳定、保证内环境平衡、提前输注成分血，避免 DIC 的发生。

（病例整理：蒋飞　于学来　周磊）

扫码在线阅读

8

剖宫产大出血多次手术一例

⊙病例资料

> 产妇 38 岁，身高 158 cm，体重 68 kg。平素体健，10 年前顺产一子，无输血相关病史。本次怀孕以来，前 3 个月轻度恶心、呕吐，无头晕、头痛，无平卧或侧卧呼吸困难，无晕厥史，无哮喘和过敏史。血常规、凝血功能、心电图、肝肾功、大小便常规无特殊。彩超示：①单胎晚期妊娠，头位；②脐带绕颈；③羊水过少；④前置胎盘，胎盘内无回声区（血池）。术前诊断：① G_4P_1 孕 39 周，左枕前位；②羊水过少；③前置胎盘（B 超未报分型，仅报胎盘下缘覆盖宫颈内口）。拟急诊行剖宫产术（产妇无宫缩，但 B 超提示为前置胎盘、羊水过少，经与患者及家属充分沟通后同意手术）。

麻醉前评估：患者一般情况可，能从一楼慢慢上到七楼产房，无脊椎外伤史。与产科医生沟通，预计前置胎盘介于中央性和边缘性之间，胎盘的植入情况不明，出血量无法评估。血液制品准备了红细胞 4 U、血浆 450 mL。向患者及家属交代风险：大出血、DIC、栓塞、多器官衰竭、术后需送 ICU 支持治疗等；麻醉方式优先采用椎管内麻醉，如果不能配合或穿刺失败及术中大出血需改全身麻醉。

一、剖宫产手术阶段（15:35~18:35）

患者于 15:30 平车推入手术室，监测生命体征：BP 140/84 mmHg，HR 68/min，RR 19/min，SpO_2 94%。建立两组静脉通道，选择 L2~3 间隙行腰硬联合麻醉，腰麻药予 0.75% 布比卡因 1.4 mL+5% 葡萄糖 1.4 mL，平面在 T8 以下。于 16:16 取出一活婴，剥离胎盘时因胎盘植入面积较大，瞬间出血约 1500 mL，测 BP 86/54 mmHg，HR 47/min，$SpO_2$99%。予麻黄碱 9 mg、阿托品 0.5 mg 静脉推注，此时快速输血输液，BP 基本稳定在 100/60 mmHg 左右，HR 稳定在 93/min 左右。缩宫素 20 U 子宫肌注，子宫收缩不佳，5 min 后卡前列素氨丁三醇 250 μg 子宫肌注，收缩仍欠佳，5 min 后垂体后叶素 6 U 子宫肌注，5 min 后再次子宫肌注垂体后叶素 6 U，子宫收缩稍好转。18:30 关腹完毕。

此阶段失血共约 2500 mL，尿量 600 mL。输注乳酸钠林格液 1500 mL、聚明胶肽 1000 mL、红细胞 7U、冷沉淀 5U、新鲜冰冻血浆 450 mL、生理盐水 1000 mL。总入量约 5400 mL，总出量约 3100 mL。

二、子宫切除手术阶段（18:35~22:30）

探查宫腔发现宫腔充灌血凝块和血液，估计约2000mL，测BP下降至60/30mmHg，HR 154/min，RR 28/min，立刻行气管插管全身麻醉。泵注去甲肾上腺素和多巴胺维持血压，动静脉穿刺置管并监测动静脉压。手术医生用纱布堵塞宫颈压迫止血，未见明显活动出血，但发现子宫切口有少许渗血。因手术出血较多考虑患者可能会发生DIC，为了抢救生命，产科医生向家属沟通需行子宫切除术，再次消毒铺单行子宫次全切除术，同时快速输血输液。于22:30完成子宫次全切除术。

此阶段失血约3500 mL，尿量1000mL。共输注乳酸钠林格液1000 mL、聚明胶肽500 mL、羟乙基淀粉130/0.4氯化钠1000 mL、生理盐水500 mL、人血白蛋白20 g、奥美拉唑60 mg、氨甲苯酸400 mg、呋塞米8 mg、地塞米松10 mg、垂体后叶素18 U、冷沉淀5 U、血小板2 U、新鲜冰冻血浆400 mL、红细胞11 U。总入量约5700 mL，总出量约4500 mL。

三、观察宫颈渗血、宫颈切除手术阶段（22:30~12:30）

子宫次全切除术后在手术室观察宫颈口渗血情况，00:40患者BP 102/70 mmHg，HR 125/min，Hb 86 g/L，肝肾功正常，凝血功能：PT 18.6 s，APTT 100.5 s，TT 100.4 s，FIB 1.8 g/L。宫颈处继续失血，产科医生间断使用肾上腺素冲洗宫颈，填塞稀释肾上腺素的纱布，08:00时查看宫颈仍有出血，再次向家属交代需开腹行宫颈切除术。再次消毒铺单行宫颈切除术，手术于12:30结束。

此阶段出血约1500 mL，尿量2400 mL。共输注乳酸钠林格液2000 mL、聚明胶肽500 mL、生理盐水2800 mL、人血白蛋白20 g、葡萄糖酸钙3 g、甲硝唑100 mL、血小板1 U治疗量、冷沉淀20 U、新鲜冰冻血浆400 mL、红细胞18 U。总入量约9500 mL，总出量约3900 mL。

四、宫颈切除后观察渗血阶段（12:30~14:30）

复查肝肾功、凝血功能，查血气、心肌酶。在手术室观察2 h后宫颈无出血。

此阶段入量1650 mL，尿量800 mL。共输注乳酸钠林格液500 mL、聚明胶肽500 mL、葡萄糖酸钙1 g、碳酸氢钠250 mL、生理盐水400 mL、呋塞米8 mg、血小板1 U治疗量、人纤维蛋白原4 g。监测生命体征：BP 136/82 mmHg，机控呼吸12/min，SpO_2 100%，HR 153/min。带管送回ICU。

整个手术出入量总结：出血约8000 mL，尿量约4800 mL，输注液体总量约23 000 mL，其中输注乳酸钠林格液5500 mL、聚明胶肽3000 mL、羟乙基淀粉130/0.4氯化钠注射液1000 mL、生理盐水5200 mL、新鲜冰冻血浆1250 mL、血小板4 U、人血白蛋白60 g、纤维蛋白原4 g、冷沉淀30 U、红细胞36 U。

送入ICU后继续输注剩下的血液制品。复查血气：pH 7.21，Hb 92.75g/L；凝血功能：PT 20.6 s，INR 1.69，APTT 100.5 s，FIB 1.3 g/L，PLT 33×10^9/L；CVP 8 cmH_2O。于术后第2天23:40停呼吸机，拔除气管导管。术后第3天08:20复查血常规，Hb

42 g/L，予输注红细胞和血浆治疗。14:55 患者神志清醒，问答确切，监测生命体征：BP 107/57 mmHg，RR 34/min，SpO_2 98%，HR 155/min。盆底引流见少许血性液体引出，腹部膨隆，叩诊浊音。急诊床旁胸腹部 B 超示：①腹腔大量积液；②双侧胸腔积液；③胆囊壁水肿，考虑术区残端活动性出血。经会诊后建议转入上级医院治疗，到上级医院后在急诊下再次行开腹宫颈残端切除术（术中情况具体不详）。术后在 ICU 治疗 1 周，后顺利康复出院。

子宫体及子宫颈病理结果显示：①子宫体符合胎盘植入改变；②子宫颈黏膜慢性炎症。

Q 问 题

- 对于此类患者如何进行术前全面完整的评估？
- 术中如何进行管理？有哪些需要改进？
- 在没有血源的情况下如何进行容量的管理？
- 对于缓慢渗血反复多次手术，麻醉如何稳定循环，如何保证组织器官的灌注？
- 对于术中大出血，很短时间内进入 DIC，采取什么措施延缓病情的加速发展？

同仁讨论

讨论一

该患者系急诊手术，术前因有前置胎盘，故与产科医生沟通估计出血情况，因 B 超未确认是哪一类型前置胎盘，所以出血要看术中胎盘植入的多少而定。我院没有开展球囊扩张，也没有介入科，不能术前做子宫动脉栓塞或髂动脉栓塞，因此对于此类患者的术前出血预案相对较少，仅靠术中缝扎压迫等措施治疗。基层医院术前备血相当困难，而且从医院到血库往返需 2 h 以上。本案例急诊拿血 5 次，来回基本要 10 h。术中反复渗血、出血，多次手术，在手术室一直观察等待约 24 h，维持循环的稳定和液体输注管理对于基层医生而言是很大的考验。虽然患者最后还是转上级医院进行手术，但她的成功恢复离不开前期精心的治疗。通过本案例给更多的基层同道提示：对于有高危风险的患者一定要制订好麻醉预案、手术预案，术前进行充分的准备，做好术中风险的评估和并发症的防范，研判术后去向及转归的可能性。尽我们最大的努力，为患者提供更大的恢复空间。

讨论二

该患者为高龄产妇、前置胎盘（B 超示胎盘下缘覆盖宫颈内口），这类患者我们在工作中遇到较多，麻醉医生往往存在轻视现象。以下为个人观点。

1. 该患者术前评估较充分，虽然术前辅助检查及生命体征让我们感觉患者危险评分较低，但术前仍积极准备了血液制品；主管麻醉医生已经意识到术中可能发生的危险，建立了两组静脉通路。个人觉得既然已经意识到术中可能出现危急情况，其实也可以考虑进行有创的动静脉穿刺，对于该患者而言有创的建立是非常必要的，我们可以通过术前的强化监测，来应对意外事件的发生。

2. 麻醉选择没有错误，入手术室后患者生命体征稳定，选择椎管内麻醉没有异议。但在胎儿娩出剥离胎盘时因胎盘植入面积较大，瞬间出血约 1500 mL，显然此时椎管内麻醉已经不能满足手术需要了。在积极补充容量的同时应及时改为全身麻醉，保证患者氧供，为其后的手术治疗提供良好的麻醉条件。

3. 对于未控制的活动性出血，我们应该考虑的是允许性低血压，维持重要脏器血供的同时积极进行病因治疗。除了积极的补液外，还应及时监测血常规及凝血功能。血气分析对于大出血的患者同样重要，能够及时反映患者的酸碱平衡情况及乳酸代谢情况，来指导抗休克治疗。该患者在剖宫产阶段出血约 2500 mL，应该监测血常规及凝血功能结果来考虑是否输注血小板、血浆和冷沉淀，没有必要预防性使用。

4. 该患者术中的处理还是比较及时的，包括液体补充、凝血功能监测、血液制品的输注等，患者结局较好，但在手术治疗方面还值得商榷。

🎙讨论三

1. 对于此类患者如何进行术前全面完整的评估？

患者为高龄经产妇，且有多次怀孕流产病史，术前超声提示：前置胎盘（胎盘下缘覆盖宫颈内口）。术前评估时麻醉医生应该询问患者是否有刮宫史。患者既往有剖宫产史及前置胎盘，当两者合并存在时，胎盘植入的发生率大大提高。麻醉医生应该高度警惕凶险性前置胎盘植入的可能。术前应该着重评估患者是否存在胎盘植入及植入程度。凶险性前置胎盘伴胎盘植入的超声漏诊率较高，可考虑完善 MRI 检查。

2. 术中如何进行管理？有哪些需要改进？

此类前置胎盘高危产妇，胎盘的植入情况不明，应按照凶险性前置胎盘产妇进行麻醉准备。术前告知医务科，多学科急会诊。有条件可充分准备，如提前联系血库、输血科充分备血，血管外科、影像科会诊考虑是否行术前介入治疗减少术中失血，泌尿外科术前是否行双"J"管置入，术后 ICU 的进一步治疗等。

麻醉围手术期相关处理已经非常到位，及时输血、保证内环境、改善凝血功能、保持体温正常。不足方面，术前可能需要更加充分的评估；此外，在术式选择上更加果断一些可能更有利于患者预后。

3. 在没有血源的情况下如何进行容量的管理？

个人认为再次手术后大失血，可以考虑使用自体血液回收机进行血液回收，以此减少异体血的输注。此时腹腔内的羊水基本干净，自体血回收同时联合白细胞滤器可减少羊水有形成分及白细胞回收。基于目前国内外的研究，已证实产科采用自体血回收是安全的。

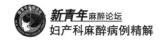

4. 对于缓慢渗血、反复多次手术，麻醉如何稳定循环，如何保证组织器官的灌注？

首先保障循环容量，再根据检验结果（如血红蛋白、凝血功能、纤维蛋白原、凝血因子、血小板情况）行成分血输注，尽量避免过度输血。麻醉医生最害怕的是急性大失血，几分钟内全身血液丢失往往最致命。发生缓慢渗血、反复多次手术时，麻醉医生最应该关注体温、内环境和凝血功能。

5. 对于术中大出血，很短时间内进入 DIC，采取什么措施延缓病情的加速发展？

最重要的是产科止血，无论是术前介入球囊栓塞止血还是子宫纱条压迫止血，或是大动脉如腹主动脉、髂内动脉、子宫动脉暂时钳夹止血。减少活动性失血是减缓血压波动最确切的方法，后续就是快速成分输血，避免 DIC 的发生。

黄绍强教授点评

几位医生的分析基本上把该类患者的围手术期管理都讲到了，这里仅将重点内容再提纲挈领地总结一下。

1. 对于前置胎盘存在胎盘植入可能的产妇，超声如果不能明确，应该通过 MRI 来协助诊断是否存在胎盘植入及其严重程度（胎盘粘连、胎盘植入、胎盘穿透）。如果是后两种类型，尤其是胎盘穿透侵及膀胱或宫旁组织，大出血的风险极高。除了通知血库备足血源，有条件的医院可以在术前由放射科或介入科放置腹主动脉球囊；麻醉医生应该在术前即留置动脉和中心静脉导管，有备无患，如果发生大出血后再穿刺置管，一是处理滞后、耽误时间，二来严重的低血压也会造成操作困难。此外，备好自体血回输机，越是血源紧张的基层医院，越应该开展回收式自体血回输工作。最后，产科医生也需要衡量自己的处理能力，考虑是否需要将高危的患者转诊至上一级医院分娩。

2. 术中的麻醉管理总体上还是到位的，一个原则就是通过积极而全面的监测，迅速合理地应用各种输液和血管活性药物及血制品，尽可能地维持循环、凝血功能和内环境的稳定。以下几点需要重点强调。

（1）不要任由低血压的时间过长，长时间的低血压除了影响组织灌注、加重酸中毒外，还会恶化凝血功能，因此一定要积极使用升压药。

（2）及时监测凝血功能可以指导输血和血制品的合理应用，麻醉科应该争取在手术室内配备床旁凝血功能监测设备。如果要问该病例有何需要改进的地方，可能就是患者的凝血功能障碍没有得到很好的纠正——几次检验报告的结果都很差。凝血功能和手术止血是相互依赖的，凝血功能差的情况下想要手术止血彻底几乎不太可能。

（3）对于没有床旁凝血功能监测的产科大出血，建议采用大量输血方案（MTP），这是一种有预见性的血液制品投递方案。由临床医生（产科或麻醉科医生）根据情况触发启动时点，输血科依既定方案将浓缩红细胞、新鲜冰冻血浆（FFP）、冷沉淀及血小板按一定比例打包发送，后续根据现场抢救情况及实验室检查结果再合理调整比例并决定冷沉淀、纤维蛋白原等的输注时机及剂量。每个医院都应该根据自己的实际情况来制订 MTP 方案，多数医疗机构在产科出血超过 1500 mL 即启动 MTP，美国推荐的 MTP 第一轮血制品用量非常大，对于国内血源紧张的地区有一定困难，有时可能也会造成浪费。我们推荐第一轮血制品可以按照 4U 浓缩红细胞 + 400mL FFP + 8U 冷沉淀（大约仅为美国的一半量）这样发送。如果做了自体血回输，红细胞用量可以减少，但 FFP 和冷沉淀不能少。

（4）对于大出血需要大量输血输液的患者，保温和主动加温（液体加温和空气加温毯）是非常重要的，尤其在长时间手术的情况下，低温也会加重凝血功能障碍。

-- 知识小结 --

凶险性前置胎盘的麻醉管理

一、凶险性前置胎盘的定义

妊娠 28 周后胎盘附着于子宫下段，甚至附着于胎盘下缘或覆盖宫颈内口，其位置低于胎先露部，称为前置胎盘。Chattopadhyay 等首次提出凶险性前置胎盘的概念，定义为既往接受剖宫产孕妇，此次妊娠为前置胎盘且胎盘附着于子宫前壁瘢痕处，伴或不伴有胎盘植入。因胎盘植入可导致严重产后出血，是围产期紧急子宫切除和孕产妇死亡的重要原因，故需引起临床重视。

二、凶险性前置胎盘的主要高危因素

患者既往有剖宫产史及前置胎盘，当两者合并存在时，胎盘植入的发生率大大提高。高龄妊娠、既往子宫穿孔史、多次流产史、胎盘植入史是胎盘植入的高危因素。剖宫产术可使底蜕膜部分或完全性消失，胎盘绒毛侵入部分肌层，甚至穿透子宫肌层达浆膜。随着剖宫产率上升，凶险性前置胎盘发生率逐渐增高。

三、凶险性前置胎盘的诊断与麻醉前风险评估

主要包括超声和 MRI 检查。超声检查具有无创、可反复检查、费用低廉等优点，易被患者接受，且对胎儿无害，是产前评估前置胎盘是否伴有胎盘植入的重要手段。凶险性前置胎盘并发胎盘植入的超声检出率为 85.7%，即漏诊率高达 14.3%。虽然超声检查在胎盘异常增生及植入的诊断中具有重要作用，但也存在诊断子宫后壁胎盘植入精准度不高的缺点。MRI 对血流敏感，组织分辨率高，能够清楚看到胎盘并显示子宫与胎盘的关系，尤其对于肥胖、子宫后壁胎盘植入和多胎妊娠等特殊患者具有较明显的优势。英国皇家妇产科医师学会（RCOG）的指南建议，患者于妊娠 20 周可进行常规超声筛查，并定期随访与超声检查，大多能够在分娩前诊断。有症状

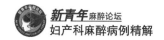
和体征且临床高度怀疑凶险性前置胎盘而又不能确诊时，可进行 MRI 检查以提高诊断准确率，且灵敏度达 100%。

有研究发现，多学科共同进行围手术期管理可以有效减少产妇并发症，改善预后。该研究中的产妇术前均根据病情组织产科、麻醉科、放射介入科、外科、新生儿科和输血科进行多学科讨论会诊。而麻醉医生需要综合多科会诊决议，制订相应的麻醉方案；因同时兼顾新生儿复苏和产妇大出血的抢救，人员上至少需要配备 2~3 名麻醉医生及一名麻醉护士分工合作，以同时保障新生儿和产妇的生命安全。

四、凶险性前置胎盘的术前介入治疗

前置胎盘血窦呈开放状态，出血量大、快速，短时间内产妇即可进入失血性休克状态；且手术视野受限，手术操作困难，易伤及输尿管、肠道、膀胱等周围脏器，加之胎盘植入，术中不能迅速剥离和取出胎盘，使病情更加危险。传统剖宫产术中缺乏有效的血流阻断，致使产妇术中、术后出血量较大，尤其是凶险性前置胎盘。相关文献显示：前置胎盘产妇平均出血量为 3000 mL，20% 产妇出血量＞5000 mL，10% 产妇出血量＞10 000 mL。

王洪雨等通过研究证实：相对于髂内动脉球囊阻断术，腹主动脉球囊预置辅助前置胎盘伴胎盘植入产妇剖宫产，可有效减少术中出血量，明显降低子宫切除率；手术操作简便，X 线辐射时间短；操作熟练能进一步减少肾脏等脏器缺血损伤及介入操作相关并发症的发生。

綦小蓉等认为：髂内动脉球囊阻断术能减少凶险性前置胎盘的术中出血，降低子宫切除率；但凶险性前置胎盘的治疗应该个体化，髂内动脉球囊阻断术只是其中一种方法。此外他们还发现：如果出现胎盘浸润膀胱、子宫下段增粗呈桶状、浸润宫旁组织、胎盘无法剥离的情况，放置髂内动脉球囊保留子宫的努力往往是无效的。

五、凶险性前置胎盘的麻醉管理

术前需充分与患者及家属沟通，告知麻醉和手术风险及术中术后可能发生的意外。

（一）术前评估

1. 患者基本状况：生命体征、血红蛋白、血小板、凝血功能、肝肾功、心电图、彩超检查，以及有无心、肺、肾、脑等重要脏器合并症，是否合并凝血功能障碍等。

2. 胎儿基本状况：判断胎儿成熟度，评估存活能力，需准备新生儿抢救相关设备。

3. 物品准备：血液制品的准备（需要输血科充分备血），药品、抢救物品、相关设备的准备。

（二）术中麻醉监测

常规监测无创血压、脉搏、脉搏血氧饱和度、心电图、呼吸，同时行桡动脉穿刺置管进行有创血压监测，这也便于动态监测血红蛋白、动脉血气分析、酸碱平衡、电解质等内环境变化，并且可以行血栓弹力图（TEG）指导凝血功能的纠正。暂时开放两路大静脉通路，所有产妇术中出血凶猛时酌情增加静脉通路。大出血风险高的产妇行颈内静脉穿刺置管监测 CVP，指导输血输液。另外，术中密切关注尿量、体温、瞳孔及麻醉深度，避免术中知晓。

（三）麻醉方式选择

剖宫产麻醉方式一直是产科麻醉的关注点之一。根据 ASA 及美国产科麻醉与围产学会（SOPA）联合发布的 2015 年指南，麻醉方式选择仍然是要充分考虑手术本身的紧急程度、产妇术前的血流动力学情况、胎儿的情况、麻醉医生经验和技术、新生儿复苏、手术操作、术中出血、团队合作能力等综合因素。

凶险性前置胎盘产妇的麻醉方式以全身麻醉为主。有研究表明：全身麻醉产妇术前诊断胎盘植入率明显高于椎管内麻醉产妇，其手术出血量也明显高于椎管内麻醉产妇，这可能与有胎盘植入的产妇更倾向于选择全身麻醉，或选择全身麻醉的产妇本身胎盘植入更严重有关。术前评估胎盘植入、胎盘侵袭、大出血风险高的产妇，优先考虑行全身麻醉。

充分与产科医生、影像科医生沟通，对于仅仅是胎盘覆盖于原瘢痕处但无植入，或者植入可能性不大的产妇，若无椎管内禁忌，可根据情况采用单纯腰麻或腰硬联合麻醉。对于预计有可能大出血的产妇，不宜行硬膜外置管，主要是因为大出血导致产妇凝血功能障碍，会影响硬膜外导管的拔除，且有导致硬膜外腔感染及血肿等并发症的可能。所有椎管内麻醉产妇需做好全身麻醉准备，以应对胎盘剥离时可能出现的各种紧急情况。

（四）术中液体管理

凶险性前置胎盘往往在短时间内大量出血，术前应常规建立两条大的外周静脉通路以便快速输血输液。行 CVP 监测指导输血输液，输注血管活性药。快速大量输血时，应避免大量输血相关并发症，如低体温、凝血功能异常、电解质及酸碱紊乱、微循环栓塞、循环负荷过重等。同时根据 TEG 结果补充血小板、血浆、冷沉淀等血液制品。

术中血液回收（intra-operative cell salvage，IOCS）技术在心血管、创伤、骨科、神经外科等手术中普遍应用，而在剖宫产手术中，因担心回收血液中混有羊水而导致羊水栓塞，以及胎儿红细胞可能导致 Rh 免疫反应，其应用一度存在争议。随着更深入的研究，发现剖宫产时回收血液经分离、洗涤、白细胞过滤器联合处理后，能有效除去部分羊水成分。近 30 多年的临床应用发现，IOCS 可安全用于剖宫产产妇，并未出现相关的严重并发症。建议术中使用双套吸引装置，即分别吸引羊水、母体失血，这样回收血液中羊水污染的概率将进一步降低，对产妇更安全。自体血回收同时联合白细胞滤器可减少羊水有形成分及白细胞的回收。目前推荐对于预期出血量较大（可能超过自身血容量 20% 或 > 1000 mL）或存在出血危险的孕产妇、术前血红蛋白水平低、血型罕见、存在多种抗体、拒绝输异体血液的产妇，可使用回收

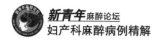

式自体输血。

产科大出血的处理还包括止血药物应用、手术治疗等，其中介入栓塞技术发挥了重要作用，如经导管动脉阻断或栓塞技术。介入栓塞作为一项新的治疗技术能够有效预防产科大出血，并显著减少剖宫产术中出血，避免子宫切除等严重并发症。尤其对于要求保留生育功能的产妇，在先进的数字减影血管造影（DSA）介入手术室实施数字化介入技术联合剖宫产手术是一种便捷有效的手术方法。

综上所述，凶险性前置胎盘产妇行剖宫产手术终止妊娠，麻醉与手术风险巨大。麻醉医生应认真做好术前访视和评估，积极参与多科室协作，根据病情制订合适的麻醉方案。术中严密监测产妇的生命体征，关注手术进展及出血量，合理输血输液，维持产妇内环境和生命体征的稳定，为产科医生提供最佳的手术条件，协助新生儿复苏及抢救，保证良好的术后镇痛，促进产妇快速康复。

（病例整理：蒋飞　龚昌盛　卜叶波　于学来　周磊）

扫码在线阅读

9

先兆子宫破裂围麻醉期管理一例

⊙病例资料

> 　　产妇43岁，体重64 kg。入院诊断：① G_3P_1 孕41周，头位；②胎膜早破；③巨大儿？④上呼吸道感染。20年前足月顺产一男婴。曾孕70 d胎停予人工流产1次。阑尾切除术后20余年。入院后先行静脉滴注缩宫素等待自然分娩。使用缩宫素10 h后孕妇突然出现烦躁、胸闷、腹痛剧烈。查体：宫缩较强，脐下三指处可见缩复环，轻触痛，胎心80~110/min，已破膜，羊水Ⅱ度浑浊。静脉滴注硫酸镁后腹痛缓解。以"先兆子宫破裂、急性胎儿宫内窘迫"急诊行剖宫产。

　　产妇入手术室后监测生命体征：BP 120/65 mmHg，HR 90/min，SpO_2 94%。建立上肢静脉通道，快速输注生理盐水500 mL。患者表情淡漠，问话无法作答，尚能配合。取侧卧位，行L2~3腰硬联合麻醉，蛛网膜下腔注入0.5%布比卡因10 mg，麻醉效果满意。术中切口血液呈暗紫色，子宫前壁呈淤血状态。3 min后取出一女婴，见羊水Ⅱ度浑浊，量约200 mL，立即静脉推注地塞米松10 mg、缩宫素10 U。新生儿出生后1分钟Apgar评分2分，立即清理呼吸道、气管插管控制呼吸、胸外按压、保暖，请儿科医生参与抢救。5分钟Apgar评分6分，10分钟Apgar评分8分，转儿科治疗。

　　胎儿取出后孕妇BP开始下降，短时间内（10 min左右）出血量达到2500 mL余。加快输液速度，分次给予麻黄碱15 mg。HR、SpO_2 也随之下降，面罩给氧10 L/min，SpO_2 最低89%，BP 80/40 mmHg，HR升至135/min。改用静脉推注去甲肾上腺素，每次8 μg，快速静脉滴注聚明胶肽1000 mL及生理盐水1000 mL。胎盘取出后子宫收缩欠佳，立即按摩子宫，给予缩宫素20U静脉维持，舌下含服米索前列醇200 μg。子宫切口针眼广泛渗血，阴道大量出血，约1500 mL，术野出血约1000 mL。连续缝合子宫肌壁，子宫肌注卡前列素氨丁三醇1 mL。监测凝血四项，检验科回报凝血四项标本重度溶血，无法检测出结果，立即再次采集标本复查，并反复查血气。考虑DIC，不除外羊水栓塞。立即静脉注射地塞米松10 mg、罂粟碱30 mg，皮下注射肝素5000 U，虽经快速加压输注同型红细胞4 U、血浆400 mL，但止血依旧困难，出血继续。患者BP下降至70/40 mmHg，立即给予多巴胺12 μg/（kg·min）维持血压。启动应急救援，改变麻醉方式为全身麻醉，监测有创动脉压，行右颈内静脉置管测CVP为3 cmH₂O。经结扎子宫动脉出血仍不止，最后行切除子宫，手术野仍然渗血严重，

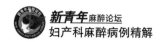

无血凝块。二次采集标本也无法测出结果，血气回报 Hct 17.3%、Hb 58 g/L。此时失血量已达 5000 mL，继续快速输血及新鲜冰冻血浆，后输注冷沉淀 12 U、血小板 2 U 治疗量、纤维蛋白原 8 g。

手术历时 10 余小时，术中出血达 8000 mL 以上，共补液 4200 mL，输红细胞 20 U、血浆 2720 mL、冷沉淀 12 U、血小板 2 U 治疗量、纤维蛋白原 8 g、呋塞米 40 mg、5% 碳酸氢钠 250 mL。术毕 BP 110/50 mmHg、CVP 11 cmH$_2$O、HR 101/min，尿量 350 mL、茶色。带管送 ICU。在送入 ICU 过床时，查看患者硬膜外穿刺点，有大量血液渗出（200~300 mL），清理压迫穿刺点后送入 ICU。

术后 1h，患者神清，呼吸机辅助呼吸，SpO$_2$ 99%，皮肤黏膜轻微黄染，腹腔引流 100 mL，尿量 50 mL。术后 4 h，考虑患者出现多器官功能障碍综合征（MODS）、急性肾衰竭，转上级医院治疗，3 周后痊愈出院。

Q 问 题

· 术前如何对该患者做出诊断？患者的麻醉方式选择是否正确？

· 肝素运用是否得当，是否加重了出血，如何把握用药时机？

· 术毕翻身时发现硬膜外穿刺部位有大量血液渗出（200~300mL），会发生硬膜外血肿吗？硬膜外导管何时拔除为好？

同仁讨论

讨论一

该病例有很多方面值得思考：①是否适合顺产，毕竟是高龄产妇，有没有剖宫产指征，是否可以直接剖宫产？②分娩前缩宫素使用指征是否明确？③患者入手术室时已有缺氧表现，麻醉方式选择是否正确？④手术开始时已经有凝血功能障碍，纠正凝血功能障碍比较晚。⑤容量治疗存在一定的问题，补充不及时。⑥缺氧纠正不及时加重凝血功能障碍。⑦体温保护不到位，未采取措施，低体温也会加重凝血功能障碍。⑧休克患者应该早期启动多脏器功能保护，尤其要注意重要器官的灌注，维持氧供需平衡。⑨建议抢救危重患者一定要有整体观念，但同时要抓住主要矛盾。

讨论二

高龄、胎膜早破、孕 41 周、上呼吸道感染，用缩宫素催产有失误。已经诊断先兆子宫破裂、胎儿窘迫，而实际上是缩宫素 10 h 以后突发剧烈疼痛及缩复环，之后表现淡漠，应该意识到子宫即将或已经破裂。另外，高龄产妇发生羊水栓塞的概率较高，应提前做好准备。基于以上危险因素，首选插管全身麻醉为妥。胎儿取出后大量出血、渗血，应该是子宫破裂大出血、凝血因子不足的结果，在有明确病因的情况下，应该积极对因、对症处置，及时补充血容量、红细胞及凝血因子。给予肝素、罂粟碱、地塞米松，像是针对羊水栓塞，而对大出血、渗血改善无意义。尤其是肝素应用，严重抑制了凝血功能，加剧失血。其实只有在出现原因不明的病情时，如不明原因的渗血、低血压、低 $P_{ET}CO_2$、寒战、胸闷、SpO_2 降低、烦躁、剧烈咳嗽、突发意识消失、心脏停搏等，才考虑羊水栓塞。

🎤 讨论三

该病例术前化验单未提及，分娩前缩宫素使用剂量未提及，产妇出现规律宫缩的时间也未提及。宫缩过强导致了先兆子宫破裂，产科医生急诊行手术。入手术室生命体征、一般情况尚可，但意识模糊，不能正常回答，可能存在失血过多，脑组织处于缺血缺氧状态。从安全角度出发选择全身麻醉比较合适，椎管内麻醉有麻醉平面不够、肌肉松弛不够及穿刺失败的可能。患者腰硬麻醉后，导尿后尿液颜色未提及。手术开始前应呼叫儿科和产房提前到位，做好新生儿窒息复苏准备。切皮时血液已经呈暗紫色，微循环有一定的交换障碍，机体重要的组织器官发生了血液再分布。胎儿取出后，大量出血，应及时改为全身麻醉。第 8 版《妇产科学》里明确提及：当切口广泛渗血、不凝血就应该高度警惕羊水栓塞，患者已处于 DIC 的消耗期，使用肝素不适合，应输注血浆和冷沉淀一类抗凝物质。

🎤 讨论四

1. 术后诊断：①产后大失血，失血性休克，凝血功能障碍，DIC；②子宫卒中，子宫收缩乏力；③羊水栓塞？④肾衰竭；⑤前置胎盘，胎盘植入？诊断依据：患者术中失血达 8000 mL 以上，共补液 4200 mL，输红细胞 20U、血浆 2720 mL、冷沉淀 12 U、血小板 2 U 治疗量、纤维蛋白原 8 g。术中几次复查凝血功能提示重度溶血。羊水栓塞为排他性诊断，患者虽然术前有过突然出现烦躁、胸闷、腹痛剧烈的症状，但入手术室生命体征基本平稳，术中监测 CVP 3 cmH$_2$O，无肺动脉高压及右房压升高的体征。患儿娩出后产妇血压下降可能与出血有关，氧饱和度下降可能与肺灌注不足、缩宫素使用不合理有关。血压回升后，气管插管后氧饱和度也正常了。我也经常遇到失血性休克的患者自述呼吸困难的情况。术中凝血功能障碍考虑子宫卒中、子宫收缩乏力快速失血以及肝素使用不当导致。对于该产妇产后如此严重的大失血，术前或许应进行 B 超检查，排除前置胎盘及胎盘植入的可能。

2. 患者入手术室生命体征平稳，只是意识稍淡漠，但还能配合体位摆放。该麻醉医生可能没有意识到子宫先兆破裂的患者术中可能大失血及胎儿术前存在缺血缺氧的可能。全身麻醉是最优的选择，可为胎儿快速娩出节约时间及应对术中发生大失血，对于维持呼吸、循环稳定也有一定优势。该麻醉医生术中麻醉方式更改过晚，胎儿娩出后产妇即出现大失血、血压降低的情况，此时应该立即更改为全身麻醉。

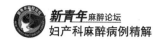
3. 肝素的使用。该麻醉医生考虑为羊水栓塞导致的 DIC 发生。有文献指出 DIC 的早期高凝状态使用肝素能够解除 DIC 的发生，但临床实践过程中发现患者出现 DIC，一般都处于 DIC 的晚期低凝期。该患者子宫切口针眼广泛渗血，阴道大量出血，约 1500 mL，术野出血约 1000 mL，患者已出现严重的凝血功能障碍，此时使用肝素可能加重凝血功能障碍；此时最主要的还是输血补充血容量、纠正凝血功能障碍。

4. 术前应做好抢救新生儿的准备。胎儿足月，娩出后 1 分钟 Apgar 评分 2 分，个人认为不急于气管插管，应该先及时清理呼吸道，面罩加压通气给氧，同时胸外心脏按压，很多新生儿经过复苏后呼吸循环会好转而不需要气管插管。如果 5 分钟 Apgar 评分 < 5 分就应该考虑气管插管复苏。

5. 术毕翻身时发现硬膜外穿刺部位有大量血液渗出（200~300 mL），考虑术中凝血功能障碍导致的穿刺点皮肤皮下出血。建议穿刺点加压止血，待凝血功能好转后拔除导管，但应该注意无菌保护。

黄绍强教授点评

1. 术前诊断先兆子宫破裂、胎儿宫内窘迫应该没什么问题，但不知道前面缩宫素的应用剂量是否过大。诊断为先兆子宫破裂、胎儿宫内窘迫，应该尽快娩出胎儿并及早处理子宫。只要经过培训，毫无疑问全身麻醉诱导的时间要明显短于椎管内麻醉的时间。有时麻醉医生对自己的腰麻操作技术过于自信，坚持在这种紧急情况下仍然实施腰麻，结果遇到穿刺不顺利的情况，等腰麻给药后翻身平卧，再监测胎心已经没有了。这样的病例已经听到过几例了，所以在没有事先留置硬膜外导管（即之前接受硬膜外分娩镇痛）的情况下还是以全身麻醉为佳。该患者进入手术室表情淡漠，问话无法作答，这种情况下全身麻醉更加优于椎管内阻滞。当然这需要麻醉医生在平时就有计划地对产科全身麻醉进行培训。

2. 该患者应用肝素前已经出现了子宫切口针眼广泛渗血和阴道大量出血，所以已经处于低凝状态，再用肝素肯定是不合理的，会进一步加重凝血功能障碍。尽管在 DIC 的高凝期使用肝素可能有利于阻止 DIC 进一步发展至低凝期，但用药时机很难把握，因为临床上高凝期常常转瞬即逝，等我们发现凝血功能有问题时往往都已处于低凝状态了。由于没有明确的证据支持，所以多数指南已不再推荐肝素用于 DIC 的治疗。对于产科大出血患者，应该及时补充新鲜冰冻血浆和冷沉淀。对于该患者而言，在"胎盘取出后发现子宫收缩欠佳，子宫切口针眼广泛渗血，阴道大量出血，约 1500 mL，术野出血约 1000 mL"时，就应该启动大量输血方案，至少是尽快地输注新鲜冰冻血浆和冷沉淀来改善凝血功能。

3. 术中大出血发生凝血功能障碍时，硬膜外穿刺部位出现渗血很常见，但似乎从来没有报道在这种情况下发生硬膜外血肿，考虑渗血主要是穿刺损伤皮下组织血管的出血，而非硬膜外腔血管的出血，或者即使有硬膜外腔的出血，也可通过硬膜外导管引流出来一部分。术后翻身发现这样的情况，可以用生理盐水进行硬膜外腔的冲洗和回抽，观察是否有硬膜外出血。此外，一定要等凝血功能正常才能拔除硬膜外导管。凝血功能不正常，即使硬膜外导管回抽没有血，也不能拔管，因为拔管的操作也可能造成出血。

另外，针对第一位讨论医生提出的几个思考谈一下个人意见：①高龄并非剖宫产指征，在当前提倡阴道分娩的大环境下，让产妇试产是没有错的。②缩宫素使用是有指征的，因为已经足月并破膜了，关键是怎么用的不清楚。③完全同意对该患者采取保温措施的建议，低体温会加重凝血功能障碍，对这种产科大出血患者应该及时进行输液加温和加温毯保温。

······················ 知识小结 ······················

子宫破裂的麻醉管理

子宫破裂是指在分娩期或妊娠晚期子宫体或子宫下段发生破裂，若未及时诊治可导致胎儿及产妇死亡，是产科的严重并发症。子宫破裂多发生于分娩期，为渐进发展的过程，多数可分为先兆子宫破裂和子宫破裂两个阶段。子宫病理性缩复环形成、下腹部压痛、胎心异常和血尿，是先兆子宫破裂的四大主要表现。子宫破裂又分为不完全性子宫破裂和完全性子宫破裂。不完全性子宫破裂多见于子宫下段剖宫产切口瘢痕破裂，常缺乏先兆破裂症状，仅在不完全破裂处有压痛、腹痛等症状，体征也不明显。完全性子宫破裂产妇突感下腹撕裂样剧痛，子宫收缩骤然停止，由于子宫破裂后子宫腔内羊水及血液进入腹腔，会出现全腹持续性疼痛，伴有面色苍白、呼吸急促、脉搏细速、血压下降等休克征象，子宫破裂后胎心胎动消失。B超检查能协助确定破口部位及胎儿与子宫的关系。子宫破裂一旦发生，应迅速做出初步诊断，无论胎儿是否存活，均应抢救休克并及时手术治疗。

一、麻醉前准备

因子宫破裂相关风险有不可预测性，麻醉医生应即呼即到。应熟悉子宫破裂的症状及体征，症状可能是非特异性的，但几乎都有胎心过缓。考虑子宫破裂时应行即刻剖宫产术。术前要根据患者病情缓急，抓紧时间做好术前准备工作，包括：饱胃处理、有创监测、纠正低血容量等。

二、麻醉选择

根据产妇相关特征及系统变化进行全面评估。如果仅为先兆子宫破裂，产妇生命体征平稳，胎心监测无明显异常，可以根据手术需要给予椎管内麻醉，已行分娩镇痛术产妇可以直接采用硬膜外麻醉。如果子宫破裂情况紧急、产妇出血较多，以

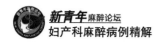

及虽为先兆子宫破裂但存在胎儿宫内窘迫时均应考虑选择全身麻醉，尽量缩短时间进行即刻剖宫产术。

三、麻醉管理

术中除常规监测外，还应根据产妇具体情况实施有创血压、深静脉置管等有创监测，血气分析及凝血功能监测也非常必要。术中应积极输注液体及血液制品。

对于子宫破裂的产妇，时间就是生命，一旦确诊应及时进行手术治疗。

（病例整理：卜叶波　蒋飞　周祥勇）

扫码在线阅读

10

既往剖宫产术中反复心脏停搏患者再次剖宫产麻醉一例

⊙**病例资料**

第一次入院

产妇18岁，体重50 kg，G_1P_0孕40周。因"下腹痛1 h余"于02：50入院。孕期定期产检，未发现异常情况。入院检查：T 36℃，BP 110/80 mmHg，HR 80/min，RR 20/min，心肺（−），胎心142/min。初步诊断：① G_1P_0孕40周，临产，头盆不称；②先天性语言、听力障碍。拟在硬膜外麻醉下急诊行"子宫下段剖宫产术"。

患者05：01进入手术室，常规监测生命体征、心电图，鼻导管给氧，开放左上肢静脉输注乳酸钠林格液后，选择L1~2硬膜外间隙穿刺，操作顺利，成功后注射2%利多卡因4 mL+6 mL，确切平面为T8~S2，阻滞完善。

05：25取出一男婴，体重3420 g，Apgar评分为9-10-10分。胎儿取出后，宫体注射缩宫素30 U，胎盘、胎膜自然娩出、完整，子宫底部胎盘边缘见4 cm×4 cm陈旧性血凝块，考虑胎盘早剥。子宫收缩良好，清理宫腔，缝合子宫，探查双侧附件未发现异常。

05：50清点器械及敷料正常后关腹。正在关腹时，产妇突然烦躁，随即意识丧失、全身青紫、呼吸心跳停止（颈动脉搏动消失）。立即胸外心脏按压，面罩正压通气，紧急气管插管，接麻醉机控制通气，同时静脉推注肾上腺素1 mg。

05：53心跳恢复，HR 130/min，BP 93/65 mmHg，全身皮肤发绀明显改善。

06：00再次心脏停搏。迅速胸外心脏按压，静脉推注肾上腺素1 mg。

06：05心跳恢复，HR 142/min，BP 85/55 mmHg。综合分析病史，有羊水栓塞的可能，给予静脉推注地塞米松20 mg、氨茶碱0.125 g，静脉滴注氢化可的松200 mg。

06：30心跳再次停止。行胸外心脏按压，静脉推注肾上腺素1 mg，5 min后心跳未恢复；静脉推注肾上腺素2 mg，继续胸外心脏按压。

06：40心跳恢复，HR 154/min，BP 80/45 mmHg。静脉推注利多卡因50 mg，静脉泵注多巴胺8 μg/（kg·min）维持血压，行右颈内静脉穿刺测压，抽中心静脉血查找羊水有形成分，静脉推注肝素15 mg。

07：10气管导管内涌出大量粉红色泡沫状液体，听诊双肺湿啰音。CVP 22 cmH2O，

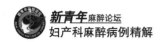

清理呼吸道，静脉推注吗啡 10 mg。抽左侧桡动脉查血气分析：K^+ 2.8 mmol/L，TCO_2 14 mmol/L，Hct19%，Hb 65g/L，pH 7.244，$PaCO_2$ 30.7 mmHg，PaO_2 496 mmHg，HCO_3^- 13.3 mmol/L，BE −14 mmol/L。

处理：静脉滴注 5% 碳酸氢钠 125 mL、复方氯化钠 500 mL+10% 氯化钾 10 mL，静脉缓慢推注西地兰 0.2 mg、10% 葡萄糖酸钙 10 mL、呋塞米 20 mg。抽深静脉血急查血常规、肾功、肝功、电解质、心肌酶谱。

血常规：PLT 191×10^9/L，Hb 74 g/L，Hct 21.7%，RBC 2.81×10^{12}/L，PT 9.8 s，APTT 28.4 s，TT 9.0 s，FDP 2.7g/L。肾功：GLU 13.23 mmol/L，TCO_2 26.8 mmol/L，UREA 2.88 mmol/L，Cr 52.10 μmol/L。心肌酶谱：LDH 998 U/L，CK 314 U/L，HBDH 343 U/L。电解质、肝功正常。

07：45 患者呼吸恢复，带气管导管行胸部、头部 CT 后回 ICU。术中出血 200 mL，尿量 900 mL，总输液量 2750 mL。

术后检验结果显示：送检血液中查见胎粪样或脱落物质等异型物。术后 CT：心影增大，双肺改变，考虑肺水肿。

初步明确"羊水栓塞"诊断，经积极治疗 11 d 后完全康复出院，未留任何后遗症。

第二次入院

产妇 22 岁，体重 56 kg，因"G_2P_1 孕 36^{+2} 周，先兆临产，胎儿窘迫"紧急入手术室。入手术室强迫左侧卧位，BP 132/92 mmHg，HR 112/min，SpO_2 98%（吸氧 4 L/min），胎心率 169/min。术前心电图示：窦性心动过速，其他无异常。既往史：先天性语言、听力障碍，4 年前行剖宫产手术考虑并发羊水栓塞。拟行紧急剖宫产术。

Q 问题

· 此次手术应选择什么麻醉方式？

· 围手术期麻醉管理应该注意哪些问题？

同仁讨论

🎙 讨论一

患者第一次出现的反复心脏停搏，没有足够证据证明是羊水栓塞。

1. 事发后 1 h 内发生 3 次心脏停搏，只有第 3 次复苏后才开始持续给予循环药物支持，这是发生反复心脏停搏的因素之一，而本质上必然有一个导致循环崩溃的直接原因。

2. 发生在娩出后的突发极端心肺功能衰竭导致的心脏停搏，首先考虑羊水栓塞。

然而该产妇在 1 h 后的凝血指标并不支持羊水栓塞，能引发如此重症之羊水栓塞，此刻血中凝血因子等早应完全消耗尽了，凝血指标严重异常甚至查不到才对。这个时间也早已过了高凝期，也不该使用肝素，而且并没有哪项凝血指标支持使用。单纯在血中找到胎儿物不足为据。

3. 麻醉和子宫压迫等因素基本可排除。但是，还可以有其他原因，如极端重症的过敏，也可迅速休克导致心脏停搏。这个时间点是否正在滴注抗生素？或用了胶体液等？

4. 该患者最终只出血几百毫升，更不支持羊水栓塞。在羊水栓塞典型的临床表现低氧、低循环、低凝（"三低"）中，最重要的"一低"是极严重的凝血异常，从而导致无法控制的大出血，没有这"一低"，羊水栓塞诊断我认为不成立。

既然如此，第二次手术似乎不必害怕，最关键的是防过敏。

🎙️讨论二

1. 患者 50 kg（身材娇小），第一次剖宫产选择连续硬膜外麻醉（2% 利多卡因 4 mL+6 mL）。05:01 入手术室，监护，吸氧，输液，麻醉操作，05:25 就取出胎儿。连续硬膜外有这么快的速度？会不会有硬膜下阻滞？

2. 如果 05:10 开始分次椎管内给予利多卡因，05:50 局麻药作用应该还处于高峰期，此时如果血压较低，而没有及时处理，加上大剂量缩宫素（30U）对患者循环呼吸的剧烈影响，可能导致反复心脏停搏，复苏艰难。如果是羊水栓塞，05:25 取胎并子宫体注射缩宫素后应该迅速发生，会等到 05:50 吗？

3. 如果患者真的是羊水栓塞，敏感体质 + 羊水入血 = 羊水栓塞（致死性过敏反应，引发肺动脉高压、急性心力衰竭、DIC、肾衰竭等）。敏感体质患者我们无能为力，只能在减少羊水入血上动脑筋：①规范手术操作，取胎之前尽量吸净羊水；②防止子宫过度收缩，减少缩宫素使用（不用或用 5~10 U）；③合理扩容，使用升压药，提高静脉系统的压力。

4. 择期手术，准备好再次发生羊水栓塞后的所有抢救药物（如缓解肺动脉高压、支持心脏、升压的药物等），相关科室人员到位。

5. 选择腰硬联合或全身麻醉，或转到上级医院实施剖宫产。

🎙️讨论三

该病例第一次手术选择 L1~2 硬膜外麻醉，2% 利多卡因 4 mL+6 mL，平面最高到达 T8，术中未见任何追加药物。第一次心脏停搏在胎儿取出后 25 min，利多卡因的药效高峰时间已过，关腹及牵拉腹膜都会让患者恶心、烦躁，迷走神经牵拉使心率减慢；再者胎儿取出后给予缩宫素 30 U，剂量是否过大？据有关文献显示，一次性缩宫素剂量超过 5 U，会出现更多的低血压、心动过速、恶心、心脏停搏。加上椎管麻醉交感神经阻滞，手术做得极快，药物还没完全发挥最大作用，血管扩张，术

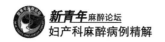

中出血，循环崩溃导致心脏停搏。中心静脉血找到羊水成分不是羊水栓塞的金指标，正常产妇亦可检测出。故第二次手术麻醉，应注重容量扩充，稳定血压，探查腹腔和子宫时应给予适当镇静镇痛药减轻牵拉反应。缩宫素用量从每次 3~5U 开始使用。

病例提供者本人补充讨论

第二次手术：入手术室后常规鼻导管吸氧，迅速建立右上肢静脉通道，左桡动脉穿刺监测有创动脉血压，备好抢救设备及抢救药品。在左侧卧位下行 L1~2 硬膜外间隙穿刺，操作顺利，成功后注射 2% 利多卡因 4 mL，后追加 0.894% 甲磺酸罗哌卡因 6 mL。平面确切后开始手术，并顺利取出一活男婴，Apgar 评分为 9-10-10 分。产妇循环稳定，只是心率一直维持在 130/min 左右，手术顺利。术后访视无特殊处理。

经产妇是羊水栓塞发生的独立风险因素，而且剖宫产羊水成分进入母体几乎不可避免，已经致敏的产妇发生超敏反应所需的羊水量远远低于首发羊水栓塞患者，术者术前和家属谈好子宫切除是必要的。然而对于产科麻醉突发事件的抢救，我觉得最关键还是及时发现、明确诊断，这样才能有条不紊地实施抢救。羊水栓塞早期凝血亢进，早期使用大剂量激素冲击配合肝素抗凝，出血多一点就多一点，阻断DIC 的发展进程可能利大于弊。

黄绍强教授点评

这是一个非常有意义的病例。要讨论患者第二次剖宫产的麻醉方式及管理要点，就需要仔细分析其第一次剖宫产手术到底发生了什么意外。从临床表现来看，高度怀疑其发生了羊水栓塞。

对羊水栓塞发病机制的认识，现在已经从肺血管机械性阻塞变为免疫学机制，即羊水或胎儿抗原成分进入母亲体循环，在极高敏的患者中，激活炎症反应介质，导致剧烈的免疫反应。

到目前为止没有什么特异性的诊断试验可以确诊羊水栓塞，其诊断依然是根据症状、体征采用排除法进行的临床诊断。在排除了其他方面医学上可能的解释时，围产期患者出现下述情况的两个或两个以上的组合就应考虑羊水栓塞：急性循环衰竭、呼吸困难 / 低氧、意识状态突然改变以及 DIC。DIC 并不是每一例羊水栓塞的患者都会发生，不同文献报道的发生率差别还是较大的，平均约为 50%（范围 22%~80%）。而肺循环中检测羊水成分已经不再作为羊水栓塞的诊断标准，因为很多证据不支持，包括影像学研究和羊水栓塞动物模型都没有发现羊膜碎片阻塞肺血管，羊水栓塞的病例尸检也并不总能发现胎儿鳞状上皮细胞，此外，正常孕妇循环中也可检出羊水成分。因此该患者的中心静脉血中查到羊水有形成分并不能说明任何问题。

该患者羊水栓塞的诊断，主要依据其突然出现的意识状态改变和循环衰竭，不能用麻醉平面高、局麻药毒性反应、心肌梗死、肺栓塞等病因来解释。但是，还需要排除低钾、低镁引起尖端扭转型室速导致的反复心脏停搏。因为 3 次心脏停搏复跳后的血气分析 K^+ 仅为 2.8 mmol/L，而此时代谢性酸中毒非常明显（经过心肺复苏，代谢性酸中毒是肯定存在的）。通常来说，细胞外液 H^+ 增高（即酸中毒）应该引起高钾血症，这似乎提示发生心脏停搏前患者的血钾可能比 2.8 mmol/L 更低。低钾、低镁容易引起尖端扭转型室速，并很快进展为心室颤动（简称室颤），如果电解质紊乱不纠正，即使经心肺复苏恢复自主循环，也会很快再次室颤，反复发生室颤、心脏停搏。当然，低钾也可能是后来应用大剂量激素引起的。而反复心脏停搏也可能是每次心脏复跳后没有及时应用血管活性药物维持循环稳定的结果。要排除意外事件之前存在低钾引起的尖端扭转型室速，需要提供几方面的信息：①术前电解质，如显示正常那是最好；②术前的饮食、大小便是否有异常，如果没有异常那电解质紊乱似乎证据也不足；③麻醉前以及关腹前的血压、心率、血氧饱和度，以及术中血流动力学变化的资料。尤其是麻醉前和关腹前的资料，这是病例报告的基本要求。

如果确认麻醉前基础值和关腹前心率都在正常范围，没有心律失常，那尖端扭转型室速也可以排除。尖端扭转型室速的治疗除了纠正电解质紊乱外还可以应用异丙肾上腺素。在排除了尖端扭转型室速后，诊断就只有羊水栓塞了。

羊水栓塞的幸存者再次怀孕，羊水栓塞风险是否明显增加？这是一个很有意思的问题，但迄今为止还没有同一个产妇重复发生羊水栓塞的报道，而已经有至少 12 例病例报道显示：之前发生过羊水栓塞，几年后再次怀孕的产妇顺利分娩。这提示每个胎儿的抗原性是不同的，导致每次怀孕时羊水发生不同的改变，引起母亲不同的免疫反应。因此既往发生过羊水栓塞，尚没有任何证据提示下一次怀孕再次发生羊水栓塞的风险增加。所以麻醉方式不需要调整，但我们仍需做好充分的准备，包括全面细致的实验室检查和急救药物准备，对于这样的产妇，麻醉前就留置好动脉和中心静脉导管并不为过。

知识小结

羊水栓塞

羊水栓塞（amniotic fluid embolism，AFE）是妊娠期特有的病死率极高的罕见并发症。据现有的报道，AFE 发生率为（1.9~6.1）/10 万，但起病急且病情发展快，容易在短时间内死亡，死亡率可高达 80%。起初认为，AFE 是由于羊水物质进入母体血液循环引起肺栓塞、休克、DIC、多脏器功能衰竭等一系列严重症状的综合征；但随后的研究表明，羊水物质对循环的机械性阻塞不再是 AFE 的主要机制。1993 年，Benson 认为 AFE 可能是由于胎儿组织进入母体循环引起一系列过敏反应的结果，也有学者建议命名为"妊娠过敏反应综合征"，但随后的研究并不支持这一观点。随着研究的深入，人们认为 AFE 是由于分娩时羊水或感染性物质通过被破坏的母 – 胎

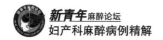

屏障的潜在通道进入母体循环后，使易感的母胎组合，产生类似于全身炎症反应综合征（SIRS）的炎症介质系统的异常激活。

一、可能的 AFE 发病机制

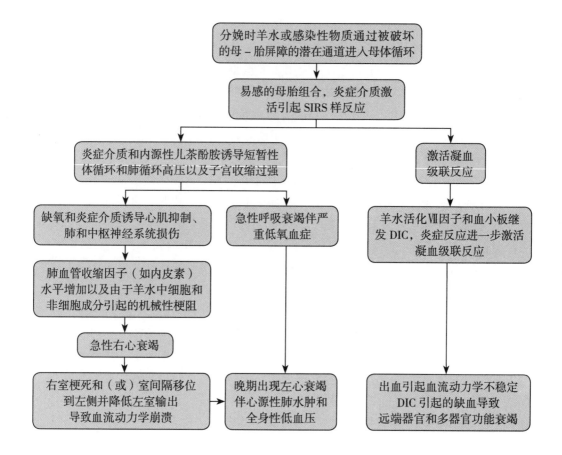

二、临床表现

AFE 可发生在产前、产时及产后 48 h 内，大多数 AFE 发生于分娩过程或经阴道分娩或剖宫产后短时间内，极少发生在临产前和产后 32 h 后。剖宫产手术过程中发生 AFE 占 19%，有 11% 发生在自然分娩胎儿刚娩出时。也有文献报道 AFE 发生在流产、中期引产、羊膜腔穿刺及羊膜腔灌注、腹部创伤、宫颈环扎拆线及手剥胎盘时。典型表现为发病急剧而凶险，多为突发心、肺功能衰竭或骤停，脑缺氧症状及凝血障碍。症状轻重与羊水进入母体血循环的速度、量的多少以及羊水有形成分有关。

三、诊　断

羊水栓塞的诊断为一种排他性诊断，基于临床典型的症状和体征（突然发病、病情严重，如呼吸困难、低氧血症、发绀、抽搐、意识丧失和与失血不成比例的低血压，超过 80% 的产妇会出现心肺功能衰竭并常伴凝血功能障碍）。虽然现有的数据表明，羊水中的鳞状细胞有一部分源自胎儿，但对相似的重症患者的样本检测显示仍然发现无法区别胎儿或母体源性的鳞状细胞，提示这些细胞可能脱落于血管通路的任意节段。无论细胞来源如何，对孕妇肺动脉床上的鳞状细胞或其他疑似胎儿来源的碎片进行检测已不再成为羊水栓塞的诊断依据。所以，应根据患者发生的症状、体征，采用排除法进行临床诊断。

AFE 的诊断标准不统一。如果符合以下 5 项指标，诊断 AFE 多无争议。

1. 循环系统：突发低血压或心脏停搏。

2. 呼吸系统：急性缺氧，表现为呼吸困难、发绀或呼吸停止。

3. 凝血障碍：表现为 DIC 或严重出血，其他原因不可解释。

4. 上述症状发生在分娩、剖宫产或刮宫期间，也可在产后短时间内发生（多在胎盘娩出后 30 min）。

5. 排除引起以上表现的其他疾病。

（病例整理：陈秋香　李岩　吴庭豪　卜叶波）

扫码在线阅读

11

中期妊娠合并急性阑尾炎孕妇行阑尾切除术一例

⊙病例资料

　　孕妇27岁，体重55 kg，因转移性右下腹痛1 d，以"急性阑尾炎、孕中期"急诊收住院。患者轮椅推入病房，神清，对答切题。生命体征：BP 83/42 mmHg，HR 120/min，RR 23/min，T 38.5 ℃，血常规：WBC 17.5×10^9/L，NEUT% 85.2%，Hb 105 g/L，PLT 136×10^9/L。心电图：窦性心律（113/min）。腹部彩超：右外侧腹条状低回声及无回声包绕（肿大阑尾穿孔？），孕中期，单活胎，胎心搏动可（158/min），超声孕龄22周。诊断：①急性阑尾炎，阑尾穿孔？②局限性腹膜炎；③孕中期（22周）；④感染性休克？拟在全身麻醉下行腹腔镜下阑尾切除术。

　　患者及家属保胎意愿强烈，麻醉医生根据患者实际情况与外科医生、家属充分交流沟通后，拟在全身麻醉下行开腹阑尾切除术。

　　18：00入手术室，建立静脉通道后快速输注500 mL琥珀酰明胶，测BP 88/62 mmHg，HR 105/min，SPO_2 96%。

　　18：15 BP 87/49 mmHg，HR 100/min。

　　18：23行气管插管全身麻醉。静脉缓慢推注丙泊酚80 mg、芬太尼0.2 mg、罗库溴铵40 mg、地塞米松10 mg，3 min后顺利插管，BP 118/83 mmHg，HR 118/min。术中静脉泵注丙泊酚30 mL/h、瑞芬太尼（20 μg/mL）15 mL/h维持麻醉深度。

　　18：30手术开始，追加芬太尼0.05 mg。BP 82/51 mmHg，HR 117/min。

　　19：30手术结束。手术用时1 h，术毕使用0.45%罗哌卡因10 mL+地塞米松5 mg混合液行局部切口浸润麻醉。术毕患者清醒拔管送病房。手术中共补液1500 mL，其中复方氯化钠1000 mL，琥珀酰明胶500 mL。术后随访6 h、12 h、24 h，VAS疼痛评分分别为0分、0分、2分。术后30 d随访，孕妇及胎儿无异常。

Q 问题

· 感染性休克诊断是否明确？

· 麻醉方式选择是否正确？全身麻醉对胎儿有何影响？

· 就麻醉对产妇及胎儿的可能影响如何与家属进行有效沟通？

· 孕妇行非产科手术如何行术后镇痛？

同仁讨论

🎤 讨论一

我们需要拓展几方面的背景知识：①孕妇正常生理指标；②胎儿呼吸和神经系统发育过程；③麻醉药对发育期大脑的影响；④低血压对母体和胎儿血液分布的影响；⑤孕妇阑尾炎引发菌血症的病程特点。

我们要有一个基本原则：重点保母亲，尽可能兼顾胎儿。原因如下。

1. 22 周胎儿的肺还没有发育完全，娩出后肯定难以存活。但麻醉因素与外科操作应激相比，前者在引发分娩启动中的作用要弱很多，甚至可以忽略不计。所以，虽然家属的意愿是保住胎儿，但要和家属讲清楚流产确实有可能，而且与麻醉相关的可能性也要交代清楚。

2. 20 周胎儿至出生后 3 岁，是神经系统发育的关键时期，即神经元增殖期，也称"发育期大脑"。所以不能排除麻醉对发育期大脑的影响，这一点麻醉医生需要重点考虑。椎管内麻醉对胎儿的影响比全身麻醉可能小一点，但是目前学术界认为，单次短时间全身麻醉对胎儿神经系统发育的影响没有明确负面定论。

3. 孕妇正常生理指标个体差异较大，需要了解孕检时血压和心率的监测结果。该孕妇心率快，同时还连带有发热引起的心率增快。所以，诊断感染性休克还需要结合术中腹腔内情况的评估。如果可以，术前采血做一个血细菌培养，可以作为术后有关感染程度的补充诊断。需要强调的是，孕妇血压和血容量过低会导致胎儿供血不足，因此血压调控还是很重要的。麻醉前可以尝试给以小剂量血管活性药观察敏感程度，也可以做补液试验测试一下容量不足情况，总之多一些评估，我们就向精准麻醉更近一些。22 周孕妇的正常心率为 60~100/min，但具体到这个患者，基础心率是否接近 100/min，120/min 是否是休克临床表现，就得靠询问病史判断了。

最后一点：术前、术后需要有胎心监护。

🎤 讨论二

本病例是常见的孕期非产科手术的麻醉，需要注意如下问题。

1. 麻醉药物对母体和胎儿的影响。由于伦理因素的问题，麻醉药物导致胎儿畸形的研究仅限于动物实验和流行病学研究（吸入麻醉药物暴露）。虽未证实有明确导致胎儿畸形的直接证据发现，但是尽量选择对母体和胎儿影响较小的麻醉方式和药物最合理。腹腔镜手术全身麻醉尽量选择丙泊酚、瑞芬太尼等速效短效药物。开腹手术个人倾向于椎管内麻醉。无论何种麻醉，均需维持血流动力学稳定（防止长时间低血压发生），做好全面监测（特别是术中知晓的防范）。

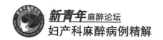

2. 和家属交流沟通尽量实事求是，把目前循证医学的证据以及本院既往的经验和家属进行有效的沟通，取得孕妇和家属的理解和支持。

3. 术后镇痛建议选择腹横肌平面（TAP）阻滞、切口浸润、神经阻滞等麻醉药物用量较少的方法。术前、术中、术后一定要做好胎心监测。

🎙️ 讨论三

该患者妊娠中期拟行急诊外科手术，所需要考虑的因素应综合孕妇和胎儿两方面情况，在优先保证孕妇生命安全的前提下，尽力确保胎儿的生命利益。

1. 患者的感染性休克诊断可以成立。在麻醉开始前更应该注意的是首先必须进行容量复苏，并开始使用血管活性药物泵注，以应对麻醉诱导期和术中可能发生的循环突然无法维持；对于孕妇更应注意到这一点，因为血压的骤降不仅可引起孕妇重要器官的功能障碍，还会引起胎盘灌注的急剧减少，并且可能继发胎盘早剥以及增加早产风险。

2. 麻醉方式的选择，个人认为全身麻醉更为合适，但硬膜外置管不应放弃，原因在于硬膜外阿片类药物的给予毫无疑问可以提供更为完善的术后镇痛。孕妇保胎意愿强烈，完善的术后镇痛是减少术后早产风险的必备条件。在全身麻醉药物的选择上，尽管超声孕周已达到 22 周，但仍应尽量避免使用存在致畸风险的药物，如咪达唑仑和氧化亚氮（N_2O）；镇痛药物方面，要考虑非甾体镇痛药物可能引起的动脉导管早闭，应与新生儿科医生进行沟通，获得建议。在能维持患者正常氧合的前提下，施行全身麻醉时尽量避免将患者血氧分压保持在很高水平，建议使用空氧混合，以避免可能发生的新生儿视网膜损害。

3. 关注麻醉以外的其他药物。维持抗生素的稳定血药水平对于该类患者的预后以及减少宫内感染较为重要，在手术期间应该准时足量给予。产科为减少早产风险，常会静脉维持硫酸镁和利托君等药物，尤其要注意这些药物的标识，不应误将其作为容量液体进行快速输注。

4. 该类患者的处理涉及外科、产科和新生儿科等多科，进行诊疗操作时更应注意多科信息的协同和互补。

黄绍强教授点评

1. 感染性休克基本明确，因为正常情况下孕妇的收缩压极少低于 90 mmHg（这已经是孕产妇低血压的诊断标准之一了）。一般来讲，收缩压低于 90 mmHg 就可能对胎盘灌注产生影响，从而影响胎儿氧供，所以是需要干预和纠正的。该患者急性阑尾炎、发热、心率快、血压低，就应该考虑感染性休克；术前采血做细菌培养（当然其结果的报告是滞后的）以及 C 反应蛋白、降钙素原等检查，如果术中腹腔内所见确有阑尾穿孔、腹膜炎，结合生化检查报告，就可以诊断感染性休克。此外还要对患者的全身情况做好评估，包括肝肾功能是否受到影响，有无酸碱失衡和电解质紊乱，凝血功能有无异常等，从而制订周全的麻醉计划。

2. 对于孕期非产科手术，麻醉方式首选椎管内阻滞，因为用药最少，对胎儿的影响相对全身麻醉更小。但该患者已经考虑感染性休克，所以麻醉方式还是以全身麻醉更适合。从麻醉管理的角度来讲，对于感染性休克的患者，快速输液补充循环血量虽然是常规，但一定要谨慎，因为全身炎症反应可能对肺组织造成损害，肺毛细血管通透性增加，此时输液稍微过量或者短时间内稍微过快，就可能造成急性肺水肿；因此，该类患者最好在谨慎扩容的同时联合小剂量血管活性药物来维持循环的稳定。

3. 与家属的沟通。实际上麻醉对胎儿的影响远小于疾病以及手术本身对胎儿的影响，手术必须要做，那么最佳的麻醉管理方案其实是保护母婴安全的。

4. 关于孕期非产科手术的术后镇痛，区域阻滞（包括局部浸润）仍然是首选，全身应用阿片类药物也是适用的，非甾体抗炎药的应用需要谨慎，因为大剂量或长期应用可能增加胎儿动脉导管早闭和羊水过少的风险，当然就这点来说，对乙酰氨基酚是安全的。此外，术后镇痛可以考虑辅用硫酸镁：一方面，硫酸镁可以降低子宫张力，降低流产和早产风险；另一方面，它作为 NMDA 受体拮抗剂，可以增强阿片类药物的镇痛作用，相应地减少镇痛药用量，一举多得。关于硫酸镁的用法，术中推荐：负荷剂量 2.5 g 稀释至 20 mL，20 min 输注完毕，维持剂量 1~2 g/h，手术结束前半小时停药。术后前两天 10~15 g/d，滴注速度 1~2 g/h。

知识小结

妊娠期非产科手术围手术期管理要点

孕妇在妊娠期接受非产科手术与麻醉时，应考虑孕妇发生的重要生理学改变以及胎儿的安全，并充分评估手术和麻醉的风险。

妊娠期非产科手术麻醉围手术期管理，对孕妇及胎儿的最佳麻醉处理必须了解以下内容：①孕妇妊娠期间正常生理改变；②麻醉和手术对胎儿的潜在影响；③子宫胎盘灌注和胎儿氧供的维持；④围手术期管理原则。

一、孕妇正常生理改变

妊娠期间，雌激素、孕激素等激素水平升高，妊娠子宫的机械性效应以及新陈代谢需求增加，导致孕妇生理的显著性改变。

（一）心血管系统

妊娠会导致孕妇心输出量逐渐增加，到孕28~32周时，会比基础值增加30%~50%，这是由每搏输出量和心率的增加造成的（分别增加于妊娠前半阶段和后半阶段）。由于黄体酮引起的血管扩张和胎盘血管床阻力低，妊娠期血压通常会降低。

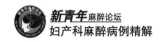

因为舒张压降低幅度比收缩压大，所以导致脉压增大。

（二）仰卧位低血压

妊娠期后半阶段孕妇仰卧时，子宫重力压迫下腔静脉使回心血量和心输出量下降25%~30%。虽然上肢血压可通过代偿性血管收缩和心动过速来维持，子宫胎盘灌注却显著降低。为避免或最大限度地减少仰卧位低血压的危害，孕20周后无论行任何手术，手术期间都应保持子宫侧位。

（三）血液系统

妊娠期血浆容量增加40%~50%。血浆容量的增加超过红细胞的增加，导致相对稀释性贫血。如果发生大出血，会危害氧输送并降低孕妇氧储备能力。妊娠期白细胞良性增多，故白细胞计数不能作为感染的可靠指标。由于妊娠所致的凝血因子增加（纤维蛋白原，凝血因子Ⅶ、Ⅷ、Ⅹ和Ⅻ），需行手术的孕妇围手术期发生血栓栓塞并发症的风险较高。

（四）呼吸系统

肺泡通气量在整个妊娠期间逐渐增加至比未孕时多45%~70%，这会导致低碳酸血症（$PaCO_2$ 27~32 mmHg）和呼吸性碱中毒（pH 7.4~7.45）。由于孕妇氧耗增加和功能残气量减少，致使孕妇氧储备降低，从而导致通气不足或呼吸暂停时，缺氧和酸中毒快速进展。妊娠期解剖变化、体重增加以及呼吸道黏膜毛细血管充血，会导致面罩通气困难和气管插管失败的发生率增加。

（五）胃肠道和肾脏系统

孕妇面临以下风险：食管反流，胃内容物反流，食管下段括约肌失弛缓导致的误吸性肺炎，胃和幽门解剖变形，妊娠子宫造成胃内压增加。虽然尚不清楚在妊娠期哪些阶段这些风险会显著增加，但是在孕16~20周后，必须注意预防胃内容物误吸。妊娠期肾血流和肾小球滤过率显著增加，这会造成肌酐和血尿素氮水平降低，需要调整孕妇的实验室正常值。

（六）中枢神经系统和麻醉反应

1. 全身麻醉。因为肺泡过度通气和功能残气量降低使吸入性麻醉药快速平衡，所以妊娠期麻醉诱导速度加快。妊娠期挥发性麻醉药的最低肺泡有效浓度降低30%~40%，亚麻醉浓度的麻醉药就能导致意识丧失。

2. 区域麻醉。椎管内麻醉的阻滞范围常会更加广泛，可能是由于硬膜外腔减小，以及妊娠期激素改变后对神经阻滞的反应增加。

二、麻醉和手术对胎儿的潜在影响

（一）胎儿致畸风险

尽管理论上要考虑这一点，但目前大部分麻醉药（表11.1和表11.2）并未被证实会导致人类胎儿畸形。然而，由于先天畸形非常稀少以及伦理学方面的因素，关于麻醉药可能产生致畸效应的确定性前瞻性临床研究是无法开展的。由于潜在的特异性因素、试验设计因素（如：麻醉期间无法良好控制血压和氧合）以及人类用药量更大、时间更长等因素，根据动物研究（单次剂量，有限暴露）推测麻醉期间药物作用对人类的影响是很受限的。对长期暴露于亚麻醉浓度吸入性麻醉药的手术室工作人员进行流行病学调查，以及妊娠期接受手术的孕妇进行结局研究，并未确定证实畸形率增加。虽然并无麻醉药被证实有致畸作用，但理论上，孕妇应尽量少用药，以及使用最低临床需要浓度。器官的敏感性和易损性在不同时期也不相同。器官发育期间（约为末次月经第 1 天后的 15~70 d）应尽可能避免药物暴露（图 11.1）。另外，麻醉和手术期间的其他因素 [缺氧，高碳酸血症，应激，体温，电离辐射 > 5~10 rads（1 rad=0.01 Gy）] 可能本身就会致畸或加强其他药物的致畸作用。

表 11.1　麻醉科常用药物胎儿危害性分级（FDA）

药名	分级	药名	分级
七氟醚	B	右美托咪定	C
丙泊酚	B	曲马多	C
氟哌利多	C	托烷司琼	B
新斯的明	C	昂丹司琼	B
阿托品	C	格拉司琼	B
羟乙基淀粉	C	艾司洛尔	C
琥珀胆碱	C	拉贝洛尔	C
罗库溴铵	C	苯二氮䓬类	D
顺阿曲库铵	B	尼卡地平	C
芬太尼	C	硝酸甘油	C
布托啡诺	C	甲泼尼龙	C
舒芬太尼	C	氢化可的松	C
对乙酰氨基酚	C	地塞米松	C

注：美国食品药品监督管理局（FDA）根据动物实验和临床用药经验对胎儿致畸相关的影响，将药物分为 A、B、C、D、X 五级。A 级：在设对照组的药物研究中，在妊娠首 3 个月的妇女未见到药物对胎儿产生危害的迹象（并且也没有在其后 6 个月具有危害性的证据），该类药物对胎儿的影响甚微。B 级：在动物繁殖研究中（并未进行孕妇的对照研究），未见到药物对胎儿的不良影响；或在动物繁殖性研究中发现药物有副作用，但这些副作用并未在设对照的、妊娠首 3 个月的妇女中得到证实（也没有在其后 6 个月发现具有危害性的证据）。C 级：动物研究证明药物对胎儿有危害性（致畸或胚胎死亡等），或尚无设对照的妊娠妇女研究，或尚未对妊娠妇女及动物进行研究。本类药物只有在权衡对孕妇的益处大于对胎儿的危害之后，方可使用。D 级：有明确证据显示，药物对人类胎儿有危害性，但尽管如此，孕妇用药后绝对有益（例如用该药物来挽救孕妇的生命，或治疗用其他较安全的药物无效的严重疾病）。X 级：对动物和人类的药物研究或人类用药的经验表明，药物对胎儿有危害，而且孕妇应用这类药物无益，因此禁用于妊娠或可能怀孕的女性

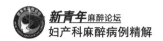

表 11.2　已知致畸的药物

乙醇（酒精）	华法林
可卡因	链霉素
雄激素	四环素
己烯雌酚	锂盐
抗甲状腺药物	苯妥英钠
血管紧张素转化酶抑制剂	卡马西平
反应停	三甲双酮
化疗药物	丙戊酸

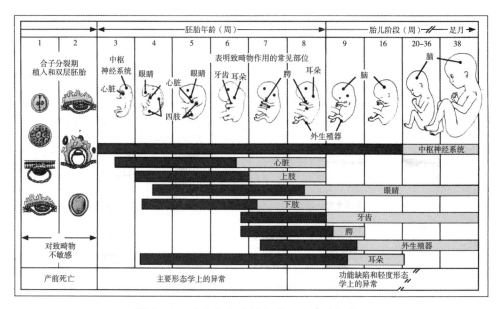

图 11.1　胎儿重要脏器发育 / 致畸时间轴

（二）胎儿早产风险

大多数妊娠期行非产科手术的研究都报道早产发生率增加。手术方式应注意尽可能减少子宫操作。挥发性麻醉药可降低子宫平滑肌应激性，可能对腹部手术及高风险操作有益。β_2 受体激动剂（如特布他林）和镁剂在预防早产方面作用有限且有潜在风险，因此对这些药物的常规预防性使用存有争议，但它们仍是有效的保胎药。硝酸甘油可用于短小手术期间舒张子宫平滑肌，以及治疗顽固性子宫活跃。如果条件允许，手术期间应进行胎心监测。术后接受有效镇痛，怀疑有宫缩的孕妇应进行胎心监测。

（三）其他潜在胎儿风险

一些结局研究显示，妊娠期接受手术的孕妇，发生自然流产和分娩低体重儿的风险增加。虽然麻醉和手术与自然流产、宫内发育迟缓、围产期死亡率风险增加有关，但这些风险也与手术操作、手术部位和（或）孕妇潜在疾病有关，这些疾病并不一定会在麻醉中表现出来。

三、子宫胎盘灌注和胎儿氧合

胎儿氧合依赖于孕妇氧输送（动脉氧含量和携氧能力）和子宫胎盘灌注。妊娠期 $PaCO_2$ 应保持在正常范围。孕妇高碳酸血症可引起胎儿酸中毒，导致胎儿心肌抑制和低血压。孕妇过度通气和低碳酸血症会引起脐动脉收缩和孕妇氧解离曲线左移，危害孕妇—胎儿氧转运。

任何原因造成的孕妇低血压都会危害子宫胎盘灌注，导致胎儿窒息。大剂量 α 肾上腺素能受体激动剂或循环儿茶酚胺水平增高（如：术前焦虑和麻醉偏浅），引起子宫高张力的药物（如：氯胺酮用于孕早期，剂量 > 2 mg/kg；大剂量 α 肾上腺素能受体激动剂）也会危害子宫胎盘灌注。

四、围手术期管理原则

（一）决定手术时机的因素

手术的紧急程度、孕期和孕妇及家属接受手术麻醉带来的流产、致畸的风险意愿。

急诊手术：如果必须手术（如心脏、神经外科、急腹症或恶性疾病），手术时机的选择应在孕妇和胎儿风险，以及手术急迫性方面取得基本平衡。

择期手术：妊娠期不行择期手术是公认的原则。

限期手术：推荐在孕中期（13~27 周）进行，避免孕早期流产、胎儿畸形的风险，避免孕晚期早产及增大的子宫影响手术视野。

如果孕妇风险较大，进行手术时应采取最佳麻醉方式，同时根据孕妇生理改变和胎儿情况进行调整，并请产科及儿科医生会诊，根据术中和术后情况进行胎儿胎心监测。

对胎儿来说，孕中期是最佳手术时机。理论上讲，孕早期器官发育阶段胎儿畸形的风险增加，而孕晚期会增加早产的风险。由于妊娠期的生理改变，孕晚期手术对孕妇风险最大。然而，首要问题是保护孕妇的生命，当孕妇患有严重疾病时，考虑因麻醉和手术给胎儿带来的风险是排在第二位的。

（二）胎心监测

美国妇产科医师协会（ACOG）指南推荐：对于能成活的胎儿和大多数手术来说，术中应间断或持续监测胎心率（FHR）。孕早期无须实施，妊娠 18 周后才可获得胎心监测。孕 18 周后需进行胎心监护。

当 FHR 出现无法解释的变化时，必须评估孕妇体位、血压、氧合、体温、酸碱度以及手术探查部位，以确保术者和牵引器没有降低子宫灌注。术中 FHR 监测要求有经验的医生进行操作和解释记录图。胎儿持续窘迫时必须进行多科协作处理，如紧急剖宫产术。

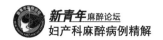
（三）围手术期管理的具体措施（表 11.3）

表 11.3 围手术期管理的具体措施

具体措施	孕早期（1~12 周）	孕中期（13~27 周）	孕晚期（28~40 周）
胎心监测		√	√
预防静脉血栓栓塞（VTE）	√	√	√
使用激素		√ 24 周起	√ 34 周止
左倾位		√ 18 周起	√
区域麻醉	√	√	√
预给氧		√	√
气道管理	√	√	√
保证胎盘血流灌注	√	√	√
避免内环境紊乱	√	√	√
优化麻醉药物使用	√	√	√
避免子宫刺激	√	√	√

（四）麻醉方法选择原则

孕妇情况、手术部位和种类可指导麻醉方法的选择。如果可能，局部麻醉或区域麻醉更可取。区域麻醉时，发生胎儿药物暴露和孕妇围手术期并发症的风险最低，而全身麻醉潜在的困难气道、反流误吸发生的风险较高。连续阻滞可提供良好的术后镇痛，减少阿片类药物的不良作用。但是，腹腔镜手术和大多数上腹部手术通常要求全身麻醉。无论采取怎样的麻醉方法，避免低氧血症、低血压、低血容量、酸中毒、高碳酸血症和低碳酸血症都是麻醉处理中最紧要的问题。无法避免全身麻醉时，联合区域阻滞是合理的选择。

（五）术后处理

通过全身或椎管内应用阿片类药物来提供充分的镇痛。区域麻醉优于全身应用阿片类药物，因为后者会降低 FHR 变异性。最好避免常规和长期使用非甾体抗炎药，因为这会带来潜在的胎儿风险，如动脉导管早闭和羊水过少。就这点来说，对乙酰氨基酚仍是安全的。由于患者有血栓栓塞的风险，故应术后早期活动和预防静脉血栓。

麻醉后恢复期间应监测 FHR 和子宫活动度。如果胎儿可成活并发生早产，建议尽早请儿科医生会诊。若有必要，应将患者转运至有新生儿 ICU 的医院。

总结：妊娠期非产科急诊手术不应延误，孕中期是限期手术的最佳时间窗；围手术期管理以优化母体妊娠生理及子宫胎盘灌注为原则；目前尚未发现全身麻醉药物致畸的确切证据，但仍建议尽可能采用或联合区域麻醉以减少全身麻醉用药。

（病例整理：蒋飞 于学来 周磊 吴庭豪 卜叶波）

扫码在线阅读

12

吸毒孕妇剖宫产麻醉一例

⊙病例资料

产妇 32 岁，术前诊断：①G_4P_3 孕 39 周，左枕前位；②瘢痕子宫；③妊娠期肝内胆汁淤积症；④胎儿窘迫。术前检查：碱性磷酸酶 190 U/L，总胆汁酸 21.8 μmol/L，丙型肝炎病毒抗体阳性，余查无特殊。既往吸毒 13 年，毒品类型及剂量不详；两次剖宫产手术史，一次死胎引产手术史，患者自诉既往手术顺利，无大出血及输血史，无麻醉药物过敏史等。查体四肢有注射痕迹，脊柱无畸形，椎管内穿刺条件可。拟急诊行"剖宫产术 + 双侧输卵管结扎术"。

麻醉前评估：术前告知本次麻醉优先考虑椎管内麻醉，但患者既往两次剖宫产手术史，存在椎管内粘连可能，如穿刺失败或效果不能满足手术要求，需改全身麻醉。因患者吸毒多年，围手术期产妇新生儿出现戒断综合征、精神症状、呼吸抑制等风险告知家属。

麻醉及术中情况：患者于急诊平车进入手术室，入手术室监测生命体征，BP 120/76 mmHg，HR 85/min，RR 20/min，SpO_2 94%。患者外周静脉条件差，予开放外周静脉失败后行右侧颈内静脉穿刺置管。选 L2~3 行腰硬联合麻醉，穿刺顺利，蛛网膜下腔予 0.75% 布比卡因 1.5 mL+5% 葡萄糖液 1.5 mL，硬膜外留置导管 3.5 cm，术中平面控制在 T6~S5。手术开始 18 min 后取出一男婴，Apgar 评分 9 分，予子宫肌注缩宫素 20 U，静脉滴注 20 U。5 min 后患者烦躁、情绪激动，双手挣脱手腕束缚带，静脉注射咪达唑仑 4 mg、芬太尼 0.1 mg，患者寒战、躁动加重，静脉注射曲马多 30 mg、舒芬太尼 10 μg，寒战减少，烦躁加重，诉口渴，双手再次挣扎摆脱约束，予丙泊酚 200 mg/h 静脉持续泵注，患者恢复镇静状态，手术平稳进行。手术结束前 10 min 停止泵注丙泊酚，术毕患者清醒安静。术中输注乳酸钠林格液 1000 mL、聚明胶肽 500 mL，失血约 200 mL，尿量 300 mL，安返病房。

术后情况：因患者自身因素，术后未使用镇痛泵，手术结束拔除硬膜外导管；术后患者是否继续复吸毒品不详；病房使用双氯芬酸钠栓肛塞镇痛；新生儿未进行母乳，奶粉喂养。3 d 后患者好转出院。

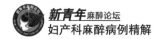

Q 问 题

· 吸毒产妇术前评估有哪些要点？

· 怎样制订麻醉预案？如何进行新生儿抢救准备？

· 术后镇痛如何管理？

同仁讨论

🎙️ 讨论一

关注吸毒方式、吸毒品种，海洛因可引起感染性心内膜炎、缺血性心肌病和心肌中毒，同时关注是否合并心、肝、肾、脑等重要脏器功能损害。长期注射吸毒易导致血管炎、凝血功能亢进，甚至血栓形成，应告知产妇及家属栓塞风险。

麻醉方式首选椎管内麻醉，术后可采用硬膜外镇痛，但吸毒患者多合并传染性疾病，如艾滋病、肝炎，应注意操作安全。

若产妇未戒毒，一定要注意术中戒断反应，可适当使用右美托咪定进行镇静抗焦虑，效果应该较好。关于新生儿是否也会有戒断反应，如何处理等，确实没有经验，但一定要注意呼吸循环的管理。

🎙️ 讨论二

一、吸毒产妇术前评估要点

1. 要了解毒品成瘾的种类、剂量、药物治疗情况等。

2. 标准预防，避免职业暴露。

3. 对肝、肾、心、免疫功能等多方面进行评估。

4. 多数吸毒患者可能心率慢、心肌缺血，药物依赖者全身储备差，免疫功能障碍，为病毒感染提供了条件和机会。注意是否有心肌病，除心电图之外，应行心脏彩超检查排除心内膜感染和血管直接受损，明确有无炎性赘生物。

5. 静脉条件差，血栓风险高。妊娠高凝、血管内注射毒品、静脉壁损伤促使血小板黏附、纤维蛋白沉积，导致血栓形成。

6. 最常见精神情绪的异常，如亢奋易激惹、抑郁等，注意手术前谈话的授权，避免医疗纠纷。

7. 做好新生儿的抢救措施，吸毒产妇新生儿有呼吸抑制或戒断症状发生的风险。

二、麻醉预案和新生儿抢救准备

1. 麻醉要求镇痛足够、平稳、效果满意。可选择椎管内麻醉，神经阻滞联合插管全身麻醉等复合麻醉可能具有减少麻醉药用量和便于麻醉管理等优势。围手术期管理的关键是预防和处理术中的阿片戒断症状。围手术期尽量避免使用阿片类药物，以免产生复吸。处理戒断症状可以选择氯胺酮。

2. 防止术中知晓，有条件者可以监测脑电双频指数（BIS）、镇痛指数。

3. 新生儿抢救避免使用纳洛酮，如果有戒断反应可以使用丁丙诺啡治疗。

三、术后镇痛的管理

术后镇痛建议采取椎管内术后镇痛管理，如果选取静脉镇痛，建议使用非甾体抗炎药物。

黄绍强教授点评

该病例关于吸毒产妇剖宫产围手术期麻醉管理的内容，前面医生的点评和知识点总结已经非常详细，不再赘述，仅就该病例处理过程谈谈自己的看法。

1. 已经知道该患者有 13 年吸毒史，就应该问清楚吸食毒品类型，因为不同类型的毒品对母婴及围产期麻醉管理可能会有不同的影响。病例介绍中叙述"毒品类型及每日剂量不详"，这是不应该的。

2. "因患者自身因素，术后未使用镇痛泵，手术结束拔除硬膜外导管"，对于这种吸毒产妇，做好剖宫产术后镇痛其实是比较棘手的。很多工具书推荐以区域阻滞为首选的多模式镇痛，但麻醉医生因该产妇自身原因放弃硬膜外镇痛后没有再主动地积极参与术后疼痛治疗过程，非常遗憾。产科医生"使用双氯芬酸钠栓肛塞镇痛"，仅用一种非甾体抗炎药到底疼痛治疗效果如何，患者术后的症状体征与一般产妇相比有何不同之处，病例介绍中都没有描述。似乎提示麻醉医生并未关心，这是非常可惜的。

一个好的病例讨论需要有客观而详细的信息提供给大家，而要成为一个好的麻醉医生，需要对遇到的每一例特殊病例都认真地思考和细致地观察。经验就是在这样的主观能动过程中逐步积累起来的。谨记：让医生技艺精进的不是千百次的简单重复，而是对每个病例特殊之处的认真学习和深入思考。

知识小结

吸毒患者麻醉管理要点

药物滥用是全球性的公共卫生问题。截至 2018 年底，我国有吸毒人员约 240 万。由于毒品来源、种类和吸毒人数不断扩大，需要手术治疗疾病的吸毒患者也随之增加。2017 年全球因吸毒死亡的 58.5 万人中，2/3 是由阿片类药物导致的。阿片类依赖性强，极易成瘾。表 12.1 简要概括了国家规定管制的毒品分类。以下主要回顾阿片类物质成瘾患者的围手术期管理（部分内容涉及其他毒品）。

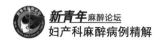

表 12.1　国家规定管制的毒品简要分类

毒品	麻醉药品	阿片类	生物碱类	吗啡、可待因、那可汀、蒂巴因、罂粟碱、那碎因等
			化学合成类	海洛因、哌替啶（杜冷丁）、芬太尼、二氢埃托啡、美沙酮等
		大麻类		大麻植物、大麻树脂、大麻油等
		古柯类		古柯叶、古柯糊、古柯碱（可卡因）等
	精神药物	兴奋剂	苯丙胺类	苯丙胺、甲基苯丙胺（冰毒）、右苯丙胺、4,5-亚甲基二氧基苯丙胺（MDA）、3,4-亚甲基二氧甲基苯丙胺（MDMA）等
			非苯丙胺类	哌甲酯、苯甲吗啉等
		抑制剂		巴比妥类、苯二氮䓬类和非巴比妥类 3 种
		致幻剂		麦司卡林、二甲基色胺、麦角酸二乙酰胺、苯环己哌啶（氯胺酮，俗称"K"粉）

一、术前访视

（一）术前检查

1.实验室检查。

（1）常规检查：血常规、生化、凝血、心电图以及传染病筛查。

（2）吸毒相关检查：阿片类物质生物学检测、尿检分析，必要时进行戒断试验、相关心理学量表评估等，有助于全面了解患者状态。

2.其他特殊检查。

（1）心电图如有异常应进一步行胸片、心肌酶谱、动态心电图监测、心脏超声检查。

（2）毒品中所含杂质及长期注射毒品造成的静脉壁受损使患者血栓形成风险增加。D-二聚体筛查有助于排查血栓，必要时行超声检查，高危患者预防性抗凝治疗。

（二）术前准备

1.营养及精神状态：吸毒患者并存营养不良及精神疾病的风险增加，应及时行营养支持和心理干预，减轻术前焦虑和抑郁水平。

2.术前药物。

（1）给予咪达唑仑、氯胺酮、东莨菪碱等镇静、镇痛、抗胆碱药物便于麻醉管理。东莨菪碱具有抑制腺体分泌、镇静、拮抗迷走神经效应的作用，可防止术中毒瘾发作时分泌物剧增来确保呼吸道清洁，可作为首选。盐酸戊乙奎醚（长托宁）作为胆碱能受体（M1、M3）阻滞剂可以在抑制腺体分泌的同时不增加心脏交感神经兴奋作用，与氯胺酮联合使用具有较好效果。

（2）术前需要镇痛药物维持的患者应维持日常剂量到手术当天。

（3）非法使用阿片物质患者替代药物的选择：μ 阿片类受体激动剂，推荐吗啡、氢吗啡酮、芬太尼或舒芬太尼，静脉滴定给药控制症状，需严密监测其不良反应。美沙酮是合成的阿片受体激动剂及 NMDA 受体拮抗剂，消除半衰期平均为 24~36 h，术前已经开始替代治疗沿用原有治疗。首次用药者，初始剂量 30~40 mg，每天 1 次。滴定剂量，出现撤药症状，按需每 30~45 min 口服追加 10 mg，静脉每 10 min 追加 0.5~1 mg，评估有效性，按需调整剂量。

（三）评估要点

1. 吸毒相关评估：吸毒时间、吸毒方式、毒品种类、使用频率和剂量，特别是近期内阿片类物质使用与治疗情况，是否发生过戒断反应。吸毒患者临床表现因个体差异、毒品种类、吸毒途径和阶段而异（表 12.2）。

表 12.2　常见 5 类毒品药物成瘾特征、中毒表现及戒断症状

药物种类	成瘾特征	中毒表现	戒断症状
阿片类	针尖样瞳孔、精神萎靡、视物不清、躁动、瘙痒、恶心呕吐、体位性低血压、呼吸缓慢、低血糖、尿潴留等	中毒时呈特征性昏迷、呼吸抑制、针尖样瞳孔"三联征"	出汗、卡他、困倦、体毛竖立、呕吐、腹痛、腹泻、震颤、瞳孔散大、血压升高、过度通气、渴求、焦虑、易激惹、打哈欠、肌痛、男性自发射精等
可卡因	兴奋、判断力下降、震颤、心律失常、血压升高、高热症状	高热是可卡因中毒的重要指征	焦虑、易激惹
大麻类	眼结膜充血、眼球震颤、呕吐、心动过速、体位性低血压、呼吸抑制等	意识不清、焦虑、幻觉、自残/自杀倾向、攻击行为	躁动、体温降低、震颤等症状
苯丙胺类	精神兴奋、食欲低下	幻视、血压升高、心率增快、出汗、瞳孔散大、癫痫样发作、高热等表现	戒断症状轻，常表现为极度紧张及抑郁，并可诱发精神疾病
致幻剂	视、听、触错觉和幻觉	极度紧张、恐惧、攻击或自杀行为	恐惧、震颤、面肌抽动等

2. 器官受累评估。

（1）心血管系统：毒品中所含混杂物质可引起感染性心内膜炎、瓣膜炎性赘生物、缺血性心肌病和心肌中毒，导致肺动脉高压、肺源性心脏病、肺栓塞。心肌酶谱可反映近期心肌缺血情况，心电图可反映心肌缺血和梗死情况，心脏超声可评估心功能及瓣膜情况。

（2）肝脏：是否存在病毒性和非病毒性肝炎，肝功能及凝血情况。

（3）肾脏：长期应用吗啡能引起肾上腺增生和皮质类固醇分泌功能的损害。肾功能、激素测定均有助于评估。

（4）躯体：四肢是否有注射瘢痕，皮肤脓肿、蜂窝织炎，脊椎有无感染、压痛及外伤史。

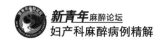

3. 传染病防治：2017 年，全球有数百万人注射毒品，其中 140 万人感染人类免疫缺陷病毒（HIV），560 万人患有丙型肝炎。吸毒者多为艾滋病、肝炎、梅毒、淋病等传染性疾病的高危和高发人群。行产前检查和传染病筛查能及时阻断传染病母婴传播。合并 HIV 感染患者，要及时转到艾滋病治疗机构接受规范治疗。医务人员应从各个环节加强自我保护，预防职业暴露的发生。

毒品成瘾是多种神经递质参与的慢性复发性脑疾病，亦是心理疾病。此类患者多为外伤、妇产科等急诊手术，一般抵触诉说吸毒史，术前访视需要综合运用精神科病史采集技巧和成瘾疾病知识，采用非歧视的态度向患者及家属阐明利害关系，详细了解其病史。

二、麻醉期间管理

（一）麻醉方案

1. 麻醉方式选择。

（1）椎管内及神经阻滞麻醉：椎管内麻醉发生毒品复吸风险低。但椎管内麻醉后低血压发生率增加，而且体内 β-内啡肽浓度显著升高，易诱发戒断症状。穿刺部位感染、凝血功能障碍、脓毒症、可卡因引起的血小板减少、海洛因依赖引起骶髂关节感染等应被视为腰部硬膜外麻醉的禁忌。

神经阻滞麻醉安全可行，但有报道神经阻滞麻醉需要追加镇痛处理，这与阿片药物诱导的疼痛异常敏感学说一致。推测可能与 β-内啡肽水平的异常及 μ、κ 阿片受体密度的慢性变化有关。

椎管内麻醉、区域神经阻滞麻醉和局部麻醉均需患者充分合作。吸毒患者免疫功能低下，感染发生率高，需格外注意无菌操作，出现神经感染的任何症状均需紧急评估。

（2）全身麻醉：全身麻醉的镇静、镇痛、遗忘、肌松作用有助于控制气道、预防和控制戒断症状。对于合作不佳的患者，全身麻醉更为适宜。但由于吸毒者对阿片类药物具有耐受性和交叉耐受性以及痛觉过敏（痛阈降低），所以镇痛药物剂量范围大，出现镇痛不足、戒断症状及复吸风险增加。

麻醉方案需充分考虑手术方式以及患者配合程度和可控性，联合麻醉可优势互补、减少不良反应，应个体化治疗来保证医疗安全。

2. 麻醉药物的选择。

（1）吸入麻醉药：短时间内摄入苯丙胺可增加吸入药物的最低肺泡有效浓度，而长期摄入可能减少对全身麻醉药物的需求。长期可卡因滥用的患者应尽量避免使用氟烷、异氟醚以减少心血管的毒性作用。

（2）静脉镇静药物：①苯二氮䓬类药物具有镇静、催眠、抗焦虑、抗惊厥（抗癫痫）以及肌肉松弛等作用。因起效快、疗效确切、短期使用耐受性好、顺行性遗忘等特点可用于吸毒患者。②依托咪酯由于对控制锥体外系中枢神经有部分的去抑制作用，导致肌肉痉挛、癫痫发作、反射亢进，需要谨慎使用；相比之下丙泊酚是安全有效的。③ α_2 肾上腺素能受体激动剂（右美托咪定、可乐定）不仅能治疗戒断反应，而且能作用于脊髓胆碱能神经上的受体，抑制兴奋性递质和伤害感受性肽类的释放，参与镇痛，还能作用于蓝斑核、额叶皮层的受体，产生镇静、抗焦虑作用。

（3）镇痛药物：阿片药物剂量应个体化。①使用瑞芬太尼要考虑术后痛觉过敏的发生情况，建议应用瑞芬太尼时应及时使用长效阿片类药物进行桥接，避免术后痛觉过敏和戒断反应的发生。②氯胺酮的镇静、镇痛、选择性网状结构的上行传导阻滞作用有利于戒断症状治疗。麻醉中或术后辅以氯胺酮，对治疗戒断症状、完善麻醉和镇痛均有益处，故在处理此类患者麻醉时，氯胺酮是较好的选择。

（4）肌松药物：应用琥珀胆碱后可引起肌束颤动及肌张力增高，影响对戒断反应的判断，应慎用。如需快速建立气道可选择罗库溴铵，肝肾功能异常患者选择顺阿曲库铵较佳。

（5）局麻药物：需要注意毒品与局麻药的相互作用使局麻药的安全剂量难以估算。吸食可待因类患者应避免应用酯类局麻药，使用时需降低局麻药的总量以减少心脏毒性。

（6）拮抗药物：避免拮抗以免干扰复苏期对戒断反应的判断。慎用纳洛酮及氟马西尼以避免产生戒断应激。若患者存在呼吸缓慢或呼吸抑制，可予非特异性的呼吸兴奋剂多沙普仑进行拮抗。苏醒延迟需排查阿片药物中毒等因素。

（7）抢救药物：吸毒患者血管收缩、血容量下降，易出现低血压。长期吸食可卡因者神经末梢内去甲肾上腺素释放殆尽，对麻黄碱及阿托品效果多不明显，因此充分扩容较为必要，升压药物可以考虑去氧/去甲肾上腺素。

（8）其他辅助药物：①右旋氯胺酮，减少痛觉过敏，改善阿片类药物耐受；②三环类抗抑郁药物（TCA），阻断去甲肾上腺素能神经末梢再摄取，降低突触前膜 α_2 受体的敏感性，阻断 5- 羟色胺能神经末梢的再摄取，常用药物包括阿米替林或多塞平；③抗惊厥药物，辅助镇痛以降低阿片药物用量，减轻焦虑，预防慢性持续性疼痛，如加巴喷丁、普瑞巴林；④ COX-2 抑制剂，减少脊髓兴奋性神经递质释放，与 NMDA 受体拮抗剂发挥协同作用；⑤曲马多，通过激动中枢阿片类受体和抑制中枢单胺能物质（5- 羟色胺和去甲肾上腺素）的再摄取而发挥镇痛效应，长期使用曲马多可产生药物依赖作用，对于吸毒患者术后是否采用该药镇痛仍有争论。

吸毒患者对中枢镇静、镇痛药均有一定的耐受性。综合评估对剂量进行调节，联合用药完善镇痛的同时来降低戒断反应和复吸风险。

（二）术中监测

1. 标准的麻醉监测：包括血压、心电图、脉搏血氧饱和度、呼气末二氧化碳以及体温。视手术情况行尿量、血气、血糖监测。

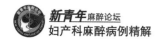

2. 血流动力学监测：戒毒3个月以上，循环相对平稳；但戒毒2周内手术麻醉，术中血流动力学波动较大。吸毒患者不仅常伴有严重的血管收缩和血容量不足，而且戒毒治疗所用药物具有镇静、降压的作用，可导致围手术期血流动力学的剧烈变化。建议对有心肺基础疾病、手术范围较大、对生理状态影响大的手术行中心静脉穿刺监测 CVP、快速补液、泵注血管活性药物，动脉置管监测有创动脉血压及基于有创动脉压的循环血容量监测。

3. 麻醉深度监测：吸毒患者术中知晓发生率显著增高，BIS、听觉诱发电位监测对此类患者更为必要。如有条件，进行镇痛监测可以指导药物的应用。

吸毒患者麻醉中除了常规监测外，应加强麻醉深度和血流动力学的监测，防止术中知晓和血流动力学波动的发生。

（三）术中管理

1. 特殊情况的麻醉管理。

（1）采用大剂量纳洛酮或纳曲酮用作阿片类物质成瘾的治疗时：给予阿片拮抗剂前需全身麻醉诱导，同时需要一定深度的麻醉维持以防止患者突然出现戒断症状。对阿片成瘾患者，应用纳洛酮（总剂量 12.4 mg）阻断阿片受体后可导致交感神经兴奋，包括血浆儿茶酚胺浓度增高以及心血管刺激，可用 α_2 肾上腺素受体激动剂加以阻断。

（2）在纳曲酮治疗期间，大剂量的阿片类物质可以反转纳曲酮的作用，同时也会出现阿片类物质过量的风险；停用纳曲酮缓释注射剂治疗的患者对阿片类物质的耐受性降低，使用与既往同样甚至更低剂量的阿片类物质可导致过量中毒。文献提示在长效纳曲酮应用的患者中发现肌松药代谢加快，推测与全身麻醉药物的耐受造成协同作用降低有关。

（3）吸毒患者产科麻醉管理：①对孕产妇的影响。使用海洛因的妊娠女性，产科并发症发生率增加 6 倍，包括宫内生长受限、妊娠晚期阴道出血、先露异常、早产和胎儿不稳定。②对胎儿的影响。所有阿片类药物均能自由通过胎盘。目前没有发现特定的胎儿先天畸形与慢性阿片类药物滥用有关，但死产、胎粪污染、头围减少和 Apgar 评分下降的风险增加。胎儿期暴露于海洛因的新生儿中有 50%~95% 出现戒断综合征。新生儿戒断症状与成人相似，同时还有易激惹、吸奶无力，严重者发生癫痫，甚至死亡。母亲滥用氢化吗啡酮或羟考酮后，新生儿也会出现戒断症状。对于母亲戒毒时间较短的新生儿，亦应严密观察，制订相应预案。新生儿戒断综合征一般不用药物治疗也可自行缓解，戒断症状持续不缓解或日趋严重时需给予药物（丁丙诺啡）治疗。

麻醉管理中需要考虑阿片类诱导的痛觉过敏、镇痛药物耐受增加、依赖性诱发的戒断反应等。术中不仅要求麻醉平稳、提供充分镇痛，同时要有效控制戒断症状及防止发生复吸或精神依赖加重。

三、术后管理

（一）术后镇痛

术后镇痛可采用切口浸润、神经阻滞、静脉/硬膜外自控镇痛。药物可选用布比卡因或罗哌卡因和氯胺酮，静脉自控镇痛药物还可选用非甾体抗炎药氯诺昔康和氯胺酮。

由于阿片药物导致的痛觉过敏及中枢系统对疼痛刺激的过度反应，对疼痛低估和处理不足在这类患者中很常见，应及时评估效果和个体化调整镇痛方案。

（二）急性戒断反应的处理

1. 病因：有反复、长期和（或）大剂量使用阿片类物质病史，停止或减少用量时出现急性戒断症状；使用阿片受体拮抗剂或阿片受体部分激动剂后诱发。

2. 临床表现（表 12.2）：戒断反应以胆碱能神经和去甲肾上腺能神经兴奋，以及其他神经递质大量释放为主要特征，表现为心血管应激等围手术期应激症状。严重程度和持续时间与种类、剂量、半衰期、停药方式和是否拮抗相关。围手术期注意排除由医源性镇痛不足等原因导致的假性成瘾。

3. 发作时间：通常为所戒断阿片类物质的 2~3 倍半衰期。静脉使用芬太尼后戒断症状在停药后 3~5 h 出现，高峰期在 8~12 h，持续 4~5 d。短效类（如吗啡、海洛因）戒断症状一般在停药后 8~12 h 出现，高峰期在 48~72 h，持续 7~10 d。长效类（如美沙酮）戒断症状出现在停药后 1~3 d，高峰期在 3~8 d，可持续数周。使用拮抗剂（如纳洛酮或纳曲酮）后戒断症状可即刻出现，持续数小时到 1 d，并且比自发戒断症状严重。

4. 治疗方法：戒断症状防治以通过继续应用阿片类药物或替代治疗的方式，以维持稳定的药物依赖状态、控制症状为原则。

（1）首选氯胺酮 2.0mg/kg，其为 NMDA 受体的非特异性拮抗剂，具有镇痛、遗忘、保护脑细胞以及抗炎作用，与阿片受体、胆碱能受体、单胺受体等结合共同产生镇痛作用，有效对抗戒断症状。

（2）α - 肾上腺素能受体激动剂不仅能抑制戒断反应，还有镇静、镇痛、抗焦虑作用。可乐定通过 α_2 受体激动作用介导的中枢神经系统抑制作用替代阿片类药物的抑制作用，从而减轻戒断症状。

当出现不明原因的心律失常、呼吸急促等，应考虑戒断症状。若无禁忌证，控制戒断症状首选氯胺酮联合应用咪达唑仑、丙泊酚等镇静催眠药，保证呼吸道通畅，辅以抗精神病药物，加强监护并缓慢减药。

吸毒患者的疼痛治疗及麻醉管理给我们提出了较大挑战，围手术期应制订清晰明确的麻醉方案和多模式的疼痛管理计划，保证医疗安全，使吸毒患者平稳安全地度过围手术期。

（病例整理：于学来　周磊　卜叶波　蒋飞）

扫码在线阅读

13

分娩镇痛中转剖宫产麻醉一例

⊙病例资料

产妇 36 岁，经产科评估可以经阴道分娩，宫口开 2 cm，疼痛难忍，产妇和家属要求分娩镇痛。既往史：平素健康。13 年前经阴道分娩一男孩，3.8 kg。辅助检查：血常规、凝血功能、肝肾功能、心电图、尿常规等均正常。初步诊断：G_2P_1 孕 39^{+6} 周，左枕前位。拟于连续硬膜外麻醉下行分娩镇痛。

08:30 准备行分娩镇痛。麻醉前生命体征：BP 108/62 mmHg，HR 66/min，RR 17/min，SpO_2 98%。左侧卧位，选 L2~3 行椎管内穿刺，穿刺不顺利，硬脊膜穿破后见清亮脑脊液流出，退针至硬膜外腔，立即给予生理盐水 15 mL 推注，向头端置入硬膜外导管 3.5 cm，无异感。嘱产妇去枕平卧，予 1% 利多卡因 3 mL 试验剂量。3 min 后产妇感觉臀部发热，5 min 后双下肢麻木，测试平面 T10 以下，产妇不再疼痛。嘱其平卧，头侧摇高 15°，测 BP 88/58 mmHg，HR 66/min，RR 17/min，SpO_2 98%，产妇无头晕、头痛、恶心呕吐、呼吸困难、心悸等。10 min 后测 BP 107/62 mmHg，HR 64/min，RR 16/min，SpO_2 98%。输注乳酸钠林格液 400 mL，胎心监测 138~160/min，产妇宫缩强度最高至 100 mmHg，间歇时间 4~5 min。

09:00 孕妇诉疼痛加重，予 0.1% 罗哌卡因 2 mL。5 min 后测 BP 94/61 mmHg，HR 68/min，RR 17/min，SpO_2 98%。产妇无头晕、头痛、呼吸困难、恶心呕吐，再次测定平面 T10 以下。接硬膜外镇痛泵（配方：芬太尼 0.1 mg+ 罗哌卡因 100 mg+ 生理盐水共 130 mL），首次剂量未给予，持续剂量 1mL/h，PCA 每次 1.5 mL，锁定时间 30 min。

10:00 测试平面最高达 T10，右脚能正常活动，左脚稍麻木，嘱产妇平卧。

11:30 查宫口 3 cm，胎心监测 130~160/min。患者诉轻度疼痛，予 0.1% 罗派卡因 2mL 脉冲给药，以后平均每小时 1 次，整个产程中产妇镇痛效果好，非常满意。

15:00 查宫口 4 cm，宫颈肿。

16:30 产科医生查宫口发现胎儿有产瘤形成，宫口无进展，考虑相对头盆不称，准备行急诊剖宫产术（整个产程中胎儿胎心好，宫缩规律）。

17:15 平车推入手术室，右下肢能正常活动，左下肢感麻木，硬膜外给予 1% 利多卡因 5 mL，测试最高平面达 T8，嘱产科医生手术。

18:04 剖出一活女婴。

18:20 辅助静脉推注咪达唑仑 2 mg、芬太尼 0.05 mg，硬膜外导管内给予 0.1% 罗哌卡因 3 mL。

18:30 宫腔探查时产妇感觉腹部难受，予以芬太尼 0.05 mg、丙泊酚 200 mg 泵注直到手术结束，返回病房时双下肢能活动。术后 PCEA（配方：罗哌卡因 70 mg+ 芬太尼 70 μg+ 生理盐水共 100 mL），持续给药 2 mL/h，PCA 每次 2 mL，锁定时间 30 min。嘱去枕平卧至第 2 天早上 8 点。

第 2 天中午回访患者左下肢稍麻木，能活动，右下肢正常，患者未下床活动（腹痛）。镇痛泵药用完，PCA 按压有效次数 32 次，再配罗哌卡因 100 mg+ 芬太尼 0.1 mg+ 生理盐水至 160 mL，持续泵注 5 mL/h，PCA 每次 5 mL，锁定时间 30 min，左下肢微麻木，双下肢均能活动。

第 3 天中午回访患者起床行走后感觉前额头痛，平睡后头痛缓解。半卧位休息未感觉头痛，镇痛泵导管脱落，泵剩余药量 42 mL。嘱患者多饮水，卧床休息，口服红牛每天 3 瓶（早、中、晚各 1 瓶）。

第 4 天患者出院。第 6 天电话回访患者起床活动感觉头痛，能忍受。嘱继续饮红牛 1 周。第 15 天电话回访患者已无头痛。

Q 问 题

- 分娩镇痛硬脊膜穿破后是否考虑改剖宫产术尽快结束分娩？
- 分娩镇痛硬脊膜穿破后在分娩过程中转剖宫产的麻醉如何选择及评估？
- 该患者分娩镇痛及剖宫产麻醉管理过程中有何不足？

同仁讨论

🎙 讨论一

分娩镇痛一定要严格按操作流程和规范，尽可能避免并发症的发生。一般来说，硬膜外分娩镇痛常见的并发症是硬脊膜穿破后头痛（PDPH）。对于硬脊膜穿破后的产妇，如果胎心好，产妇生命体征平稳，产程顺利，则可以密切观察，采用经阴道分娩。PDPH 的治疗可参照如下几点：①对于轻中度头痛，采用支持治疗，如心理安慰、卧床休息、腹带、补液、嘱产妇多喝水，也可考虑口服非甾体抗炎药，有些无须特殊处理，通常 1 周后能够自行缓解；②对于某些中重度 PDPH 患者，常用咖啡因 250 mg 静脉推注或 300 mg 口服，反复用药，或者口服乙酰唑胺 250 mg，每天 3 次，连续 3 d；③对于某些经上述治疗无效的重度头痛患者，可采用硬膜外自体血填充疗法，取无菌自体血 10~20 mL 硬膜外注射，大部分患者头痛可减轻并消失。

对于分娩镇痛硬脊膜穿破后转为剖宫产者，可经硬膜外导管小量按试验剂量给

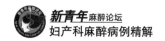

药，如满足手术需要即可开始手术；如果胎心不好，等不及硬膜外麻醉起效，可直接全身麻醉。

每瓶红牛中的咖啡因含量有限，且经过胃肠吸收，到达脑部寥寥无几，没有效果。可以冲咖啡喝，可能效果会更好。

🎙 讨论二

分娩镇痛方法有很多种，但是全球比较公认的就是椎管内麻醉阻滞，其中以硬膜外较多见，因其操作步骤简单、效果确切。然而，如果不严格按照操作流程，不细心或者遇到穿刺困难的患者，常常因反复穿刺导致穿刺点出血或意外穿破硬脊膜。此例患者就是因穿刺困难不慎穿破硬脊膜，分娩过程中相对头盆不称转剖宫产。

对于这样的患者，因为穿破硬膜的针是 16 G，相对较粗，破口较大，可以按腰麻方案小剂量给药，如果能满足手术平面，采用硬膜外麻醉是可以的。如果达不到手术平面，改全身麻醉，留置硬膜外导管泵注生理盐水（10~15 mL/h）至 24 h，没有头痛时再拔除导管，以防脑脊液丢失加重头痛。

术后镇痛管理可以采用连续硬膜外低浓度 0.07% 罗哌卡因和 0.33 μg/mL 舒芬太尼（5~10 mL/h），均能满足镇痛，也可以防止脑脊液外漏增加，减轻 PDPH。

🎙 讨论三

1. 如果是转为即刻剖宫产，我的选择是全身麻醉。也有报道在转手术室途中就给碳酸利多卡因，起效快，可迅速满足手术需要。如果不是即刻剖宫产，只要允许我还是选择重新单次腰麻，起效快，效果也稳定，药量稍减，毕竟硬膜外药物压缩了空间。直接给药平面可能无法满足手术，需要单次给药容量大，没有腰麻效果确切。

2. 硬脊膜穿破后，可注入自体血、胶体液、盐水，还有人选择持续留管，每天都泵注盐水。我不否认血补丁的效果，但还是担心出现感染或者患者不接受。很多专家和文献都说保守治疗无效，但我们这里一直保守治疗，效果不错，卧床两三天，慢慢半坐、坐、站，没有不适即可，如果头痛，再考虑采用血补丁。我们遇到严重头痛的极少，可能是积累的病例数不够多。镇痛药有很多选择，效果也很好。口服镇痛药种类多、成分单一、效果好，为什么要喝红牛？头痛严重首先应立即平卧，大多数产妇都能缓解，也可加用布洛芬，特别严重的可以合用羟考酮缓释片。

3. 无论产程有没有延长，不影响产妇和胎儿结局即可。关于产程延长的研究，从刚开始做分娩镇痛就有争论，最后的结论是第二产程有延长，但不影响结局、不增加剖宫产率等。为此，新产程图还给做分娩镇痛的产妇放宽了第二产程时间：初产妇有镇痛是 4 h，无镇痛是 3 h；经产妇有镇痛是 3 h，无镇痛是 2 h。

黄绍强教授点评

该病例分娩镇痛意外穿破硬脊膜后，不需要更改分娩方式。哈佛大学布莱根妇女医院一项大样本的回顾性研究表明：意外穿破硬脊膜后，阴道分娩改剖宫产并不能显著降低 PDPH 的发生率。所以没有必要因此而改剖宫产，尤其是在目前大家都主张尽可能避免首次剖宫产的情况下。

分娩镇痛过程中意外穿破硬脊膜后，分娩镇痛方式可以有两种选择。一是继续选择硬膜外镇痛，这是多数麻醉医生熟悉的传统方式，也是最常选择的一种方法。但其缺点包括几方面：可能比较费时，重新穿刺有再次穿破硬脊膜的风险，并且因为硬脊膜上已经存在的破孔，所以无论是分娩镇痛还是转剖宫产，硬膜外用药剂量必须调整，从小剂量开始，观察用药后 5 min 内的感觉和运动阻滞程度，再考虑是否需要增加剂量。例如本例，"予 1% 利多卡因 3 mL 试验剂量，3 min 后产妇感觉臀部发热，5 min 后双下肢麻木"，这说明大部分药物很快经硬脊膜破孔进入蛛网膜下腔，因此后续的剂量一定要注意控制。

另外一种选择就是直接将硬膜外导管置入蛛网膜下腔实施连续蛛网膜下腔阻滞。不过这是一种新的观念，麻醉医生的接受度可能较低，主要是担心神经并发症和椎管内感染的风险。但其优点是用药剂量不需要尝试和调整，按照蛛网膜下腔阻滞镇痛的剂量明确给药即可，且镇痛立即起效，此外还有研究认为或许可以降低 PDPH 的发生率和严重程度。选择后一种镇痛方式还有一个优点，即当转剖宫产时可以迅速地提供腰麻，满足剖宫产手术要求，这种情况下麻醉起效比实施全身麻醉还快。

由于对蛛网膜下腔置管减少 PDPH 的作用还存在争议，因此选择硬膜外还是蛛网膜下腔镇痛，我认为可以依据麻醉医生自己的判断和熟悉程度而决定。但是，有一些特殊病例还需特别考虑。例如病态肥胖产妇，重新硬膜外穿刺本身就很困难；再比如瘢痕子宫的产妇，阴道分娩要冒比较高的子宫破裂紧急剖宫产手术的风险。对于这些特殊产妇，万一意外穿破硬脊膜，直接将硬膜外导管置入蛛网膜下腔可能是一个更好的选择。有一点需要强调：一旦选择蛛网膜下腔置管，必须在注药接口做醒目的标记，因为分娩时间长，交接班换不同的麻醉医生来管理的概率非常大，如果接班医生不知道导管是在蛛网膜下腔，就会有发生全脊髓麻醉的风险。

在镇痛和剖宫产麻醉管理的过程中还是有一些值得改进的地方。

1. 在发现穿破硬脊膜后 "退针至硬膜外腔，立即给予生理盐水 15 mL 推注，向头端置入硬膜外导管"，此处注射 15 mL 生理盐水的目的是什么？为了预防 PDPH？那肯定无此作用，并且这么大量的生理盐水会干扰后续局麻药的应用。如果为了依据生理盐水阻力消失法验证穿刺针是否在硬膜外腔，那也不需要如此大的量。

2. 改剖宫产时，"硬膜外给予 1% 利多卡因 5 mL，测试最高平面达 T8，嘱产科医生手术"。从镇痛改为麻醉，需要一定的阻滞深度和阻滞范围，所以，利多卡因浓度需要提高到至少 1.5%，剂量 5 mL 也偏小，这就造成阻滞平面仅达 T8。其实要满足剖宫产手术要求，阻滞平面应达到 T6，当然，最好不超过 T4。在注射初始剂量后发现阻滞平面偏低时就应该追加较高浓度的局麻药。本例剖宫产麻醉的效果不理想，所以才会发生在胎儿娩出后再追加咪达唑仑和芬太尼，以及硬膜外罗哌卡因，

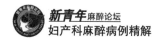

到后来还需要静脉泵注丙泊酚直到手术结束。

3. 靠红牛里面的咖啡因来治疗 PDPH 还不如直接喝咖啡或可乐。其实本例 PDPH 的症状尚不严重，可能像散利痛（含 NSAID 和咖啡因）这样的药即有效果。另外，一项大样本多中心的随机对照研究表明，氨茶碱治疗 PDPH 的效果非常好。其用法为每次 250 mg 加入 100 mL 生理盐水中静脉滴注，0.5 h 滴完，每天 1 次，共 2 d 即有很好的效果，用法简单方便且价格低廉，值得推荐。

········ 知识小结 ········

分娩镇痛中转剖宫产的麻醉管理

一、硬膜外分娩镇痛转剖宫产的危险因素

随着硬膜外分娩镇痛的推广，分娩镇痛中转剖宫产麻醉的数量也明显增加。徐佳伟在硬膜外分娩镇痛转行硬膜外剖宫产麻醉失败的危险因素分析中指出，硬膜外分娩镇痛转行硬膜外剖宫产麻醉失败的危险因素与产妇手术过程中"镇痛持续时间"及"补救镇痛次数"密切关联，能够作为临床判断依据。吴玲玲等在腰硬联合麻醉分娩镇痛转剖宫产的指征分析结果中得出分娩镇痛转剖宫产的手术指征依次为：头位难产、胎儿窘迫、社会因素、瘢痕子宫。综合以上研究因素，现总结临床中常见或罕见分娩镇痛转剖宫产的危险因素，见表 13.1。

表 13.1　分娩镇痛转剖宫产的危险因素

常见因素	少见 / 罕见因素
胎儿宫内窘迫、相对头盆不称、社会因素、瘢痕子宫、头位难产、镇痛持续时间长、补救镇痛次数多、产程延长、活跃期停止等	脐带脱垂、产妇心脏停搏、子宫破裂、羊水栓塞、全脊髓麻醉、异常平面广泛阻滞等

二、硬膜外分娩镇痛中转剖宫产的麻醉选择

产科麻醉与母婴安全密切相关，具有高风险性，麻醉方式的选择至关重要。由于全身麻醉存在很多问题，包括可能发生气管插管困难、误吸风险、术中产妇无意识、全身麻醉药造成新生儿抑制、挥发性麻醉药导致子宫平滑肌松弛、产妇病死率高等，故剖宫产手术的麻醉大多数使用椎管内麻醉。

对于已实施硬膜外镇痛的产妇，首选麻醉方法是经硬膜外导管实施硬膜外麻醉。然而在实践中，即使硬膜外分娩镇痛效果良好的产妇中转剖宫产转换为硬膜外麻醉时仍有一定的失败率，而硬膜外麻醉转换失败后，可选择的补救方法包括行二次椎管内麻醉和全身麻醉。在部分硬膜外阻滞的情况下行二次椎管内麻醉用药量不易控制，麻醉平面过高的风险不容忽视；而转为全身麻醉则面临发生上述并发症的风险，同样存在严重的安全隐患。需特别强调的是：当硬膜外分娩镇痛穿破硬脊膜后仍然

行硬膜外分娩镇痛中转剖宫产的产妇，在给予硬膜外腔药物时，一定要严格按照腰麻药的方案给予小剂量试验药物，小量分次给药，反复测试平面，达到手术要求即可，切忌全脊髓麻醉或高平面阻滞导致严重的不良事件（严重低血压、呼吸心跳停止等）。关于硬膜外试验剂量是否加入 1：200 000 的肾上腺素一直有争议，少量的肾上腺素导致心率改变的敏感性和特异性很低，无法排除子宫收缩导致的干扰。

如果采用全身麻醉，在麻醉诱导期间一定要做好反流误吸及困难气道的预防措施。

1. 全身麻醉诱导常用药。

（1）丙泊酚：使意识消失大约 45 s，2.5 mg/kg 不影响新生儿 Apgar 评分，但反复大剂量（9 mg/kg）给药可以产生明显的新生儿抑制。

（2）依托咪酯：起效迅速，作用较短，对产妇血流动力学影响较小，使产妇恶心、呕吐发生率较高，会降低癫痫发作的阈值从而增加癫痫患者发作的风险。常规诱导剂量（0.3 mg/kg）的依托咪酯致新生儿皮质醇降低的作用不超过 6 h，并且没有发现明显的临床意义。

（3）氯胺酮：具有镇痛、遗忘和催眠的作用，呼吸抑制作用较小。常规诱导剂量（1~1.5 mg/kg）的氯胺酮刺激交感神经系统，并且抑制去甲肾上腺素的再摄取，有助于维持产妇的动脉血压、心率和心排血量，不导致新生儿抑制。

（4）肌松药：不影响子宫平滑肌张力，不通过胎盘屏障。常用罗库溴铵 0.9~1.2 mg/kg，在给药 60 s 之内有足够的肌松条件进行插管。特别强调的是，在使用了硫酸镁的部分产妇中作用明显增强，导致肌松恢复时间延长，为避免肌松残余而导致产妇在术后复苏时发生肌无力的潜在风险，有条件的医院应行肌松监测来评估产妇的神经肌肉功能。

2. 全身麻醉维持。

（1）麻醉诱导后多采用挥发性麻醉吸入药维持（七氟醚），待胎儿娩出断脐后，辅助使用阿片类药物、丙泊酚和苯二氮䓬类药物，因为单独采用高浓度挥发性吸入麻醉时，容易降低子宫张力，进而加重出血。

（2）瑞芬太尼：Zhang 等的 Meta 分析评估瑞芬太尼对剖宫产术中新生儿的影响，结果为新生儿在 1 分钟和 5 分钟时的 Apgar 评分显著降低，虽可以降低插管和手术引起的产妇血压升高，但是否对新生儿有益还存在争议。

三、分娩镇痛中转剖宫产的术后镇痛管理

剖宫产术后疼痛会对产妇带来一系列不良影响。术后的急性疼痛会使产妇处于高水平的应激状态，增加术后并发症的发生率，不利于产妇的快速康复，并且可能导致慢性疼痛及产后抑郁的发生。

良好的术后镇痛一方面可以消除体内的不良刺激，维持内环境的稳定，为机体康复提供有利条件；另一方面可以减轻产妇的心理负担，使其能尽早开始哺乳，并且更好地与新生儿互动。

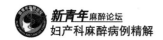

硬膜外镇痛和静脉镇痛是目前常用的镇痛方法，对于硬膜外分娩镇痛的患者，尤其是硬脊膜穿破者，术后镇痛显得十分重要：一方面是切口、子宫的疼痛，另一方面是 PDPH。对于这样的患者，笔者认为静脉镇痛优于硬膜外镇痛，因为不止满足切口、子宫痛，对缓解轻、中度的 PDPH 也有一定的帮助。但是硬膜外导管必须留置，必要时泵注生理盐水或行血补丁治疗 PDPH。

总之，分娩镇痛中需密切观察，与产科保持紧密沟通，明确转为剖宫产的原因，必要时请新生儿科参与诊疗。根据分娩镇痛的效果、产妇状态以及胎儿情况综合考虑决定麻醉方式。术后完善镇痛，降低产后抑郁的风险，及时纠正麻醉可能带来的不良影响。

（病例整理：沈丽　龚昌盛　王步国）

扫码在线阅读

14

分娩镇痛时子宫破裂及新生儿重度窒息一例

⊙病例资料

产妇37岁，孕40^{+3}周，要求住院待产。孕期定期产检，无异常。产妇于4月7日17：25步行入院。2008年在外院足月顺产一男婴。入院查体：神志清，生命体征平稳，心肺无异常，腹隆如孕月。产检：宫高34 cm，腹围101 cm，胎头位，浅入盆。胎心率140/min。辅助检查：Hb 101 g/L，ALT 52 U/L；B超：单胎、头位，余无特殊。初步诊断：G$_2$P$_1$孕40^{+3}周，宫内单活胎，头位，待产。

4月9日上午11：00出现规律宫缩，临产观察产程进展顺利。

15：35宫口开大4 cm，宫缩10~15/min，胎心率140/min。

16：45应产科医生要求行分娩镇痛，穿刺顺利，效果满意。

20：15胎心监测提示胎心率90~140/min，出现重度变异减速，经吸氧及对症处理无好转，此时发现阴道少量流血，考虑"胎儿窘迫，胎盘早剥？"。产科医生建议立即行剖宫产并完善术前相关文书。

20：23入手术室，听诊无胎心音，立即电话通知产科医生，10 min后到达。

20：33麻醉与手术同时进行。全身诱导（氯胺酮30 mg、罗库溴铵50 mg、丙泊酚100 mg）。20：35手术开始。

20：45顺利插管。术中见腹腔积血，胎儿已经从子宫后壁破口进入腹腔，胎盘已经剥离，大部分进入腹腔。

20：47取出一男婴，1分钟Apgar评分1分，重度窒息，立即交由新生儿科医生处理。经吸痰插管刺激稍好转，5分钟Apgar评分4分，10分钟Apgar评分6分。因新生儿重度窒息转送至新生儿科。探查子宫破口：上端至宫体上部，下至宫颈内口稍上方，边缘不齐，活动性出血，局部血肿。立即加快输液及开通第二条通路。术中维持用药：丙泊酚+瑞芬太尼+维库溴铵（插管后给予咪达唑仑2 mg）。

22：30手术结束。术中补液量4500 mL（其中羟乙基淀粉130/0.4氯化钠注射液1000 mL），输注去白红细胞6 U+血浆800 mL。术中出血共2400 mL，尿量500 mL。手术结束查血气分析：pH 7.34，BE −8.2 mmol/L。血常规：Hb 79 g/L，Hct 23.5%。输血结束观察无异常后送回病房继续治疗。

4月10日，由于胎儿重度窒息经抢救无明显好转，病情严重，家属放弃治疗。

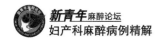

Q 问 题

· 无痛分娩是否增加子宫破裂的风险？

· 该病例抢救过程应如何改进？

· 对于此类子宫破裂，能否选择椎管内麻醉？实施无痛分娩产妇中转剖宫产，可以从椎管内加局麻药吗？

同仁讨论

讨论一

无痛分娩理论上可以降低子宫破裂的发生率，但不代表可以完全消除子宫破裂的风险。急诊产科手术往往关系到两个生命，围手术期麻醉手术风险相较于其他手术要更高。对于此类手术，是否能成功地挽救产妇及胎儿的生命，及时正确的判断与缩短胎儿娩出时间（即刻剖宫产流程）是重中之重。该病例从患者入手术室，到产科医生入手术室间隔 10 min，可见其急诊产科手术流程存在需改善的地方。关于此类急诊或即刻剖宫产术采用椎管内麻醉这一问题，个人认为不太可取，原因有三：①硬膜外起效太慢；②阻滞的效果不一定完全；③子宫破裂大出血如采用椎管内麻醉，可能会加大术中循环和呼吸系统管理的难度。

讨论二

个人认为该病例围手术期管理流程存在一定问题。

1. 无痛分娩过程中，产科医生是否在场？是否了解患者产程的详细情况？考虑"胎儿窘迫，胎盘早剥？"后，是否积极进行了围手术期准备？

2. 患者已到达手术室，产科医生为何迟迟未到？

该病例新生儿抢救不及时。产科患者一旦需要急诊或即刻剖宫产来终止妊娠时，应立即启动急诊剖宫产流程。如患者需要转入手术室，此过程中产科医生应全程陪同，以便处理转运过程中的突发情况。此类患者子宫已经破裂，产妇对手术刺激应该比较耐受，必要时可选择局麻下行剖宫产术。

分娩镇痛过程中出现子宫破裂比较罕见，即便如此，分娩镇痛过程中也应严密监测，尤其是对高龄产妇。就该病例而言，子宫破裂可能合并循环不稳定等情况，个人认为果断放弃椎管内继续追加药物而选择全身麻醉快速诱导是十分正确的。

讨论三

分娩镇痛在一定程度上可以降低子宫破裂的发生率。导致子宫破裂的因素是多方面的，如瘢痕子宫、子宫壁变薄和纤维化、缩宫素使用不当导致宫缩过于强烈以及一些辅助生产操作等。该产妇的产前检查未提示任何异常，在病例介绍中也未见相关因素的描述，所以子宫破裂的因素也只是事后的一种推断。针对该病例的处理过程，提出如下建议：

1. 因怀疑"胎儿窘迫和胎盘早剥"拟行急诊手术，转运过程应由产科医生护送至手术室，并实时听诊胎心，明确胎儿及产妇情况。

2. 该产妇从麻醉开始至顺利插管以及手术开始至男婴取出，时隔 12 min。这期间发生的情况，如有无发生困难气道、胎儿取出困难等，应该予以明确，以辅助判断新生儿病情。

3. 子宫破裂时产妇一般有症状，如下腹部膨隆，即使有分娩镇痛，产妇也会感觉下腹疼痛难忍，烦躁不安，产科医生应进行快速查体与判断。

4. 子宫破裂的后果与破裂的程度相关。如果子宫完全破裂往往病情十分凶险，需马上进行剖宫产手术，此时气管插管全身麻醉是最合适的选择。麻醉医生应该根据产妇情况进行判断，从而决定是否采用椎管内麻醉。在难以判断的情况下，直接全身麻醉更为适用，已有的硬膜外置管可以用来辅助麻醉或者术后镇痛。

黄绍强教授点评

没有任何证据证明实施分娩镇痛会增加子宫破裂的风险，相反有人担心实施分娩镇痛会掩盖子宫破裂的症状，延误诊治。大量的实践表明，有效的硬膜外镇痛并不会掩盖子宫破裂的迹象和症状。子宫破裂最常见的症状是胎儿心率异常，另外也包括宫缩过强、阴道出血以及新发作的剧烈子宫疼痛。

该例患者确实存在抢救不及时的问题。既然已经考虑"胎儿窘迫，胎盘早剥？"产科医生为何没有随产妇一起到手术室？产妇进入手术室听诊无胎心音，通知产科医生为何 10 min 才到？因为产科的情况瞬息万变，因此任何一名围产医学相关学科（产科、麻醉科、新生儿科）的医生都应该对突发事件保持高度警惕。在复旦大学附属妇产科医院，即使是择期的剖宫产，也至少要求有一名产科住院医生必须跟随产妇到手术室，急诊手术更是如此。

对于子宫破裂，只要产妇没有失血性休克的症状和体征，完全可以利用事先留置好的硬膜外导管快速地进行急诊手术的麻醉。事实上，很多医院对瘢痕子宫阴道分娩试产的产妇也主张实施硬膜外分娩镇痛，最主要的原因是让麻醉医生也加入对此类产妇的管理中来，从而提高产房的急救能力。对于并未实施无痛分娩的产妇，发生子宫破裂时并不建议选择椎管内麻醉，因为极有可能耽误胎儿的救治。

对于已实施分娩镇痛的产妇，紧急中转剖宫产时，如何利用原有硬膜外导管进行硬膜外麻醉涉及两方面的考虑：一是药物的选择，目前认为起效最快的是氯普鲁卡因，如果没有，应用 2% 利多卡因（尤其是碳酸利多卡因）也可以，在局麻药中添加小剂量芬太尼有利于加速起效；二是给药时机，如果麻醉医生本身就在产房，第一时间得知紧急剖宫产的信息，推荐在产房就先给 5 mL 的局麻药，跟随产妇转运

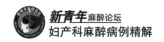

到手术室后评估硬膜外给药的效果；确认有效并排除导管入血及入蛛网膜下腔后，将另外 10 mL 局麻药一次性注入硬膜外导管，这样可以大大节约麻醉时间。当然，任何一次硬膜外给药前都应该先反复回抽，即便如此，也不能发现所有的导管入血或入蛛网膜下腔的情况；所以仍然需要麻醉医生具备处理意外的能力，并做好处理意外的准备。

如产妇多次抱怨分娩镇痛的效果不好，往往提示硬膜外导管位置不理想，这样的产妇中转剖宫产时也很有可能出现硬膜外麻醉效果不佳的情况。因此建议遇到抱怨分娩镇痛效果不佳的产妇时，麻醉医生需要更积极地做好全身麻醉的准备。如果时间很紧迫，对于此类产妇应直接选择全身麻醉。

······· **知识小结** ·······

紧急剖宫产及新生儿复苏

一、分娩镇痛实施后紧急情况的处理

分娩镇痛期间，产妇发生危急情况时，由产科医生决定是否立即启动"即刻剖宫产"流程。特别是在产妇心脏停搏的情况下，紧急抢救时能在 5 min 内把胎儿从产妇腹中取出，可大大降低死胎和新生儿脑部并发症的风险。这就要求医院产房及手术室合理的布局、平时的演练、麻醉医生处理紧急情况的水平，特别是产科医生对"即刻剖宫产"的标准把控尤其重要。值得注意的是，当产妇分娩发动时，应禁止吃固体食物，可以喝无渣饮料。

在"即刻剖宫产"选择全身麻醉诱导插管或拔管时，饱胃状态往往易发生呕吐，甚至反流误吸。特别是应用静脉全身麻醉未插管时，又有产科医生取胎儿按压腹部等情况存在，增加了呕吐误吸的风险，因此对于饱胃的产妇禁止实施不插管全身麻醉。有统计资料表明，误吸造成的死亡率 > 50%。因此需要产科医生严格把控"即刻剖宫产"启动标准。平时应加强"即刻剖宫产"的模拟演练，建立训练有素的紧急救治团队，保障母婴安全。

（一）"即刻剖宫产"启动标准

1. 产妇心脏停搏。

2. 子宫破裂大出血。

3. 严重胎儿宫内窘迫。

4. 羊水栓塞。

5. 脐带脱垂。

（二）"即刻剖宫产"流程

1. 当产科医生决定立即启动"即刻剖宫产"时，由助产士发出紧急信号，通知

救治团队（麻醉医生、儿科医生、麻醉科护士、手术室护士）；同时安置产妇于左侧卧位，吸氧并迅速转运至产房手术室。

2. 麻醉医生接到危急情况信号，在产妇意识清醒，生命体征经判断未受明显影响时，硬膜外导管内快速注入 3% 的氯普鲁卡因 10~15 mL，快速起效后完成剖宫产手术。

3. 没有放置硬膜外导管或产妇情况极为危急时，采用插管全身麻醉，并在入手术室前给予促胃肠蠕动药物和抗酸药（静脉推注甲氧氯普胺 10 mg+ 雷尼替丁 50 mg，或口服抗酸药合剂 30 mL）。

4. 全身麻醉操作流程可参照 2017 版《产科麻醉专家共识》。

二、剖宫产麻醉决策流程图

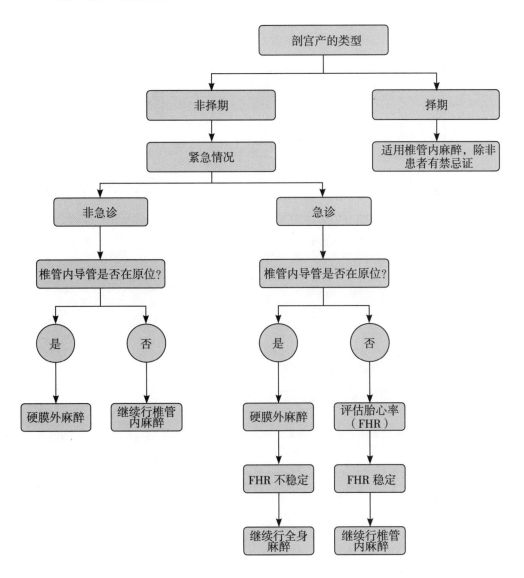

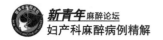
三、新生儿复苏流程图

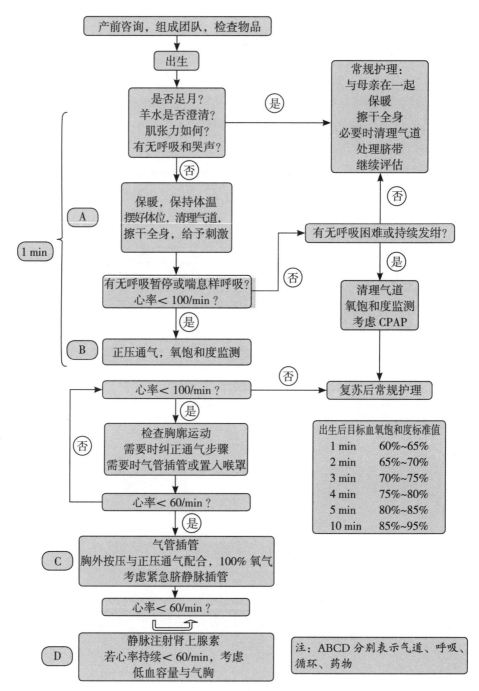

（病例整理：高洪光　董大龙　许燕蓝）

扫码在线阅读

15

分娩镇痛后顽固性头痛一例

⊙病例资料

产妇 26 岁，G_1P_0 孕 39 周，左枕前位。宫口开 2 cm，患者产痛难忍要求行分娩镇痛。平素无头痛、头昏史。术前血常规、凝血功能、心电图正常。硬膜外穿刺点选择 L2~3 间隙，16 G 穿刺针行硬膜外穿刺，穿刺时穿破硬脊膜，脑脊液流出约 2 mL。左手拇指堵住针口后注入生理盐水 20 mL，置入硬膜外导管，回抽无血及脑脊液，给予试验剂量 2% 利多卡因 2 mL，3 min 后测麻醉平面到 L1；再给 2% 利多卡因 3 mL，3 min 后再次测麻醉平面到 T12，患者无任何不适。给 0.5% 盐酸罗哌卡因 4 mL，10 min 后测麻醉平面到 T10。连接电子镇痛泵，配方：芬太尼 0.1 mg+ 罗哌卡因 100 mg+ 生理盐水至 80 mL，设置负荷量 5 mL，持续给药剂量 5 mL/h，冲击剂量每次 5mL，锁定时间为 30 min。观察 1 h 后生命体征平稳，BP 122/78 mmHg，HR 78/min，SpO_2 98%，麻醉平面在 T10 以下。4 h 后顺利产出一活男婴，拔除硬膜外导管。产妇及其家属均为医生，交代平卧和补液（2000~3000 mL/d），轻中度疼痛时口服咖啡因或用镇痛药。

24 h 后产妇出现轻度头痛。予以输液、镇痛药、平卧对症处理。

第 3 天前额、枕部仍然轻中度疼痛，并未通知麻醉科会诊。头颅 CT 提示蛛网膜下腔少量积液 / 积血约 3 mL。观察并对症治疗。

第 4 天测颅内压 48 cmH_2O，予继续补液、口服镇痛药、平卧处理。

第 7 天请麻醉科会诊：会诊后准备行自体血填充，产妇及其家属担心感染及人为的蛛网膜下腔注入血液形成血肿，神经外科专家和产妇本人及家属未同意。行 MRI 提示脑血管无明显畸形。同时 CT 提示蛛网膜下腔积血及积液量较第 3 天稍增加。继续观察和对症支持治疗，此后疼痛症状仍未缓解。

术后第 15 天再次请麻醉科会诊，家属同意做液体填充。选择 L2~3 间隙行硬膜外穿刺液体填充，注入低分子右旋糖酐 20 mL，填充后体位变化时疼痛明显缓解。4 d 后再次出现疼痛，头颅 CT 提示左额顶部硬膜下血肿明显增大。神经外科考虑左额顶

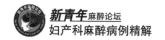

部硬膜下血肿,在局麻加静脉强化麻醉下行钻孔冲洗引流术,术中确定为硬膜下血肿。手术后当天下午 CT 提示血肿明显减小。3 d 后康复出院,现患者恢复良好。

Q 问题

·在穿破硬脊膜后出现头痛的处理中,是行血补丁还是填充胶体液,其时机和注入的量为多少?

·穿破硬脊膜后是否可更换间隙穿刺和置入硬膜外导管?是否还可以继续顺产?

·如果患者和家属不接受自体血填充治疗,还有哪些更好的治疗方法?

同仁讨论

讨论一

这是很好的个案报道,给临床麻醉以警示。硬脊膜穿破后头痛(PDPH)为穿破硬脊膜的常见并发症,虽然当时漏出的脑脊液仅为 2~3 mL,但分娩过程腹内压升高使得脑脊液丢失量不易估计。PDPH 通过血补丁及低分子右旋糖酐和补充生理盐水一般可缓解。低颅压头痛与脑血管破裂头痛有本质的不同,该产妇不能排除产前脑血管病史,脑出血多由于颅内高压所致。

讨论二

硬脊膜穿破后这么严重的并发症没有碰到过。以下分享一下本人对一例患者的处理:腰硬联合麻醉下剖宫产,选择 L3~4 间隙,意外穿破硬脊膜,蛛网膜下腔给予局麻药后拔除穿刺针,L2~3 做硬膜外穿刺置管,术后使用硬膜外镇痛。没有选择通常用的 2 mL/h 一次性泵,改用 300 mL 电子大容量泵,使用量为 6 mL/h,另嘱术后 2 d 后再起床,24~48 h 随访患者均无头痛症状。为保险起见,用生理盐水再泵 2 d,术后 4 d 拔除硬膜外导管,产妇直至出院未诉头痛不适。

讨论三

1.通常,椎管内麻醉穿破硬脊膜后脑脊液丢失的量与穿刺针的大小,亦即与硬脊膜上破孔的大小是相关的。如果本病例在发现穿破硬脊膜时,立即封堵硬脊膜穿刺针尾,减少脑脊液的丢失,是否会有利于病情的控制?

2.在无痛分娩的过程中,虽然疼痛消失,但宫缩是存在的。有时需要诱导产妇用力屏气是难免的,这样腹内压、胸内压及颅内压都会升高,增加脑脊液的丢失。分娩结束后,颅内压进一步降低,导致病情进一步加重。

3.在实际工作中,本人的做法是:一旦发现穿刺针尾有脑脊液流出,立即左手拇指封堵住穿刺针尾，右手抽吸 5 mL 生理盐水，一边推注生理盐水一边左手回退穿刺针，直到回抽无脑脊液为止。更换穿刺间隙做腰硬联合麻醉，术毕自硬膜外导管给予羟乙基淀粉或者聚明胶肽 20 mL 缓慢注入，回病房后去枕平卧 24 h。术后第 3 天随访，未见患者发生术后头痛。

🎙 讨论四

个人认为，发生硬膜下出血的根本原因是脑脊液漏引起的低颅压，引起蛛网膜囊塌陷，但同时颅骨壳不能同时塌陷，产生拉扯力，撕断桥静脉。其实只要早期平卧，不要起床（坐位或立位）即可。坐位或立位使腰骶部脑脊液压力增加，脑脊液漏出更多，脑组织更易向下（尾向）移位，蛛网膜囊塌陷严重，更易发生上述问题。术后当患者头痛时，服用非甾体抗炎药掩盖了症状的严重程度，使患者产生好起来的假象，继续起立活动，恶化了内在的问题。平卧位可解决这些问题，只要等腰部硬膜囊破口自愈即可，一般不会超过 5~7 d。类似的患者我们只要求术后平卧 3 d。

🎙 讨论五

1. 不太认同低颅压引起的静脉撕裂出血。虽然穿刺后有脑脊液的外漏，但是每小时脑脊液的产生有 20 mL，一天 500 mL，而正常脑脊液量只有 100~150 mL，所以产生的速度肯定大于外漏的速度，因此脑组织不会有明显的移位，也不会有明显的牵拉。当然，因为神经是最敏感的，所以可以有头痛等症状。关于体位突然改变引起脑组织牵拉静脉出血，应该也是不可能的，否则我们日常的乘车、打球、跳跃都可能引起颅内出血了。如果低颅压会引起静脉撕裂，那么用甘露醇降颅内压时更可能引起撕裂了。

2. 很难看到 PDPH 引起颅内出血的病例，但是产后颅内出血的病例却很多见，最常见是由血液系统疾病或颅内血管畸形所致。个人认为患者还是因为颅内血管畸形，刚好碰到了 PDPH。

专家点评

【李韵平教授】

这是一个典型的硬脊膜意外穿破（俗称"湿穿"，Wet Tap）后引起的颅内低压所致的颅内出血。患者应该早期有脑神经症状，保守治疗无效后要及早做血补丁，一般在 48h 症状不缓解或者患者出现脑神经症状（如复视）时做。第Ⅵ脑神经最易受累，表现为复视、视物模糊，和转剖宫产没有任何关系。尤其对这种顽固性头痛（脑脊液渗出太多，颅内严重低压）的患者，或者有神经牵拉的症状（外展神经—复视，听神经—耳塞、耳鸣），应该积极尽早做血补丁。这两个神经在颅底行程最长，最容易受牵拉。如不积极做血补丁，可导致永久性神经损伤。严重颅内低压时

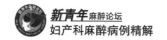

仍然坚持不做血补丁是不明智的。刺穿硬脊膜后的并发症，不单单只是头痛的问题。严重的并发症虽然发生率非常低，但后果严重，这也是为什么在国外做血补丁是"金标准"治疗的原因。希望国内同行认识"血补丁"的重要性。

【赵培山教授】

同意及时做血补丁，如果诊断明确，硬膜外给予生理盐水或低分子右旋糖酐后症状缓解是暂时的。该患者产后对症处理，第7天才做影像学检查是医生的失误（也许患者本人是医生，自我决定治疗，不知麻醉医生是否积极给予了建议？）。硬脊膜穿透后经常发生头痛，但穿透后引起颅内出血的概率并不高。我没有文献数据，但从来没遇到过。既往文献显示，腰麻针（不是硬膜外针）引起的头痛，即使不治疗，多数患者在1周内也会自行缓解。所以，我觉得该患者产前可能有颅内血管异常，在颅内压改变时才引起出血。如果早做血补丁，可能会尽早纠正颅压改变，治愈头痛。也可能血补丁无效，需尽早做 MRI，考虑其他病因。

【曲元教授】

这是非常罕见的病例，这种严重的颅内出血病例我也是第一次听说。PDPH 多数由颅内压低引起，多与体位相关，即平卧时头不痛，只有在抬高头位时出现颈部（尤其是后枕部）头痛明显。该病例当时及时硬膜外注射生理盐水 20 mL，处理是正确的。但问题是产后再次出现的头痛像是颅内高压引起的，这种头痛往往与体位关系不大，平卧位也会头痛，而且 CT 也已证实。同意李韵平教授的意见，这种罕见病例既往（孕前）可能存在潜在的脑外伤或血管畸形，最好追问一下。我院曾经遇到过 2 例硬脊膜穿破后出现颅内静脉窦血栓，1 例原发后循环脑病及 1 例轻微血肿的病例，均为颅内压高的表现，所以一定要请有经验的神经内科医生帮助鉴别。

【徐铭军教授】

1. 该病例是典型的 PDPH，当时就流出来 2~3 mL 脑脊液，说明破口不小，随后丢失多少脑脊液说不清。分娩后硬膜外导管应保留，持续泵注液体 6 mL/h 预防头痛效果很好，可持续 3 d。只要硬膜外填充了，脑脊液不进一步丢失，就不会头痛了，破口会很快愈合。我们会做硬膜外填充预防头痛，而不会选择血补丁，因为：①血补丁不作为预防头痛的手段，而是出现头痛后的治疗方法，相对滞后；②操作烦琐，需要再次穿刺；③理论上存在硬膜外感染、粘连、血肿等风险。

2. 分娩方式：仍可自然分娩，尽量减少屏气用力的过程。

3. 关于颅内血肿的问题，我请教过神经外科麻醉专家韩如泉教授，他认为单纯的颅压降低导致血管破裂的可能性极低。该患者是否偶然合并有动脉瘤的破裂，有无妊高征？动脉瘤破裂的基础是跨壁压的增加，或血管内压力增加，或颅压降低，但该患出血量不多，预后应该不错。总之，产后若做硬膜外填充，就可能没这么多后续的问题。

【陈新忠教授】

这个病例确实非常特殊，个人认为：硬膜外穿刺时意外刺破硬脊膜后发生PDPH 的概率远大于单纯腰麻穿刺。另外，分娩期间，由于产妇往往需要屏气增加腹压以加速第二产程进展，从而增加颅内压，加快脑脊液外漏；产程结束后（主要是第二产程结束）低颅压更严重，PDPH 发生率更高，症状更严重。当然，本病例的硬膜外出血可能不只是颅内压一个原因导致的，也许还存在硬膜外静脉血管异常。对于分娩镇痛意外刺破硬脊膜后，是否继续留置硬膜外导管，目前还没有共识。个人认为可以在更高的一个间隙重新穿刺留置导管，谨慎应用局麻药物，密切观察麻醉平面和生命体征，产程结束后加用小剂量吗啡以及硬膜外输注晶体液或胶体液液预防 PDPH。另外，在分娩过程中，尽量减少屏气。产后平卧位、充足静脉补液。如PDPH 症状严重，可以放宽硬膜外血补丁治疗指征。大部分人都主张在原穿刺间隙置硬膜外导管，但我认为更高一个间隙重新穿刺置管可以离硬脊膜破孔远一些，从而降低硬膜外腔的局麻药渗漏进入蛛网膜下腔的可能性。

【黄绍强教授】

这个意外硬脊膜穿破后桥静脉断裂颅内出血的病例给大家很好的警示，这样的病例国外也有报道。意外硬脊膜穿破后为什么会发生桥静脉断裂？实际上还是因为脑脊液漏造成颅内压降低，桥静脉受牵拉，当突然坐起来或站立时，拉力突然加大，就可能发生桥静脉断裂。桥静脉是连接硬脑膜和脑组织的血管，当颅内压突然降低，脑组织下沉，与硬脑膜距离突然增大，就会发生桥静脉断裂，这在脑外科颅内减压术中时有报道，与意外硬脊膜穿破后出现是同一道理。所以发生硬脊膜穿破后还是应该让产妇尽量平卧，坐起或站立时尽量缓慢，一点点尝试。桥静脉虽然在颅内压降低时会一直受牵拉，但只要不是突然拉力增大，就不会断裂。产妇分娩镇痛时发生意外硬脊膜穿破，还是可以选择顺产。当然，剖宫产的指征可以适当放宽，比如第二产程稍微控制一下，不要超过 2 h。

这个病例我觉得遗憾的地方在于分娩后就拔除了硬膜外导管。如果是我们碰到这样的病例，肯定留置导管，然后可以有两种选择。第一种是硬膜外注射羟乙基淀粉加小剂量舒芬太尼，24 h 后随访患者，如果没有一点问题，就拔除导管。如果还是有坐起后头痛，就再次注射同样的药物，48 h 后随访再看是否拔除导管。第二种选择就是硬膜外导管连接镇痛泵，持续输注小剂量舒芬太尼，24 h 后看随访效果再决定导管去留。持续输注的生理盐水容量大一点，让硬膜外腔保持一定的稍微高一点的压力。我们用的硬膜外注射是 20 mL 羟乙基淀粉加 5 μg 舒芬太尼，缓慢推注。血补丁是国际上处理 PDPH 的金标准，至少目前一直是；但这种方法在国内实施所

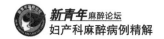

面临的问题比国外多很多，最主要是产妇和家属的接受程度，因为血补丁也有失败的可能，所以比较难推广。而分娩后或术后硬膜外导管不要拔除，就避免了再次有创操作，产妇容易接受。一方面是镇痛，一方面是保持硬膜外腔一定的压力，避免进一步的神经并发症。该产妇的颅内出血是在产后发生的，不是在分娩过程中，因此是否还有脑血管畸形？ 硬膜穿破后脑脊液漏是一直存在的，颅内低压是必然的，当然分娩时用力漏得会多一些，但这不是发生颅内出血的主要原因，只是一个基础，发生静脉断裂的决定原因还是突然受力。如果存在脑血管畸形肯定更容易发生，但报道的这些病例都没有脑血管畸形的证据。另外，这个病例开颅手术后也明确是桥静脉断裂，而非动脉瘤破裂。动脉瘤破裂通常是颅内压高时发生，与桥静脉断裂机制明显不同。

················· **知识小结** ·················

硬脊膜穿破后头痛

硬脊膜穿破后头痛（PDPH）为硬脊膜穿破后的常见并发症，发生率高达 1%，因硬膜外穿刺针较粗，故穿破硬膜后 PDPH 发生率较高。其发生的主要原因是脑脊液经穿刺孔漏出，脑脊液压力和颅内压降低所致。颅内压下降会使脑部支撑结构受到牵拉，尤其是硬脊膜和大脑幕。对血管牵拉的增加，以及颅内压下降导致的颅内血管扩张，都可能与疼痛有关。

一、PDPH 相关因素

1. 穿刺针直径越粗，PDPH 发生率越高。笔尖型穿刺针的发生率较同型号的斜面型穿刺针低。

2. 年轻人较老年人发生率高，女性发生率明显高于男性。女性、妊娠、慢性双侧张力性头痛病史、既往有 PDPH 病史，低体重指数的年轻女性发生 PDPH 的风险很大。

3. 穿刺针斜面的方向与脊膜纤维走向的关系也影响头痛的发生率，斜面的方向与脊膜纤维走向平行，对脊膜损伤最少，所以脑脊液的漏出最少，头痛的发生率也低。

患者头痛发生时间多在穿刺后 6~72 h，这种头痛与患者体位有关系，即：直立位头痛加剧，平卧后好转，在第一次抬头或离床活动时突然出现。典型的疼痛部位多位于双侧额部、眶后部或枕部，并可放射至颈部，有些患者会出现颈部肌肉痉挛性疼痛、眼痛、畏光，甚至听觉和视觉障碍。在 90% 以上的病例中，PDPH 的典型症状会在穿刺后 3 d 内出现，66% 的病例在 48 h 内出现。大部分病例（72%）通常会在症状出现后 7 d 内自愈，6 个月内 87% 的病例会自愈。

二、PDPH 的治疗

治疗原则以减少脑脊液泄漏，恢复脑脊液压力为治疗重点。

1. 卧床休息及补液：80%~85% PDPH 患者 5 d 内可自愈。补液的目的是增加脑脊液的量，使其生成量多于漏出量，脑脊液的压力可逐渐恢复正常。

2. 镇静和镇痛：PDPH 是机体为了恢复颅内容量，代偿性扩张颅内血管的结果。咖啡因是脑血管收缩药，可用于治疗 PDPH。还可以使用非甾体抗炎药和对乙酰氨基酚。

3. 硬膜外填充：患者取侧卧位，穿刺点选择在硬膜外穿破的节段或下一个节段，穿刺达硬膜外腔后将充填液体以 1 mL/3 s 的速度缓慢注入。

（1）填充液体选择：单次注射生理盐水并不能维持较高的硬膜外压力，为防止脑脊液漏，硬膜外输注大剂量生理盐水（至少 24 h 滴注，15 ~25 mL/h）才有效；6% 中分子右旋糖酐溶液 15~20 mL 注入，人工胶体液在硬膜外腔吸收缓慢，作用维持时间较长。

（2）硬膜外自体血填充：经上述保守治疗 24 h 后仍无效，可使用硬膜外充填血疗法。通过硬膜外充填血以封住脊膜的穿刺孔，防止脑脊液外漏。方法：置针于原穿刺点附近的硬膜外间隙，注入无菌自体血 10~20 mL，这种方法有效率达 90%~95%。如疼痛在 24~48 h 后未减轻，可重复使用。如经两次处理仍无效，应重新考虑诊断。有学者在产科患者意外穿破硬脊膜后预防性与治疗性血补丁效果的对比一文中提到，硬膜外血补丁治疗是产妇严重 PDPH 的标准治疗方法。结论认为，预防性血补丁治疗可有效预防产科患者 PDPH 的发生。不推荐在发生脑脊液漏后置入硬膜外导管预防性使用血凝块治疗，因为并非所有患者都会出现穿刺后头痛（只有 25%~50% 患者出现头痛），并且导管尖端距硬脊膜破损处有多个节段的距离，导管头端可能远离硬脊膜穿刺点，达不到预防目的。血补丁禁用于凝血疾病和有菌血症风险的发热患者，目前尚无证据证明禁用于艾滋病患者。

当考虑诊断患者为 PDPH，在进行积极的保守治疗同时，还应考虑鉴别其他原因导致的头痛，如脑膜感染和蛛网膜下腔出血。

总之，分娩镇痛穿破硬脊膜后，要提前做好 PDPH 预防措施，同时要分析相关因素，尽量避免或降低其发生率。一旦穿破后要密切随访患者，及早进行干预，防止其他严重并发症的发生。当出现头痛后，应了解头痛的性质、程度、相关因素等，必要时行头部影像学检查排除颅内的原发病灶，精准治疗。

（病例整理：卜叶波　龚昌盛　王步国）

扫码在线阅读

16

二次剖宫产疑似全脊髓麻醉一例

⊙病例资料

产妇 19 岁，身高 168 cm，体重 88 kg，G_2P_1 孕 39^{+2} 周。拟在腰硬联合麻醉下行二次剖宫产术。术前生化检查及其他辅助检查均无异常。患者自诉在第一次剖宫产时，术中麻醉效果不佳。

入手术室：BP 123/65mmHg，HR 88/min，SpO_2 99%。产妇取右侧卧位，穿刺点选择 L2~3 间隙，穿刺顺利，腰麻针置入突破感明显，见脑脊液后向尾侧给予 5% 葡萄糖 + 布比卡因 12 mg+ 麻黄碱 3 mg 共 2.5 mL，推注药物后置入硬膜外导管顺利。产妇平躺后测麻醉平面在 T8，床左倾，头部摇高。

助产士开始测胎心，用时 3 min 仍未测到。此时产妇诉胸闷、呼吸困难，测 BP 73/40 mmHg，HR 130/min，静脉推注麻黄碱 15 mg，效果不明显后静脉推注多巴胺 1 mg，BP 升至 137/70 mmHg，HR 120/min。此时产妇意识清楚，自诉呼吸困难，双侧上肢有麻木感。立即予面罩加压给氧，嘱医生尽快取出胎儿，手术开始至胎儿娩出用时将近 20 min。胎儿娩出后 Apgar 评分为 3 分，正压通气、吸痰及吸氧后好转，哭声响亮，5 分钟 Apgar 评分为 9 分。此时产妇 BP 102/45 mmHg，HR 65/min。再次给予多巴胺 1 mg，2 min 后测 BP130/65 mmHg，呼吸略有好转，仍需要面罩辅助正压通气直至关腹，产妇其他各项生命体征均平稳。

手术结束，测麻醉平面 T6，术中出血 300 mL、尿量 400 mL，输注乳酸钠林格液 1000 mL、胶体液 500 mL，静脉推注地塞米松 20 mg、阿托品 0.5 mg。皮肤缝合完毕后在清理宫腔积血时，产妇双腿可抬起，按压腹部伤口时感到疼痛，测麻醉平面还是 T6，此时 BP 123/65 mmHg，HR 87/min。回病房后麻醉平面 T8，各项生命体征平稳，双腿运动自如，无其他任何不适。

Q 问 题

· 该产妇是否因第一次椎管内麻醉后引起椎管粘连狭窄，药物扩散受到影响而导致高麻醉平面，或是发生了全脊髓麻醉？

· 为什么产妇术后测麻醉平面在 T6 而下肢能够活动？

同仁讨论

🎤 讨论一

认为该患者发生了全脊髓麻醉（简称全脊麻）并不准确。全脊麻的定义是脊髓阻滞，原因是穿破硬膜没有及时发现，试验剂量不规范而给予追加量后入蛛网膜下腔引起。前提是超大剂量的局麻药进入蛛网膜下腔，表现是持续的超低血压和神经系统抑制。这例患者只是蛛网膜下腔阻滞平面过高伴仰卧位低血压综合征引起的低血压，胎儿取出后仰卧位低血压综合征改善，但麻醉平面过高，血压仍然维持一段较低时期。该患者的腰麻剂量是不会引起全脊麻的，如果真发生全脊麻，按目前所采取的复苏手段不会有此效果。

🎤 讨论二

如果手术结束的时候患者可以抬脚并感觉疼痛了，是否需要考虑是把麻药注入了硬膜下而非蛛网膜下腔阻滞。硬膜与蛛网膜之间的间隙很狭窄，即便推注 2~3 mL 的药，阻滞平面也会很高。从理论上讲，蛛网膜下腔阻滞是截面式的阻滞，与该患者手术结束时的情况不太一样。

🎤 讨论三

根据临床表现，不考虑全脊麻只能考虑平面过高。全脊麻的主要特征是注药后迅速发展的广泛感觉和运动神经阻滞，严重低血压和心动过缓是最常见的表现。有时会发生呼吸停止，是由于呼吸肌全部麻痹或脑干呼吸中枢被阻滞，所以该患者只考虑平面过高。用布比卡因 12 mg 加上患者平卧后的仰卧位低血压综合征，患者血压下降较快，处理应该先按仰卧位低血压综合征处理。显然布比卡因 12 mg 剂量较大，剖宫产患者由于椎管内腔隙减小，所以局麻药量应该减少 1/3~2/3，布比卡因用 8~10 mg 较为适宜。

🎤 讨论四

个人认为该患者的诊断：高平面脊麻 + 仰卧位低血压综合征。

1. 排除：①全脊麻。全脊麻时除高位腰麻表现外，麻药可上行入脑很快出现意识不清、呼吸停搏甚至心脏停搏。平面过高仅是局麻药阻滞外周高位脊神经，并没有脑干脑室麻醉，由脑神经分布的面部与脊神经分布的颈部测试分界清楚。②硬膜下广泛阻滞。多在用药后至少 5 min 以上出现节段性阻滞，该例平面出现快，即使有硬膜下阻滞，也是部分麻药在蛛网膜下腔，注入药向两处分配。

2. 可能原因：①影响腰麻平面最重要的因素是局麻药的剂量、比重、椎管形态及注药时患者的体位和注药速度。虽注药方向向尾侧，但女性髋部常比双肩宽，侧卧时脊柱水平常倾向于头低位，且仰卧时 L3 最高，重比重液向低处移。经 L2~3

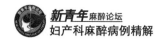

注药，药液沿脊柱的坡度向胸段移动，使平面升高，且注药越快，麻醉范围越广。②孕妇生理特点使其局麻药需要量减少，药量稍多即可能使平面上升过高。建议行剖宫产术前问诊患者平时卧睡情况，也可预防性把子宫推向左侧 15°~30°。布比卡因使脊髓及硬膜外血管收缩，加入麻黄碱并不能延长其作用时间。

黄绍强教授点评

该病例还没有达到全脊麻的程度，应该是异常广泛阻滞，与前次剖宫产椎管内麻醉没有关系。椎管内麻醉最多造成硬膜外粘连，但不会影响以后局麻药在蛛网膜下腔的扩散。

该病例的原因是布比卡因的剂量明显过大，剖宫产腰麻时布比卡因通常8~10 mg 就足够达到 T6 至 T4 了，尤其是穿刺间隙选择 L2~3，用药剂量应该比在L3~4 间隙穿刺要小才对。12 mg 布比卡因阻滞到颈部并不罕见。至于手术后（腰麻给药已是一个多小时后）患者阻滞平面上界仍然在 T6，而腿已经可以活动了，可能的解释是：脊柱生理性弯曲使平卧位时 L3 处在最高点，在 L2~3 间隙穿刺注药，重比重局麻药沿着脊柱生理性弯曲更多地向胸段扩散，而骶尾端局麻药较少，因此消退也就比较快。

至于有医生说可能是硬膜下阻滞，我认为不是。我们所说的局麻药误入硬膜下间隙造成异常广泛的阻滞都是指本来要注射到硬膜外间隙的局麻药剂量，而 12mg 布比卡因虽然用于腰麻剂量大了，但相对硬膜外给药来说又远远小了；如果注射到硬膜下间隙，是不会产生广泛阻滞的。更重要的是，硬膜下阻滞虽然是节段性，但高平面出现晚，通常给药后 15 min 甚至 30 min 才出现异常广泛的阻滞，与本病例表现不同。所以应该不是硬膜下阻滞。

知识小结

全脊髓麻醉，异常广泛阻滞，仰卧位低血压综合征

一、全脊髓麻醉

全脊髓麻醉多由硬膜外腔阻滞剂量的局麻药误入蛛网膜下腔所引起。其主要特征是注药后迅速出现广泛的感觉和运动神经阻滞，由于交感神经被阻滞，低血压为最常见的表现。如果 C3、C4 和 C5 受累，可能出现膈肌麻痹，加上肋间肌也麻痹，可能导致呼吸衰竭甚至呼吸停止。随着低血压及缺氧，患者可能很快意识不清、昏迷。其临床表现为硬膜外麻醉注药后迅速出现（一般在 5 min 内）意识不清、双侧瞳孔扩大固定、呼吸停止、肌无力、低血压、心动过缓，甚至出现室性心律失常或心脏停搏。

1. 预防：①正确操作，避免局麻药注入蛛网膜下腔，注药前回吸确认无脑脊液回流，缓慢注射及反复回吸；②强调采用试验剂量（通常为 2% 利多卡因 3~5 mL），并且有足够的观察时间（不短于 5 min）；③如发生硬膜穿破建议改用其他麻醉方法。如继续使用硬膜外腔阻滞，应严密监测并建议硬膜外腔少量分次给药。

2. 治疗：全脊麻的处理原则是维持患者的循环和呼吸功能，只要循环和呼吸稳定，全脊麻可完全恢复，不留后遗症。治疗包括：①建立人工气道和人工通气；②静脉输液，使用血管活性药物维持循环稳定；③如发生心脏停搏应立即施行心肺复苏；④对患者进行严密监测直至神经阻滞症状消失。

二、异常广泛的阻滞

局麻药误入硬膜和蛛网膜之间的间隙，即硬膜下间隙阻滞。由于硬膜下间隙为一潜在间隙，小量的局麻药进入即可在其中广泛弥散，出现异常的高平面阻滞；但起效比脊麻慢，因硬膜下间隙与颅内蛛网膜下腔不通，除非出现严重的缺氧，一般不至于引起意识消失。其临床特征为：延迟出现（10~15 min）的广泛神经阻滞，阻滞范围呈节段性，没有意识消失和瞳孔的变化，症状可不对称分布。发生原因为局麻药误入硬膜下间隙，患者可能并存的病理生理因素如妊娠、腹部巨大肿块、老年动脉粥样硬化、椎管狭窄等，致使潜在的硬膜外间隙容积减少。异常广泛的阻滞治疗处理原则同全脊麻。

全脊麻和异常广泛的脊神经阻滞的鉴别：全脊麻为硬膜外阻滞剂量的局麻药注入蛛网膜下腔引起，5 min 内迅速出现意识不清、血流动力学急剧变化，甚至出现室性心律失常或心脏停搏。异常广泛的脊神经阻滞 10~15 min 出现广泛神经阻滞，为节段性，没有意识消失，神经阻滞症状可不对称分布。

三、仰卧位低血压综合征

平卧时妊娠子宫不同程度地压迫下腔静脉，也可能完全阻断其回流，导致回心血量减少，心排血量下降，有 50% 的产妇在产程内呈现有明显的仰卧位低血压综合征。临床表现为不同程度低血压、心动过速、晕厥。这种改变可因麻醉后腹肌及子宫附属韧带的松弛导致妊娠子宫失去支撑而愈加明显。此外，平卧位时，下段主动脉也会承受程度不等的压迫，导致子宫、胎盘血流灌注量减少，严重者甚至可能突然发生胎儿窒息或死亡。

1. 预防：①剖宫产术前应常规仔细询问产妇孕期体位喜好及改变体位后有何不适，如果患者诉不能平卧，尤其是胎儿较大、双胎、肥胖产妇、无力型产妇，应引起高度警惕，积极预防仰卧位低血压综合征的发生；②注射麻醉药物同时可快速输注晶体液、胶体液以扩充血容量（同步扩容），必要时可以在腰麻注药后立即静脉推注麻黄碱 10 mg 或去氧肾上腺素 50 μg 以预防低血压；③局麻药注入后，将手术床转向左侧倾斜 15°~30°，减轻子宫对下腔静脉的压迫；将子宫推向左侧和仰卧位改为侧卧位时，心排血量可增加 22%，解除对下腔静脉的压迫，症状可缓解。

2. 治疗：一旦发生仰卧位低血压综合征，可采取下列措施。①面罩吸氧，加强

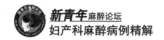

监测；②加快输液速度，如果系下肢输液者，立即改经上肢静脉输液，以加强上腔静脉回流；③静脉推注麻黄碱或去氧肾上腺素，如果静脉推注不能保持血压的稳定，可考虑升压药的持续静脉滴注或泵注；④争取尽早取出胎儿，以缓解子宫对下腔静脉的压迫；⑤做好新生儿窘迫的抢救工作。

　　总之，剖宫产手术在行椎管内麻醉时一定要尽量避免全脊麻、异常广泛平面阻滞等情况发生。另外，由于产妇生理的改变，当从麻醉操作的侧卧位到平卧位时，因下腔静脉压迫导致回心血量减少，很容易发生仰卧位低血压综合征，故要做好相应的防治措施。产妇在行椎管内麻醉后，遇到严重的血流动力学变化，在维持患者血流动力稳定和氧供的同时，应积极处理病因并快速娩出胎儿。

（病例整理：卜叶波　王薇薇　周祥勇）

扫码在线阅读

17

剖宫产术中患者反复呼吸困难一例

⊙病例资料

产妇 25 岁，身高 160 cm，体重 62.5 kg，G_1P_0 孕 38^{+2} 周，临产，因臀位拟行剖宫产术而入院。患者既往无药物过敏史、无手术史、无呼吸及循环系统疾病。体格检查：T 36.7℃，BP 121/73 mmHg，HR 89/min，RR 20/min；发育正常，全身皮肤黏膜无黄染，口唇无发绀，心肺查体无异常，生理反射存在，病理反射未引出。

患者于 08：45 入手术室，入手术室后监测生命体征：BP 116/78 mmHg，HR 86/min，RR 16/min，SpO_2 100%。开放静脉通道，右侧卧位下行腰硬联合麻醉，选择 L2~3 间隙，穿刺顺利，回抽脑脊液通畅，10% 葡萄糖液 1 mL+0.75% 布比卡因 2 mL 混合液注入蛛网膜下腔 2 mL（布比卡因 10 mg），注药后顺利置入硬膜外导管 3 cm；3 min 后测麻醉平面在 T8，BP 102/63 mmHg，HR 96/min，SpO_2 98%。

09：20 手术开始，09：28 顺利取出一活男婴。随后患者出现子宫不收缩，突发呼吸困难、烦躁、剑突区压榨性疼痛、濒死感。此时患者 BP 90/43 mmHg，HR 116/min，RR 36/min，SpO_2 98%。立即测麻醉平面为 T4，迅速采取头高位，面罩加压给氧，缩宫素 20 U 宫颈注射，10% 葡萄糖液 100 mL+ 葡萄糖酸钙 2 g 快速静脉滴注，同时缩宫素 10 U+ 乳酸钠林格液 500 mL 匀速滴注，考虑患者血压较低给予静脉推注麻黄碱 10 mg。约 2 min 后患者呼吸困难症状改善，濒死感消失，剑突区压榨性疼痛明显改善；但宫缩依然乏力，随即再次给予卡前列素氨丁三醇（欣母沛）250 μg 宫颈注射，手术医生行子宫捆绑术。

患者再次出现呼吸困难及濒死感、剑突区压榨性疼痛，面色极度苍白。BP 102/51 mmHg，HR 120/min，RR 46/min，SpO_2 98%。监护仪显示心电图正常。肺部听诊：呼吸急促，双肺呼吸音清，未闻及湿性啰音；心脏听诊：律齐，未闻及病理性杂音。立即给予地塞米松 10 mg、麻黄碱 10 mg 静脉推注，停用葡萄糖酸钙注射液，面罩加压给氧。测麻醉平面仍为 T4~T6。约 1 min 后患者症状明显改善，此时紧急抽血复查血常规、凝血功能（含 D- 二聚体）。

约 2 min 后患者再次出现上述症状，BP 106/52 mmHg，HR 98/min，RR 72/min，SpO_2 98%。心电图正常，肺部听诊：呼吸急促，双肺呼吸音清，未闻及湿性啰音。

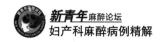
再次静脉推注地塞米松 10 mg，试麻醉平面在 T6 以下，考虑患者为无效呼吸，准备行气管插管控制呼吸。在准备气管插管过程中患者呼吸困难症状再度改善（准备过程非常短暂），呼吸频率逐渐恢复至 16~20/min，暂停气管插管观察患者，其后患者再未出现上述症状，且濒死感、剑突区压榨性疼痛逐渐改善，各项生命体征趋于平稳，迅速完成手术。

考虑患者术中情况，和主治医生商量后送 ICU 进一步监护观察。术中出血 800 mL，输液 2000 mL（胶体液 1000 mL、晶体液 1000 mL），尿量 100 mL。手术历时 80 min，离室时生命体征平稳，患者意识清醒。

Q 问题

- 患者反复出现呼吸困难、濒死感、剑突区压榨性疼痛的原因是什么？
- 该病例麻醉管理中的不足之处是什么？

同仁讨论

讨论一

1. 看似合理的处理可能包含很多不合理的成分：麻醉方式选择是否正确？考虑患者身高，选择 L2~3 间隙麻醉是否过高？ 10% 葡萄糖液 1 mL+0.75% 布比卡因 2 mL 混合液蛛网膜下腔注入 2 mL，剂量偏多，1.3~1.5 mL 是我选择的剂量。在子宫收缩极度乏力时，葡萄糖酸钙 2.0 g 快速滴注是否对心肌有明显影响？是否会发生上述症状？

2. 宫颈注射缩宫素时虽然回抽无血，但注射时有没有入血的可能？如有可能，则会导致肺动脉压力上升，呼吸困难。肺循环阻力加大、血压下降，患者出现上述表现是否是麻醉平面过高所致？如果是，为什么呼吸困难是阵发性，且心率为什么没有逐渐升高？可能是诸多因素交织，凭单一因素不能很好解释。

3. 患者出现上述症状是否有可能是心肌梗死或者是心肌缺血所致？如果是，为什么心电图没有改变，且心率和心律都没有明显变化，且未闻及心脏杂音？妊娠期血小板浓度增加，呈高凝状态，不能完全排除冠状动脉痉挛因素。痉挛时心电图可有改变，但多为一过性改变。

4. 是否要考虑羊水栓塞？如果是，为什么患者没有出现咳嗽等症状，且呼吸困难为什么是阵发性的？主要考虑：不是所有的羊水栓塞患者都会有咳嗽症状，因为处理相对得当，且子宫收缩乏力为羊水栓塞的高危因素。

讨论二

1. 患者第一次出现突发呼吸困难、烦躁、剑突区压榨性疼痛、濒死感的情况时，测麻醉平面在 T4。此时的麻醉平面是疼痛阻滞的绝对平面，相对平面可能还会更高，而交感神经阻滞平面通常要比疼痛阻滞平面高 2~4 个节段，这样会造成阻滞平面异常广泛，膈神经及肋间神经阻滞会导致出现呼吸困难的临床体征。同时麻醉平面阻滞过高会导致血压严重下降，加上宫缩乏力，出血会增加，回心血量减少，血压下降会导致产妇出现脑灌注不足的情况发生，此时产妇会出现呼吸困难、烦躁、恶心呕吐、剑突下压榨性疼痛、濒死感等症状。在使用麻黄碱后，血压得到改善，产妇的症状也得到一定缓解。

2. 患者第二次及第三次出现呼吸困难时，在上述因素尚未排除时，使用了卡前列素氨丁三醇 250 μg，其主要对子宫平滑肌起到收缩作用，但亦可刺激其他部位的平滑肌，如胃肠道平滑肌、肺血管平滑肌等。部分产妇对缩宫素极其敏感，建议在使用时适当镇静镇痛，可减少部分不适感。严重影响心肺循环时应考虑气管插管全身麻醉。

3. 关于牵拉反应导致的烦躁、剑突区压榨性疼痛基本上可以排除。患者麻醉平面在 T4，这个平面基本能够阻滞支配胃肠道的交感神经和盆腔传导的副交感神经。国外也提倡阻滞平面到 T4 的高平面阻滞，以减少术中牵拉反应，但术中使用血管活性药物及加用液体量的概率就会增加。

4. 根据患者的一般情况及术中的查体，患者既往无心肺疾病史，基本上可以排除急性心肌梗死及心功能不全的可能。

🎙️ 讨论三

1. 患者反复出现呼吸困难、濒死感、剑突区压榨性疼痛的原因。

患者出现剑突区压榨性疼痛的最主要原因有两个。一是探查腹腔，特别是搬动子宫、翻动卵巢所引起的牵拉反应，这是最常见的。做过产科麻醉的人都有体会，每当最后探查冲洗腹腔的时候，有些患者会表现为剑突区的疼痛，也有的患者表现为胃痛、饥饿感或恶心呕吐。另一个原因就是心肌缺血或心肌梗死，不过心肌缺血性疼痛多表现为心前区向左肩放射的疼痛，表现为剑突区疼痛的较少。

患者第一次出现剑突区疼痛是在胎儿娩出后，出现宫缩乏力的时候，高度怀疑此时是产科医生用手按摩子宫所引起的牵拉反应。牵拉反应表现多样，也会让患者有濒死感、烦躁、呼吸困难，此时患者的麻醉平面也上到 T4，有可能麻痹到呼吸肌，造成患者呼吸困难、呼吸费力。当患者无法呼吸或呼吸费力的时候，通常都有濒死感。

第二次出现呼吸困难、濒死感、剑突区压榨性疼痛还是在处理宫缩乏力，产科医生捆绑子宫的时候，也非常符合产科医生手触碰子宫、翻动子宫的行为，个人认为还是牵拉反应导致。

第三次出现相似症状，我认为还是牵拉反应导致，同时因为用了大量的缩宫素，所以这次的呼吸困难、呼吸急促比较严重，符合缩宫药物的不良反应。所以当麻醉医生认为无效呼吸准备插管时，应当是数种缩宫药物作用叠加，不良作用也叠加的

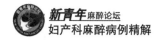
最高峰，药物峰值过后呼吸急促得到改善。

总的来说，我认为患者反复出现呼吸困难、濒死感、剑突区压榨性疼痛的原因是由于术者对子宫进行操作引起牵拉反应所引起的，因为出现的时机跟术者对子宫进行操作翻动的时机相符合。

2. 麻醉处理的不足。

（1）在处理低血压的时候，使用升压药物不当。患者当时心率较快，不应该再使用麻黄碱等增加心率的药物，而应该使用去氧肾上腺素或甲氧明作为升压药物。

（2）关于穿刺间隙，如果使用重比重腰麻液，采用L2~3间隙麻醉平面上升会很快。因为平卧位时L3是最高点，T6是最低点，重比重腰麻液会向T6移动，而且重比重麻醉液的平面固定时间比较长，有的患者甚至需要15~20 min才能固定麻醉平面。而此例患者平卧位时间较长，没有调整手术床的角度，也存在麻醉平面缓慢升高的可能。

（3）麻醉医生可能是怀疑羊水栓塞，所以使用了地塞米松，但从临床表现看，不符合羊水栓塞的表现。如果怀疑羊水栓塞使用激素，应该使用起效比较快的药物，例如氢化可的松或甲泼尼龙。

（4）缩宫类药物的不良作用没有引起麻醉医生的关注，当患者呼吸急促的时候，首先应该怀疑是缩宫药物的不良作用。

（5）术中出血800 mL有可能造成低血压，让麻醉医生误认为是麻醉平面过高引起的低血压，从而放松对于牵拉反应的关注，以至于对牵拉反应没有做处理。

黄绍强教授点评

一、患者反复出现呼吸困难的原因？

在腰麻剖宫产手术中，引起呼吸困难的原因很多，包括：阻滞平面过高、支气管痉挛、肺水肿、肺栓塞（包括羊水栓塞）等。就该病例而言，原因也可能是多方面的，不能用一种来解释。

1. 第一次呼吸困难是在胎儿娩出之后，此时最大的可能是由于阻滞平面一过性太高，依据如下：

（1）局麻药剂量相对穿刺间隙（L2~3）来说偏大（10 mg重比重布比卡因），为避免高平面阻滞，穿刺点选择越高，局麻药剂量应该越小。已经有研究表明，我们临床上选择的穿刺间隙如果用超声进行定位往往会发现选择高了，我们通过体表骨性标识定位为L2~3间隙，其实穿刺间隙可能是L1~2间隙。

（2）此时测得该患者阻滞平面在T4，应该是针刺的疼痛消失平面，在患者烦躁、有濒死感的情况下平面的测定是否准确？可能实际的阻滞平面更高。胸段脊神经阻滞后肋间神经麻痹，呼吸只能靠膈肌，而如果颈段脊神经受累，哪怕是轻度，也可能会造成呼吸费力的感觉。

（3）血压偏低也是一个证据，此时无创血压为 90/43 mmHg，可能实际血压的最低值比此值还要低。烦躁和剑突区压榨性疼痛也可以用低血压引起大脑和心肌缺血（还没有到心肌梗死的程度）来解释。当然，在最高阻滞平面持续阻滞的时间通常可能比较短，所以该患者在使用升压药后 2 min 症状明显改善。

2. 第二次及以后发生的呼吸困难可能还是由于卡前列素氨丁三醇造成的。该药是 PGF2α 的衍生物，可通过增加胞内钙离子浓度以及直接刺激缝隙连接形成，促进全身多种平滑肌收缩，因此支气管痉挛为其常见不良反应，该药还可以引起肺循环阻力增加，这些都会造成呼吸困难。因此其禁用于气道高反应性疾病、肺动脉高压以及严重心脏疾病的产妇。

3. 该患者没有任何肺水肿的证据。但是，确实还要排除这是否为一个不典型的羊水栓塞病例。不知道术中紧急抽血检测血常规和凝血功能的结果是什么，如果凝血功能正常，那羊水栓塞也没有什么证据。因为羊水栓塞的诊断是临床排他性的，患者的症状如果能用其他病理生理原因来解释，就不能诊断为羊水栓塞。

二、麻醉管理中的不足之处

1. 当选择 L2~3 间隙进行腰麻时局麻药剂量应适度减量。

2. 葡萄糖酸钙为有机钙盐，起效缓慢，对于促进宫缩其实没有明显作用。当然，用于该患者也没有什么坏处。

3. 当血压低、心率快时，最合适的升压药是去氧肾上腺素而不是麻黄碱。

4. 地塞米松的起效也是很慢的，当确实急需皮质激素来抑制过敏反应（包括可疑的羊水栓塞）时（没有任何证据表明激素是有效的），首选的应该是快速起效的氢化可的松或甲泼尼龙，而不是地塞米松。

5. 患者烦躁，呼吸频率非常快（46~72/min），在血压、心率、血氧饱和度（没有低于98%）都在临床基本正常范围内时，可能使用小剂量镇痛药（如舒芬太尼5μg）加小剂量镇静药（如丙泊酚 20~30 mg），可以迅速缓解患者的症状。因为有时牵拉反应也会引起心前区压榨性疼痛、烦躁，适当的镇静镇痛即可解除。

6. 术中我们只监测 ECG 三导联，对于心肌缺血可能是不敏感的。当然患者的总体临床表现不支持是心肌梗死。但既然患者有心前区压榨性疼痛，还是需要排除心脏的问题，后续在 ICU 应该检测肌钙蛋白和 BNP，随访心肌和循环负荷情况。

知识小结

蛛网膜下腔阻滞导致异常广泛阻滞

通常，异常广泛脊神经阻滞是指硬膜外腔注入常用量局麻药后，出现异常广泛的脊神经阻滞现象。其临床特征为：延迟出现（10~15 min）的广泛性神经阻滞，阻滞范围呈节段性，没有意识消失和瞳孔变化。病因：①局麻药误入硬膜下间隙；②患者并存的病理生理因素，如妊娠、腹部巨大肿块、老年动脉粥样硬化、椎管狭窄等，致使潜在的硬膜外间隙容积减小；③蛛网膜下腔阻滞同样会导致较为广泛的平面阻滞，蛛网膜下腔阻滞后局麻药会随脑脊液扩散到高位蛛网膜下腔，产生截断性阻滞，由于广泛交感神经和运动神经被阻滞，可分别出现血压下降、心动过缓和呼吸运动障碍。严重低血压可引起呼吸中枢缺血缺氧，产生呼吸抑制。如果并用镇静剂或麻醉性镇痛剂，更易引起呼吸抑制或呼吸停止。但因高位蛛网膜下腔局麻药浓度较低，阻滞效果起效快，消退也较快，只要能及时维持患者呼吸循环的稳定，一般不会发生较为严重的并发症。

影响蛛网膜下腔阻滞麻醉平面的主要因素包括麻醉药比重、患者体位、药物剂量。其他相关因素：年龄、身高、腹内压、脑脊液容量、脊柱的解剖结构、药物容积、穿刺针斜口方向、注射部位、注射速度、妊娠。

1. 比重：比重是指局麻药溶液密度与脑脊液密度之比，决定药物的扩散和阻滞平面的高低。高于脑脊液比重为重比重，等比重为局麻药的密度与脑脊液密度相同，低于脑脊液的比重为轻比重。重比重药物由 5%~10% 葡萄糖与局麻药混合而成，等比重药物则是脑脊液与麻药混合而成，而轻比重通常由局麻药与蒸馏水混合而成。重比重液向低处扩散，扩散的可预测性更好，不同患者之间差异较小，重比重溶液将首先向椎管内卧侧扩散。而轻比重溶液向高处移动，首先向非卧侧扩散。等比重溶液不易受重力影响。目前最有效的方法就是加入葡萄糖来改变药物的比重，考虑高张葡萄糖溶液有神经脱髓鞘的不良反应，有学者建议蛛网膜下腔阻滞，稀释后的葡萄糖浓度不应超过 5%。

2. 患者体位：药物的扩散取决于比重与患者体位的相互影响，这种相互作用决定了最终的阻滞程度。坐位患者注射重比重溶液可能限制其阻滞范围，纯局麻药近似于低比重，患者在坐位注射局麻药可能更容易向头侧扩散。麻醉医生通过选择药物的比重和患者的体位调控麻醉平面的高低。体位的影响主要在 5~10 min 内起作用，超过此时限，药物与脊神经充分结合，体位调节的作用可能就会失效。但有报道显示，注射药物 2 h 后，患者体位的改变仍然可以造成阻滞平面的变化；所以阻滞没有完全消退时，对于患者任何形式的移动都要小心。

3. 药物剂量：药物剂量越大，阻滞平面越高。对于老年、肥胖、小儿及孕产妇要特别注意药物剂量，应做到个性化用药，用药剂量应酌减 1/3~1/2。

4. 穿刺针斜口方向及穿刺间隙：在脊柱正常解剖情况下，仰卧位时 L3 最高，T6 最低。以重比重溶液为例，在 L3~4 间隙穿刺，平卧位后药物向两端扩散，产生的麻醉平面一般会限制在 T4 以下；在 L2~3 间隙穿刺，平卧位后药物主要向头端扩散；在 L4~5 间隙穿刺，平卧位后药物主要向尾端扩散。

5. 妊娠：妊娠时的许多生理学变化都会影响药物的扩散，腰部前突以及脑脊液容量和比重的变化增加了药物的扩散。孕妇做椎管内阻滞麻醉时所需的局麻药量要减少1/3，以免引起血流动力学的剧烈波动及高平面阻滞。其原因为：①硬膜外静脉充血使硬膜外腔狭小；②腹腔压力增加促使局麻药通过硬膜；③腰椎前突使局麻药易于向头侧扩散。

6.联合腰麻导致阻滞平面较高的原因有：①硬膜外局麻药经硬脊膜破裂处渗入蛛网膜下腔；②硬膜外腔注入局麻药，挤压硬脊膜，导致蛛网膜下腔压力增加，促使局麻药向头端扩散；③脑脊液从硬脊膜针孔漏出，使硬脊膜外腔局麻药容量增加，阻滞平面升高。因此联合腰麻在硬膜外追加局麻药后，应密切观察患者麻醉阻滞平面的变化情况。

（病例整理：卜叶波　蒋飞　于学来　周磊）

扫码在线阅读

18

择期剖宫产术腰硬联合麻醉"意外"一例

⊙**病例资料**

> 产妇 37 岁，身高 160 cm，体重 75 kg。因"妊娠 39 周，瘢痕子宫"入院，拟行第二次剖宫产术。本次妊娠期间无异常情况。自述既往无明显心、肺、脑血管疾病史，否认严重过敏史。患者神智清晰，精神状态良好；BP112/72 mmHg，HR 89/min，RR18/min，SpO$_2$ 97%~98%；双肺及心脏听诊未闻及明显异常。心电图正常。实验室检查未见明显异常。患者张口度＞3 指，Mallampati 分级 I 级，头颈活动度好，甲颏间距 6 cm。无缺齿、义齿或牙齿松动。脊椎曲度和活动度基本正常。拟在腰硬联合麻醉下行下腹部横切口剖宫产术。

患者入手术室后面罩吸氧，建立外周静脉通路。常规监护：BP138/87 mmHg，HR 100/min，RR 20/min。选择 L3~4 间隙行硬膜外穿刺，因脂肪厚，棘突间隙不清晰，致操作不顺利，反复调整方向和角度 3 次后成功。测试无异常后顺利导入腰麻针，抽吸脑脊液顺畅后注入 0.5% 布比卡因 1.5 mL，置入硬膜外导管（连接式硬膜外导管，整体非常柔软，前端平齐、开口圆钝）后翻身平卧位，初步测试回抽硬膜外导管无异常液体。针尖轻刺皮肤，测试腰麻平面逐渐升高至 T9 水平，BP 下降至 105/72 mmHg，HR 77/min。给予麻黄碱 10 mg，BP 升至 121/80 mmHg，HR 80/min。高流量吸氧，术者消毒铺巾，开始手术。

腰麻约 3 min 后，产科医生述肌肉松弛欠佳，产妇也有显著撕扯不适和轻度疼痛感。产科医生焦急催促麻醉医生"加药"，经硬膜外导管注射 2% 利多卡因 7 mL，产妇痛苦迅速消失，快速娩出胎儿，哭声响亮，Apgar 评分 10 分。子宫体注射缩宫素 20 U，静脉持续输注低浓度缩宫素。

胎儿娩出后产妇突然意识消失（此时距硬膜外加药约 30 s），自主呼吸微弱，呈叹息样呼吸。测 BP 50/30 mmHg，HR 43/min，SpO$_2$ 降至 60%。立即面罩给氧，手控通气，快速静脉输液，静脉推注麻黄碱 20 mg、地塞米松 20 mg，SpO$_2$ 升至 98%，BP 回升至 87/36 mmHg，HR 78/min。产妇意识依然未恢复，无法测试麻醉平面。间断静脉推注去氧肾上腺素每次 40~60 μg，5 min 后患者自主呼吸平稳，BP 维持在 90~100/50~60 mmHg，HR 70~90/min，SpO$_2$ 99%。约 40 min 后产妇意识逐渐恢复，躁动，遂给予咪达唑仑 2 mg，共 2 次。距硬膜外加药 60 min 时，呼唤患者可配合，

BP、HR 和自主呼吸平稳。针尖测试麻醉平面为 T2 水平。继续手术，在腰麻后大约 120 min 时术毕。患者此时意识清楚，查体合作，呼吸、循环稳定，测试麻醉平面降至 T5 水平，询问产妇当时的感觉，自述"突然感觉极度呼吸困难，然后失去意识"。

为排除产科羊水栓塞并发症，请 ICU 急会诊，复查凝血功能、血气分析等均在正常范围，复查子宫收缩等未见异常出血。多科会诊后基本排除羊水栓塞可能。此时，麻醉医生再次回抽硬膜外导管，发现可容易地持续回抽出清亮温热的液体，硬膜外导管回抽液体 3mL 送检，证实为脑脊液。明确病因：硬膜外注射局麻药误入蛛网膜下腔导致全脊髓麻醉。

继续观察 1 h 后，转送至 ICU 继续观察处理，24 h 后转回普通病房，7 d 后顺利出院。术后未出现头痛、恶心、呕吐等，出院后随访无远期并发症。

事后科室病例讨论时操作者自述穿刺比较困难，脊椎间隙定位很不清楚，硬膜外针进入较深位置，似乎测试到轻微突破感但注射盐水有微小的阻力感，继续进入几毫米后顺利成功。

Q 问 题

·关于鉴别诊断：腰硬联合麻醉突发严重呼吸循环功能改变，应如何分析原因并做出针对性处理？产科分娩或手术时，如何与羊水栓塞所致呼吸循环功能异常进行鉴别？

·关于联合麻醉硬膜外加药：联合麻醉下腰麻效果不佳时，硬膜外加药如何判断意外进入蛛网膜下腔？如何防止硬膜外加药导致全脊髓麻醉发生？

·关于导管进入蛛网膜下腔：本例硬膜外导管是如何进入蛛网膜下腔的？如果硬膜外针头已经刺破硬脊膜，为何在穿刺时没有大量液体从硬膜外针外流？为何翻身后硬膜外导管首次回抽时未见脑脊液回流，而术毕回抽才发现进入蛛网膜下腔？

同仁讨论

🎙 讨论一

1. 首先体位很重要。肥胖患者椎间隙不清，应请护士协助摆体位，最大限度获得患者的配合。

2. 选择硬膜外还是腰硬联合麻醉应根据自己的特长和患者的具体情况选择。

3. 尽量避免多次穿刺，困难穿刺的患者尽量找上级医生一次性穿刺到位。穿刺进针要慢，对每层韧带的手感及硬膜外腔的判断要严谨。

4. 硬膜外用药前一定要仔细回抽，给予 3~5 mL 的 2% 利多卡因试验量后要严密观察。该病例中为什么给予试验量时没有发现问题？利多卡因的弥散性很强，患者

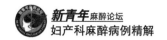

迅速出现血压低、心率慢、意识不清，第一反应是交感神经被广泛阻滞了，必须马上进行呼吸管理和快速补液，同时采取头高位控制麻醉平面向下走。

🎤 讨论二

1. 羊水栓塞除了心肺功能受损，凝血功能也会受损，一般不易纠正。这个产妇机械通气后证实肺功能正常，初步排除羊水栓塞，凝血功能正常可进一步证实。

2. 硬膜外穿刺即便没有直接进入蛛网膜下腔，也可以不同程度地损伤硬脊膜，接下来的置管则可以完全突破硬脊膜。针具、导管进入蛛网膜下腔可能与固形物（例如神经根）贴附而阻塞，脑脊液不能顺利流出，这在临床上是常见现象。有时候旋转穿刺针就可以通畅地获得脑脊液。硬膜外导管难以旋转，一旦被堵，难以通过调整方位证实在蛛网膜下腔。

黄绍强教授点评

这是一个已经明确的全脊髓麻醉（简称全脊麻）病例，因此，仅就病例提出的三方面问题谈谈看法。

1. 对于一个既往心肺功能正常的产妇，腰硬联合麻醉中突发严重呼吸循环功能改变，无论何种原因引起，首要的任务都是迅速纠正低血压和维持正常氧合，所采取的措施基本上都是对症处理，并没有针对病因的"特效"治疗。但有两个例外：一个是过敏性休克，另一个是局麻药全身毒性反应。一旦怀疑发生过敏性休克，一方面需要去除可疑过敏原，另一方面需要使用肾上腺素这一特效药物。对于局麻药全身毒性反应，在对症处理的同时，建议尽快应用脂肪乳剂。除此之外，分娩过程中，产妇突然发生呼吸和循环功能障碍，包括羊水栓塞在内，处理都是积极的对症治疗。糖皮质激素在羊水栓塞以及过敏性休克的救治中都不是发挥主要作用的药物。地塞米松起效慢，更不被推荐作为一线药物用于各种急症的处理。

在对症处理过程中，麻醉医生再结合病史、患者对治疗的反应及病情变化仔细分析原因。通常的鉴别诊断包括严重失血性休克、过敏性休克、羊水栓塞、肺栓塞、心源性休克、局麻药中毒以及高平面脊麻等。该全脊麻的病例，从以下几方面可以与羊水栓塞所致呼吸循环功能异常进行鉴别。

（1）意外发生的时间。全脊麻肯定是在椎管内注射了大剂量局麻药后很快发生，而羊水栓塞与注射麻醉药之间没有时间关系，多数是在破膜后短时间内发生。本例的时间，因为硬膜外给药与胎儿娩出相距很近，所以从这一点尚不能鉴别。

（2）意外发生时的症状。本例经硬膜外导管注射 2% 利多卡因 7 mL 后，"产妇痛苦迅速消失"，硬膜外阻滞起效不可能如此快，这已经高度提示药物可能注射到了蛛网膜下腔。此外，本例产妇突然意识消失时，"自主呼吸微弱呈叹息样呼吸，测 BP 50/30 mmHg，HR 43/min"，这都与异常广泛的脊神经阻滞相一致。而羊水栓塞发生时，先兆症状往往是呼吸困难伴烦躁，并且在低血压的同时，大多数患者出现心动过速而非心动过缓。

（3）对治疗的反应。该产妇经面罩手控通气后 SpO_2 很快升至98%，说明肺本身并无问题，这与羊水栓塞累及肺的表现不一致。而静脉推注麻黄碱 20 mg 可以使血压有效回升，也与羊水栓塞的表现不符。

（4）其实只要怀疑全脊麻就应该及时回抽硬膜外导管，即可明确诊断。

2. 腰硬联合麻醉下腰麻效果不佳时，要降低硬膜外给药导致全脊麻的风险，要做到以下两点：一是每次给药前反复回抽，强调的是"每次"，即使之前已经利用硬膜外导管注射过局麻药；二是应用硬膜外试验剂量。虽然这两点可能并非百分之百有效，但还是可以判断出大部分入血或入蛛网膜下腔的情况。针对本例，在 L3~4 间隙穿刺，用 7.5 mg 布比卡因腰麻，剂量并不大，手术开始前测得阻滞平面仅 T9，手术时"产妇也有显著撕扯不适和轻度疼痛感"。如果硬膜外先用 2% 利多卡因 3 mL 作为试验剂量观察 1~2 min，假如试验剂量全部进入蛛网膜下腔应该可以很快看到阻滞平面升高，而不会发生全脊麻。而如果观察 2 min 还没有看到阻滞平面的变化（如时间允许，按常规观察 3~5 min 最佳），再注射剩余的局麻药，还是可以明显降低全脊麻的风险。如果腰硬联合麻醉时腰麻效果很好，则通过试验剂量是无法排除导管进入蛛网膜下腔的。

3. 关于硬膜外导管是如何进入蛛网膜下腔的，只能是猜测，可能发生在置入导管时，前提是硬膜外针已经刺破硬脊膜或硬脊膜虽未破但已经受到损伤，后者可以解释为何在穿刺时没有大量液体从硬膜外针外流。至于为何翻身后硬膜外导管首次回抽未见脑脊液回流，这在临床上也时有遇到。可能的原因包括硬膜外导管的开孔正好贴近蛛网膜，也可能是导管开孔在置入过程中被脂肪组织或其他组织碎片堵塞，而当通过导管注药时，较高的压力就可以推开贴在导管开口处的蛛网膜或堵塞导管的组织碎片。另外，硬膜外导管也可能是手术时移位进入蛛网膜下腔的，具体机制不明，可能与疼痛不适时患者体位变化有关。

------ **知识小结** ------

椎管内麻醉剖宫产低血压

尽管产科全身麻醉已日臻完善，但目前椎管内麻醉仍是剖宫产的首选麻醉技术；其可避免全身麻醉的部分风险，母亲能够保持清醒并尽早参与分娩，促进与婴儿的早期结合和母乳喂养，并有良好的术后镇痛效果。然而，术中低血压的发生率可高达 71%，能使母体出现恶心、呕吐、头晕、甚至晕厥等不适，也可使子宫胎盘灌注降低导致胎儿氧合受损、胎儿酸中毒、Apgar 评分降低等，危及母婴安全。因此，消除低血压也曾被称为椎管内麻醉剖宫产的"圣杯"，激发麻醉学界不懈的探索。

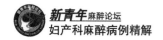
一、低血压的定义

对于椎管内麻醉剖宫产低血压的定义，一直存有争议。Klöhr S 等曾总结出 15 种不同的低血压定义，由此也导致了不同文献报道的低血压发生率从 7.4% 到 74.1% 不等的情况。其中，2011 年中国产科麻醉快速指南定义为收缩压 < 100 mmHg，或者下降幅度超过患者基础血压的 20%。2017 年脊髓麻醉剖宫产手术期间应用血管升压药治疗低血压的国际共识声明（简称"共识"）中则建议保持收缩压 ≥ 基础血压的 90%，并避免 < 基础血压的 80%。对于妊娠高血压或先兆子痫患者，2010 年英国国家健康与临床优化研究院（NICE）孕妇高血压诊断和管理指南建议收缩压 > 140 mmHg。

另外需要指出的是，相较于收缩压，尽管平均动脉压（MAP）似乎更适于作为器官灌注的决定因素，但鉴于目前没有足够多的数据支持，故暂不用来描述椎管内麻醉剖宫产低血压。

二、低血压的预测

鉴于低血压的危害，人们希望能找到低血压的预测方法以早期识别和预防。随着研究的深入，有很多指标或方法被用来预测低血压的发生，包括体重指数（BMI）、皮肤电导率（skin conductance variable，SCV）、被动抬腿试验、体位变换试验（postural change test，PCT）、仰卧位应激试验（supine stress test，SST）、灌注指数（perfusion index，PI）、脉搏灌注变异指数（pleth variability index，PVI）、基础心率、心率变异性（heart rate variability，HRV）及其低频与高频之比（LF/HF）等，还可将上述方法联合使用，比如 PCT-HRV。

尽管方法如此之多，但结果并不十分理想。其中，BMI、SCV 和被动抬腿试验等已被证实不具有预测性。其他方法在各个研究中的特异性和灵敏度大多不尽相同，可能需要进一步的研究。结合目前的研究状况，"共识"认为，在确定准确且可广泛应用的低血压预测方法之前，如果基线心率高或存在明显的近期仰卧不耐受 / 仰卧位低血压综合征病史，则发生低血压的可能性增加。此外，当使用间歇性无创血压测量时，注射局麻药后，心率的增加可能先于血压降低，可用于预测低血压的发生。

三、低血压的原因

对于一般情况良好、无特殊病史的产妇，导致椎管内麻醉剖宫产低血压的原因有很多。

（一）固有存在的可能原因或机制

1. 下腔静脉和（或）腹主动脉受压。椎管内麻醉后，胎儿及子宫压迫下腔静脉和（或）腹主动脉，回心血量急剧减少致心排血量下降，是低血压或仰卧位低血压综合征的主要原因。该学说及相应的防治措施一直沿用至今，如剖宫产手术时常见的左侧斜卧位 15°~30°，即旨在减轻或解除对下腔静脉的压迫。

2. 交感神经阻滞。椎管内麻醉后，交感神经阻滞平面以下血管扩张，以及肌肉松弛后使静脉容量血管失去了支撑作用，加重了静脉扩张，都使得回心血量减少，心排血量降低。此时有种压力感受器可介导心率和每搏输出量的增加，并增加心排血量。但是，若阻滞平面超过心脏交感神经支配平面（一般为 T4），则可导致代偿性心率加快失败，进一步降低心排血量，加重低血压。

（二）其他可能的突发原因

在麻醉手术期间，有很多原因都可导致低血压的发生，有外科手术方面的，有麻醉管理方面的，甚至也有难以预料的。图 18.1 简要总结了部分可导致低血压的原因。其中，本节所述病例出现低血压的原因即为椎管内追加局麻药后"意外"导致的全脊髓麻醉。

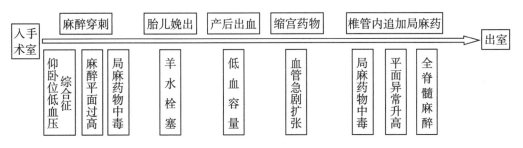

图 18.1 椎管内麻醉剖宫产术中部分可导致低血压的原因

需要指出的是，图中所示可能导致低血压的原因并非一定与上述时间节点相对应。另外，图示的各种病因的预防、诊治在本书相应章节均有详细描述。

四、低血压的预防和治疗

（一）一般性预防措施

为了降低低血压发生的风险和严重程度，可采取多种办法。如：避免不必要的阻滞平面过高，必要时抬高双下肢，子宫手动移位或常规左侧倾斜 30° 体位，在腰硬联合麻醉中使用超低剂量的腰麻，挤压小腿以减少腿部静脉汇集（如弹力袜）等；此外很重要的一点是，在麻醉前必须建立通畅的静脉通路，输注适量液体。但遗憾的是，这些措施都不能完全消除对升压药的需要。

（二）补液和血管活性药物

在防治椎管内麻醉剖宫产低血压时，最常用且比较有效的做法就是补液和使用血管活性药物，但目前似乎没有一个比较确定的办法来预防低血压。

1. 补液。虽然研究已经证明液体治疗可以减少预防低血压所需的升压药用量，但如何科学地补液仍有待进一步研究。在研究液体治疗方面，除了容量和速度外，还包括液体类型（晶体液 / 胶体液）和补液时间，如麻醉预负荷（preloading）和同步负荷（coloading）（麻醉即刻快速补液）。Mercier 较全面地总结了液体治疗在防治椎管内麻醉剖宫产低血压中的使用情况，结合液体类型和补液时间总结出 4 种方法（图 18.2）：①晶体液预负荷；②胶体液预负荷；③晶体液同步负荷；④胶体液同步负荷。并给出如下建议：①晶体液预负荷无效或效果很差；②胶体液预负荷始终部分有效；③与晶体液预负荷相比，晶体液同步负荷显示出部分有效，但这种益处并不一致，并且可能取决于椎管麻醉交感神经开始阻滞时的补液容量和速率；④胶体液同步负荷与预负荷效果相当；⑤胶体液同步负荷与晶体液同步负荷一样有效或更有效。Kaufner 等的研究也进一步证明胶体液同步负荷比晶体液同步负荷更加有效。

随后，Mercier 等进行的随机、双盲、多中心的 CAESAR 研究提示：与乳酸钠林格液（RL）预负荷相比，6% 羟乙基淀粉（130/0.4）（HES）+RL 联合预负荷可显著改善基于早期去氧肾上腺素推注的低血压的防治，且无不良反应。故笔者将其视为第 5 种液体负荷方法和第 V 类型的比较方法归纳于图 18.2。

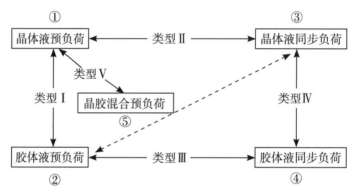

图 18.2 单次脊髓麻醉下剖宫产术中 5 种液体负荷方法的研究图。箭头表示方法之间的比较，大致基于它们在文献中出现的时间，标记为类型 I ~ V；虚线箭头表示仍有待进一步研究的比较（"晶胶混合预负荷"涉及内容为笔者添加）

2.血管活性药物。尽管通过补液或其他一般措施在防治低血压方面有一定效果，但仍不能完全消除对血管活性药物的需求。

（1）药物选择：α 受体激动剂是当前防治椎管内麻醉剖宫产低血压最合适的药物，其中最常用的为麻黄碱和去氧肾上腺素。几十年来，麻黄碱一直被作为"金标准"来使用；但越来越多的研究表明，去氧肾上腺素不仅安全，而且更有效，并且与麻黄碱相比，胎儿发生酸中毒的风险更低。然而，鉴于去氧肾上腺素会出现反射性心动过缓和剂量相关的心输出量减少，使用具有 α 激动和部分 β 激动作用的药物（如去甲肾上腺素、间羟胺）可能更为理想。尽管有研究发现，去甲肾上腺素可能是去氧肾上腺素的合理替代品，但尚需要进一步研究以获得更多证据支持，且鉴于对外周静脉使用的顾虑，故目前更为推荐去氧肾上腺素。

（2）给药剂量与方式：有研究表明，在麻醉即刻，以 25~50 μg/min 的起始速度预防性输注去氧肾上腺素是有效且安全的。根据监测及时调整剂量以达到目标血压和心率，可降低出现反应性高血压或心动过缓的风险。另外，"共识"也建议，如果不监测心输出量，也可以将产妇心率作为心输出量的替代指标，并避免心动过速和心动过缓。

随着技术的发展，根据产妇的血压和心率自动给药（双通道—两种药物）的计算机控制系统逐渐完善，且比医生控制的药物输注具有更高的循环稳定性。图18.3 简要描述了双通道自动给药计算机控制系统的算法，亦可为医生控制给药提供一定参考。

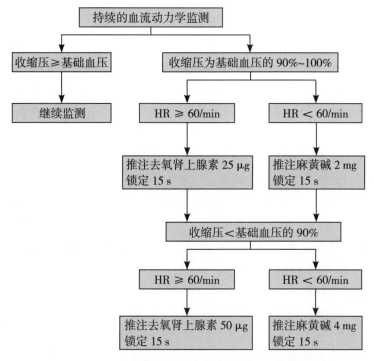

图18.3 双通道自动给药计算机控制系统算法示意图

总之，在椎管内麻醉剖宫产时，低血压发生概率高、危害大。术中引起低血压的原因有很多，特别是存在很多意想不到的原因，且目前尚无明确有效的预测方法，机制亦并不完全明确。目前，虽然有改变体位、弹力袜等一般性措施，也有使用容量负荷、血管活性药物等治疗方法，且大都安全有效，但是否就可以认为我们找到了"圣杯"，也不尽然。笔者以为，随着研究的深入，计算机自动化的目标导向干预（包括预测、预防、监测、治疗等）联合多学科医护协作的个体化诊疗或许会为找到"圣杯"提供方向。

（病例整理：吴庭豪　卜叶波）

扫码在线阅读

19

产妇发生严重过敏性休克一例

⊙病例资料

产妇 30 岁，体重 59 kg，G_1P_0 孕 39^{+3} 周。定期产检，未见明显异常，仅抗磷脂抗体（＋）。既往史：青霉素过敏。术前检查无特殊。拟在腰硬联合麻醉下行择期剖宫产术。

入手术室后常规监测：BP 110/75 mmHg，HR 86/min，SpO_2 99%。

11∶50 开放静脉，输注琥珀酰明胶。麻醉医生做麻醉前准备工作。

11∶58 产妇咳嗽，诉喉咙压迫感，面部及双臂潮红、荨麻疹。立刻手动监测 BP。

12∶00 BP 80/40 mmHg，HR 105/min。考虑药物引起的过敏反应，停琥珀酰明胶、换平衡液，面罩吸氧，并予甲泼尼龙 80 mg 静脉推注。

12∶03 BP 69/40 mmHg，HR 110/min，SpO_2 95%。予去氧肾上腺素 100 μg 静脉推注，并使产妇左倾卧位。

12∶05 BP 66/40 mmHg，产妇面部、双手水肿加重，咳嗽痰多。予肾上腺素 50 μg 静脉推注。

12∶07 BP 92/60 mmHg，HR 120/min。此时马上让产科医生进行胎心监护，显示胎心率 80/min 持续 2 min。

12∶11 做全身麻醉准备，BP 83/56 mmHg，再次静脉注射肾上腺素 50 μg，BP 110/72 mmHg。产科医生请示上级医生后决定立即行剖宫产术。

12∶13 全身麻醉诱导：丙泊酚 120 mg，顺阿曲库铵 8 mg。气管插管顺利。

12∶15 手术开始。七氟烷维持麻醉。持续输注肾上腺素维持收缩压在 100~120 mmHg。呼吸机设置：潮气量 480 mL、通气频率 12/min，气道峰压 18 cmH_2O，SpO_2 97%，予 PEEP 5 cmH_2O。

12∶18 娩出一严重窒息的女婴。然后给予舒芬太尼 35 μg 静脉推注，并降低七氟烷浓度。

12∶45 手术结束，带管转入 ICU。

13∶30 循环稳定，停肾上腺素，患者面部和手臂的水肿逐渐改善。

14∶50 拔管。

24 h 后转回普通病房。产妇产后恢复顺利，3 d 后皮疹全部消退，5 d 后出院。

患儿出生后无自主呼吸,新生儿科医生紧急清理其口腔黏液,气管插管加压吸氧,开放头皮静脉,予生理盐水扩容。10 min后新生儿建立自主呼吸,但不规则,出生后16 min呼吸规则,予以拔管。Apgar评分:1分钟1分,5分钟2分,10分钟6分,16分钟8分。新生儿出生体重2900 g,转入NICU,监测:T 37℃,HR 140/min,RR 60/min,BP 96/57 mmHg。查体:皮肤淡红,反应尚好,哭声响,双瞳孔等大,心律齐,心音有力,杂音无,轻度呻吟,双肺呼吸音粗,未闻及啰音,四肢肌张力好,拥抱反射(+)。血糖7.5 mmol/L。诊断:①新生儿窒息;②湿肺;③应激性高血糖。治疗:予保暖、吸氧、补液、维生素K_1预防出血。生后2 h因轻度激惹予苯巴比妥29 mg肌内注射。随后转儿童医学中心进一步检查治疗。经过半年的随访,婴儿的MRI及神经行为学检查均无异常。

Q 问 题

· 孕产妇过敏反应非常少见,是否这类人群不容易发生过敏?

· 孕产妇发生过敏性休克有哪些特殊性?

· 孕产妇发生严重过敏反应的处理方式与非孕者相比有无特殊之处?

· 胎儿娩出的时机如何把握?

· 如果发生过敏性休克的产妇实施紧急手术,麻醉方案该如何制订?

同仁讨论

讨论一

这是一个很好的病例。我们从中可以看出,麻醉风险无处不在。该病例处理是及时的,效果也比较好。但作为麻醉医生有以下几点需要注意。

1. 过敏反应可能发生在任何时间段,包括麻醉前、麻醉中及麻醉后。

2. 对液体选择需要有一定的原则:先晶后胶,先盐后糖,先快后慢,见尿补钾等。

3. 必须对相关药品有深入了解,选用的时候需要特别注意。

4. 对于产科患者,一定要遵循产科医生的意见。对于胎心极速下降的患者,在5 min内取出胎儿是一个明智的选择,同时也有利于产妇的急救。

5. 对于急诊剖宫产麻醉方案,目前国际上和国内都主张采用全身麻醉。主要以丙泊酚或者氯胺酮加肌松剂进行麻醉为主。

讨论二

该过敏反应为Ⅰ型变态反应,是由IgE介导的速发型超敏反应。过敏性休克的特点是发生迅速,发生越快就越严重。该患者为产妇,引起过敏的原因是胶体液。

1. 由于妊娠期孕激素水平升高,细胞免疫发生改变,容易发生过敏反应。

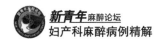
2. 产妇在发生过敏反应时临床表现与常人基本相同。相关资料显示，妊娠期过敏反应最常见的临床表现是心脏的表现，尤其是母体的低血压，所以该患者发生严重过敏反应时，先考虑使用去氧肾上腺素升压，同时不增加心脏的负担，而后再考虑使用少量的肾上腺素治疗过敏性休克。

3. 孕产妇发生过敏反应处理时应考虑胎儿情况，积极采取措施保障产妇血压的稳定以维持胎盘的正常血液灌注，产妇收缩压应 > 80 mmHg，防止胎儿宫内窒息甚至发生胎死腹中的情况，在抢救休克的同时应尽快娩出胎儿。在该病例中也做了积极处理：在治疗过敏性休克的同时维持血流动力学稳定，产妇左侧卧位增加回心血量，与手术医生沟通尽快娩出胎儿。

4. 产妇发生过敏性休克实施紧急手术时，麻醉方案还是考虑全身麻醉，迅速控制气道，保证患者氧供，并尽快娩出胎儿。同时还要注意避免使用抑制胎儿呼吸的药物，因产妇已经发生过敏性休克，不应使用阿片类药物，尽量减少胎儿娩出后呼吸抑制的因素。在该病例中已经学习了此类患者行全身麻醉的麻醉方案，抢救及时，产妇及新生儿结局非常好。

🎙 讨论三

1. 孕产妇过敏反应并不比正常人群少，而且孕产妇由于激素水平的改变，发生过敏事件的可能性更大。

2. 孕产妇过敏后的典型表现和常人一样，表现为血压降低；除此之外孕产妇还有脐带血运，持续低血压会影响胎儿的血供和氧供。

3. 孕产妇出现此类情况，除了常规行过敏性休克的抢救外还应紧急娩出胎儿。

4. 一旦发现过敏性休克，应立即抢救孕产妇，并准备紧急剖宫产。

5. 建议全身麻醉，丙泊酚对循环抑制较重，建议使用氯胺酮、司可林等起效快的药物。新生儿娩出后应紧急心肺复苏，全力抢救。

🎙 讨论四

1. 产妇有青霉素过敏史，要考虑术中可能出现麻醉药物过敏。

2. 行椎管内麻醉前，输注一定量的胶体液比晶体液更容易补充麻醉本身导致的容量不足；但输注胶体液，有出现过敏的可能。一旦发生过敏性休克，如果是紧急剖宫产手术，麻醉方式就不能选择椎管内阻滞，只能选择全身麻醉或局麻（选择局麻，孕妇是痛不欲生）。选择全身麻醉，如果孕妇是饱胃，又是困难气道（通气困难或者插管困难），那就会很麻烦。

3. 产妇出现过敏性休克的表现，此时的处理应首选肾上腺素，之后才考虑使用激素（氢化可的松或甲泼尼龙）。

4. 在全身麻醉诱导用药中，顺阿曲库铵有发生过敏的可能，因此在已经发生过敏的产妇中尽量避免使用，如必须使用，一定要特别关注。另外，如果患者血压不稳，必须使用丙泊酚时要注意剂量，剂量过大可能加重低血压。

5. 该患儿术后仅随访半年，并不能排除缺氧性脑损伤的可能性，毕竟有近10 min 左右的缺氧时间，因此建议延长随访时间。

黄绍强教授点评

1. 孕产妇的过敏反应非常少见，但并非这类人群不容易发生。相反，怀孕后由于雌、孕激素水平明显增加，细胞介导的免疫状态发生改变，怀孕的妇女更容易发生过敏反应。已经有不少研究证实了这一点。其机制可能与胎儿作为一个异物，刺激孕妇 T 细胞分泌 Th2 型细胞因子（为抗炎因子：IL-4、IL-5、IL-6 和 IL-10 等）明显增加有关，而同时 Th1 型细胞因子（为促炎因子：IL-2 和 γ 干扰素等）明显降低。研究证实，一些自身免疫性疾病（如类风湿性关节炎，由 Th1 型细胞因子促发）在妊娠后往往会得到改善，而一些变态反应疾病（如哮喘，由 Th2 型细胞因子促发）在妊娠期可能加重。

2. 发生在孕产妇的过敏性休克，其危害要比发生在普通人群者严重得多，这是因为严重的、致命性过敏反应对产妇自身的危害相对容易救治，而对胎儿的危害往往更严重。胎儿的血供直接依赖于子宫的血流，而子宫的血流没有自我调节能力。当母亲发生严重低血压时，胎盘灌注也随之显著降低，造成胎儿氧供减少；大脑是对缺氧最敏感的器官，如果低血压不及时纠正，很容易导致胎儿脑损伤甚至死亡。因此在救治母亲的同时要意识到严重过敏反应对胎儿的影响，及时判断、迅速处理。

3. 孕产妇发生严重过敏反应，与非孕者相比特殊之处就在于处理孕妇的同时需要密切监测胎儿，"大小"兼顾。低血压时应立即将母亲置于子宫左侧位，减少巨大子宫对主动脉和腔静脉的压迫。肾上腺素仍然是处理孕妇过敏性休克的首选药物，需要更为积极的使用，尽最大可能来提升和维持血压。

4. 及时考虑将胎儿娩出也是处理孕产妇严重过敏反应与普通人群不同之处。但分娩的时机其实比较难把握。通常，胎心率的异常（包括晚期重复减速和心动过缓等）提示胎儿宫内窘迫，应该通过迅速、积极地对母亲的处理（纠正低氧、低血压）来尝试改善。如果持续存在，无论产妇的状况是否得到改善，都要考虑紧急剖宫产。

在做剖宫产决定时需要权衡利弊。利就是及时将胎儿娩出，其预后可能会更好。弊包括两方面：一是对处于低氧、低血压情况下的产妇实施手术可能会使其预后变差，无论是麻醉医生还是产科医生可能经常有这种顾虑；二是如果胎儿早产，尤其是孕周＜ 32 周时，新生儿的发病和死亡风险可能增加。当然，娩出时机这个难题是由产科医生来回答的。

5. 孕产妇发生过敏性休克后，如果产科医生决定实施紧急剖宫产手术，那麻醉医生不得有半点迟疑，应该立即做好药品和器械的准备，尽快实施全身麻醉。椎管内麻醉此时已经不合适了。

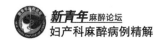
麻醉方案包括全身麻醉药和肌松药的选择、血管活性药物的应用以及术后拔管时机等几方面。对于循环不稳定的患者，全身麻醉药中依托咪酯优于丙泊酚，肌松药中琥珀胆碱，起效和肌松作用都优于非去极化肌松药；如果很方便使用，那谁优就选择谁，在紧急情况下优先使用最熟悉、最方便获得的无禁忌药物。如果使用丙泊酚，则应该减小剂量。如果诱导前已经持续输注肾上腺素，则诱导时应调高其输注速率；如果尚未持续输注肾上腺素，则应考虑在诱导时追加一次推注剂量（50~100 μg），并尽快改为持续输注。尽快建立有创动脉压监测。诱导后以吸入维持麻醉，胎儿娩出后再追加芬太尼或舒芬太尼，然后降低吸入麻醉药浓度，或者改为静脉麻醉药物维持。

术后拔管的指征：血流动力学稳定、呼吸功能良好、组织水肿改善。如果组织水肿仍然严重或者仍在持续输注肾上腺素维持循环，则不应急于拔管。即使符合拔管指征，拔除了气管导管之后，仍应警惕双相过敏反应的发生。双相过敏反应是指在没有再次暴露于过敏原的情况下，在最初事件发生后数小时症状复发。目前业内普遍认为，皮质激素对于急性过敏反应其实并没有作用，但可以预防双相过敏反应。

知识小结

妊娠期过敏反应及其处理

过敏性休克又称变应性休克，是过敏原作用于致敏个体而迅速发生的一种全身性炎症反应，属Ⅰ型变态反应（即速发型变态反应），引起黏膜皮肤、心血管和呼吸系统的一系列表现，发病一般较急骤。由于妊娠期孕激素水平提高，细胞免疫发生改变，孕妇容易发生过敏反应。另外，母体胎儿交界处的母体T细胞产生的Th2型细胞因子增加（启动速发型超敏反应），同时抑制Th1细胞产生细胞因子（通常在怀孕期间起到排斥反应作用），有助于维持妊娠并防止流产。其发生主要与休克的两个始动环节有关：①过敏反应使血管广泛扩张，血管床容量增大；②毛细血管通透性增高使血浆外渗，血容量减少。

当过敏原（如青霉素或异种蛋白等）进入机体后，可刺激机体产生抗体IgE。IgE的Fc段能持久地吸附在微血管周围的肥大细胞以及血液中嗜碱性粒细胞和血小板等靶细胞表面，使机体处于致敏状态；当同一过敏原再次进入机体时，可与上述吸附在细胞表面的IgE结合形成抗原抗体复合物，引起靶细胞脱颗粒反应，释放大量组胺、5-HT、激肽、补体C3a/C5a、慢反应物质、血小板活化因子、前列腺素类等血管活性物质。这些活性物质可导致后微动脉、毛细血管前括约肌舒张和血管通透性增加，外周阻力明显降低，真毛细血管大量开放，血容量和回心血量急剧减少，动脉血压迅速而显著地下降。孕期发生过敏反应虽然不常见，但对产妇和胎儿可产生致命的影响。

一、过敏的临床表现与分级

大多数过敏反应在接触过敏原后 1 h 内发生，症状和体征出现较快，总的来说过敏反应发生越快就越严重，甚至出现心跳呼吸骤停，过敏反应的临床表现与分级见表 19.1。

表 19.1 过敏的临床表现与分级

皮肤黏膜	皮疹、荨麻疹、血管神经性水肿（潜在气道水肿）
呼吸系统	支气管痉挛（哮喘），吸气峰压上升，呼吸困难、急促，血氧饱和度下降
循环系统	心动过速、低血压（可能严重）
1 级	仅涉及皮肤黏膜的反应
2 级	出现严重但无生命危险的症状
3 级	出现危及生命的症状
4 级	心跳呼吸骤停

注：麻醉期间，患者症状有可能被掩盖，部分体征可能由于被单覆盖不易观察

妊娠期过敏反应最常见的临床表现为循环系统的表现，尤其是母体低血压。在妊娠期，子宫和胎盘的血流量取决于母体的心排血量，且与子宫灌注压正相关，与子宫血管阻力负相关。过敏反应引起母体外周血管扩张和毛细血管渗出，均可造成母体低血压，从而导致子宫灌注压降低。母体子宫的血流直接影响胎儿的灌注，产妇低血压可能会导致胎儿中枢神经系统的缺血性损害。低血压的程度和持续时间可能是中枢神经系统缺血性损害严重程度的决定性因素。

二、过敏反应的诊断及处理

在紧急情况下，过敏反应的诊断是一种临床诊断，重点应集中在过敏史及可能致命的表现上，包括呼吸和心血管系统，积极观察患者有无皮疹等表现。孕产妇由于其特殊性，一旦怀疑过敏反应，应立即采取积极的措施以降低母亲和胎儿的并发症发生率和死亡率。因为呼吸道梗阻和休克会很快发生，患者会在极短的时间内从相对稳定发展到极端状态，必须立即进行治疗，处理的目标应该是抑制介质的释放和调节各种介质的作用。

1.快速评估气道、呼吸、循环和患者的意识状态，停止使用潜在的过敏原（乳胶、抗生素、胶体液、血液制品等），告知妇产科医生或外科医生协助处理。

2.高流量纯氧通气，子宫左倾，积极保证子宫的血液供应，防止胎儿发生宫内窒息。

3.考虑建立多条静脉通路，静脉大量补液。条件允许时及早进行有创动脉血压监测，除可积极监测患者血压变化情况外，也便于进行血气分析，指导治疗。

4.肾上腺素是治疗过敏反应最重要的药物，作为 α 受体激动剂，它可逆转外周血管扩张，并减轻水肿。其 β 受体活性有助于扩张支气管，增加心肌收缩力，抑制

组胺和白三烯的释放。早期使用肾上腺素可抑制 IgE 介导的过敏反应的严重程度。患者发生过敏性休克时，应用肾上腺素没有绝对禁忌，不立即使用可造成严重后果。如果为肾上腺素抵抗的患者，通常是指接受 β 受体阻滞剂治疗的患者，可静脉推注胰高血糖素（每 5 min 1~2 mg），也可使用垂体后叶素（2~10 U 静脉滴注，可重复使用），或去甲肾上腺素 $0.05~0.1\mu g/(kg \cdot min)$ 不断增加剂量，每 2 min 1 次，起始剂量为 10~100 μg 静脉推注，并且每 2 min 增加剂量，直到起效，最大剂量可能超过 1 mg。也可考虑尽早使用肾上腺素静脉滴注。各级过敏反应与肾上腺素用法见表 19.2。

表 19.2　各级过敏反应与肾上腺素用法

过敏反应级别	肾上腺素用法
1 级	不使用肾上腺素
2 级	出现严重临床表现时（如低血压、支气管痉挛）， 肾上腺素的初始量是每次 10~20 μg，必要时可增加剂量
3 级	初始剂量应为 100~200 μg（必要时每隔 1~2 min 重复一次） 如果需要重复给药，可考虑静脉持续输注肾上腺素（1~4 μg/min）
4 级	1~3 mg 静脉推注，间隔 3 min 后效果不佳者，再给 3~5 mg 静脉推注，间隔 3 min 后效果仍不佳者，予 4~10 μg/min 持续输注 若出现无脉性电活动应快速进行高级生命支持

5. 考虑即刻剖宫产：由于胎儿中枢神经系统可能会受到严重的永久性缺血性损伤，因此长时间低血压主要影响新生儿，而不是母亲。如果条件许可，应慎重考虑急诊剖宫产。全身麻醉下剖宫产由于其快速、可靠的特点而被麻醉医生所采用。此外与椎管内麻醉相比，全身麻醉的优点包括控制了产妇的气道，增加了血流动力学稳定性。如果母亲发生心脏停搏，为了便于胸外心脏按压，也应考虑急诊剖宫产。

6. 其他处理：给予沙丁胺醇，严重时用肾上腺素治疗支气管痉挛。予 H_1 受体拮抗剂（如苯海拉明 25~50 mg 静脉推注）、H_2 受体拮抗剂（如雷尼替丁 50 mg 静脉推注）。考虑使用皮质醇激素（如甲泼尼龙 125 mg 静脉推注）减少双相过敏反应。

7. 当患者稳定后，后期可以考虑皮肤点刺试验和皮内试验，进行过敏原检测。

总之，妊娠期发生过敏性休克，应根据临床表现和分级及时采取紧急救治措施，抢救母亲生命的同时也要考虑胎儿的问题。若母亲发生严重血流动力学的改变，甚至血压不能维持或心脏停搏者，应考虑紧急剖宫产。待病情稳定后对患者进行过敏原检测，防患于未然。

（病例整理：王薇薇　卜叶波　许燕蓝）

扫码在线阅读

20

剖宫产术中短暂意识丧失一例

⊙病例资料

产妇 34 岁,体重 65 kg,G_2P_1 孕 40 周,临产。术前诊断"胎儿窘迫、先兆子宫破裂、瘢痕子宫"。拟在腰硬联合麻醉下行"子宫下段剖宫产"。术前辅助检查心电图示:窦性心动过速。余无异常。

00:26 入手术室后吸氧,监测生命体征:BP 132/90 mmHg,HR 106/min,SpO_2 98%,胎心率 110/min。患者取左侧卧位,选择 L3~4 间隙穿刺,穿刺顺利,见脑脊液后向头端给予 0.45% 布比卡因 12.5 mg,推药后顺利置硬膜外导管。患者平卧后右臀垫高。

00:44 测麻醉平面在 T7 以下,患者无不适。

01:01 手术开始,进腹困难(因瘢痕子宫粘连严重)。

01:31 取出一活男婴,胎儿娩出后 Apgar 评分 2 分。立即清理呼吸道,给氧,胸外按压,气管插管,肾上腺素脐静脉推注。5 分钟 Apgar 评分 4 分,带气管导管转新生儿科治疗。胎盘娩出,清理宫腔后发现宫缩乏力,产科医生给予缩宫素 20 U 肌内注射,子宫收缩仍无好转,立即给予卡前列素氨丁三醇 250 μg 肌内注射后宫缩好转。此时患者 BP 90/50 mmHg,HR 120/min,SpO_2 100%。

01:34 发现患者大汗淋漓,血压骤降,BP 60/38 mmHg,HR 130/min,SpO_2 99%,监测麻醉平面 T8 以下。呼叫患者,患者开始意识模糊,立即静脉推注麻黄碱 12 mg。

01:36 患者呼之不应、大汗淋漓、牙关紧闭,怀疑羊水栓塞。立即静脉推注地塞米松 10 mg,手术暂停,面罩加压给氧,并准备行气管插管,同时通知上级医生。

01:38 患者烦躁,胡言乱语,呼之不应答。抽取静脉血送检验科急查血液成分,同时再建一条外周静脉通道,静脉推注咪达唑仑 2 mg。

01:41 患者意识恢复,BP 90/50 mmHg,HR 125/min,SpO_2 99%。继续手术缝合子宫。监测血气分析:pH 7.4,PaO_2 207 mmHg,$PaCO_2$ 23 mmHg,K^+ 3.2 mmol/L,Hb 76 g/L,BE −9.9 mmol/L。

02:30 手术结束。术中出血 800 mL,尿量 300 mL,输注晶体液 1600 mL、胶体液 100 mL。监测麻醉平面在 T10 以下。此时患者诉呼吸困难,听诊双肺闻

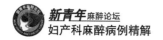

及喘鸣音，双下肺呼吸音弱，继续面罩吸氧。给予呋塞米 20 mg、肝素 500 U、罂粟碱 90 mg 滴注。

03:05 测麻醉平面 T12，BP 121/69 mmHg，HR 100/min，SpO$_2$ 98%，送 ICU 继续治疗。

1 周后康复出院。

Q 问 题

· 患者在胎儿娩出后为什么会出现意识改变？如何处理？

· 手术结束后患者为何再次发生呼吸困难？

· 该患者诊断是否考虑羊水栓塞？

同仁讨论

讨论一

1. 患者出现意识障碍的主要原因与严重低血压有关。低血压可能与患者子宫收缩乏力出血增多及子宫收缩药物的应用等有关。卡前列素氨丁三醇主要是促使子宫平滑肌收缩，达到增强宫缩的目的，其副作用也导致了气管等其他器官平滑肌同时收缩，肺血管收缩导致左心低心排血量从而引起严重低血压。

2. 患者再次呼吸困难可能与产科医生再次使用缩宫素或卡前列素氨丁三醇有一定关系。缩宫素和卡前列素氨丁三醇引发患者严重的肺血管收缩，可能导致患者出现急性心功能不全，听诊双下肺湿啰音。此时宜在使用肝素前查凝血功能、纤维蛋白原及其降解产物、血常规及 BNP 等，可以为患者后面的诊断提供线索。

3. 个人不太认同羊水栓塞的发生可能。原因：羊水栓塞发生率低，易出现凝血功能障碍，死亡率高，而且是一个排除性诊断。现在常常把产妇死亡归因于羊水栓塞，让很多麻醉医生闻风丧胆。而实际上产妇死亡率最高的原因是宫缩乏力、胎盘植入等因素导致的产后大失血。大量输液及产妇病理生理改变等因素导致产妇易发生凝血功能障碍，很多麻醉医生将凝血功能障碍归咎于羊水栓塞导致的 DIC，处理方向上的错误导致患者死亡。

4. 针对 D- 二聚体的补充分析：结果意义不大，特异性不够强，很多疾病都可以引起 D- 二聚体的升高。D- 二聚体在深静脉血栓诊断中的灵敏度为 95%，特异性为 40%，阳性预测值为 48%，阴性预测值为 95%。Hirsh J 等认为，D- 二聚体阴性可以排除深静脉血栓的可能性。联合应用静脉超声检查安全有效，能够大大减少有创的顺行静脉造影检查（曾被认为是诊断深静脉血栓的金标准）。Bounameaux H 等的研究证实，单一的 D- 二聚体检查就可以排除门诊 1/3 怀疑为深静脉血栓的患者，从而大大节约医疗费用和时间。手术期间的创伤应激也可能会引起 D- 二聚体的升高。

🎤 讨论二

患者出现意识改变可能原因是血压过低，导致脑组织缺血缺氧。作者未能给出患者的麻醉后即刻血压、手术开始前血压，没有良好的对照。剖宫产产妇大多数存在仰卧位低血压综合征，在麻醉前应该询问患者是否存在怀孕后期平躺后的胸闷气短现象。如果患者存在此现象，应该引起麻醉实施者的高度重视。

该患者出现极低血压的原因有：①麻醉实施者使用布比卡因，良好的麻醉效果带来了交感神经的深度阻滞，下肢及腹腔脏器血管扩张，肌松完善，下肢失去肌泵收缩作用导致血液淤积到下肢，回心血量减少导致血压降低。改用罗哌卡因应该会有所改善。②仰卧位低血压，增大的子宫压迫下腔静脉和腹主动脉，导致回心血量骤减，血压骤降。③胎儿娩出即刻，腹内压力骤降，血液重新分布，导致血压进一步降低。④缩宫素的不正确使用导致缩宫素有直接注入血管的风险。缩宫素导致血管扩张，血压下降，同时使肺血管收缩，回心血量减少，血压下降，心率加快，患者还会出现胸闷、气短、咳嗽等类似羊水栓塞的临床表现。⑤在胎儿娩出过程，由于手术操作的影响，麻醉平面可能会上升。⑥术中出血。

预防措施：①麻醉前或麻醉过程中快速输注晶体液或胶体液。②麻醉后，可以在患者右臀下垫一楔形垫或将床左倾 15°~30°，预防仰卧位低血压的发生。③使用血管升压药，麻黄碱 10~15 mg 或去氧肾上腺素 50~100 μg，必要时重复使用。④监测麻醉平面，调整麻醉平面的高度。⑤使用罗哌卡因替代布比卡因。⑥提醒产科医生使用缩宫素前回抽，静脉滴注前，一定将缩宫素注入 100~250 mL 液体内缓慢滴注。⑦与产科医生保持交流，密切观察出血量，保障术中循环稳定。

🎤 讨论三

根据患者发生意识丧失的时间以及前后的处理，个人以为卡前列素氨丁三醇与缩宫素的嫌疑比较大，表现为血管迷走神经综合征，导致意识一过性的丧失及血压、心率的改变。

血管迷走神经综合征又称血管迷走性晕厥，是指各种刺激通过迷走神经介导反射，导致内脏和肌肉小血管扩张及心动过缓，外周血管突然扩张，静脉血液回流心脏减少，使心脏有加快和加强收缩的反射动作；某些人会因过度激发迷走神经和副交感神经，进而引起心跳忽然减慢、外周血管扩张，结果造成血压降低、脑部缺氧。该病是表现为动脉低血压伴有短暂的意识丧失（能自行恢复），而无神经定位体征的一种综合征。

血管迷走性晕厥多见于学龄期儿童，女孩多于男孩，通常表现为立位或坐位起立时突然发生晕厥。起病前可有短暂的头晕、注意力不集中、面色苍白、视 / 听觉下降、恶心、呕吐、大汗、站立不稳等先兆症状，严重者可有 10~20 s 的先兆。如能警觉此先兆而及时躺下，可缓解或消除晕厥发作。初时心跳常加快，血压尚可维持，以后心跳减慢，血压渐下降，收缩压较舒张压下降明显，故脉压缩小，当收缩压降至 80 mmHg 时，可出现意识丧失数秒或数分钟，少数患者可伴有尿失禁。醒后可有乏力、头昏等不适，严重者醒后可有遗忘、精神恍惚、头痛等症状，持续 1~2 d 消失。发作时，查体可见血压下降、心跳缓慢、瞳孔扩大等体征。发作间期常无阳性体征。有研究发现，血管迷走性晕厥可诱发张力性阵挛样运动（惊厥样晕厥），可被误诊为癫痫。高温、通风不良、劳累及各种慢性疾病均可诱发该病。

根据病例资料中提供的信息，胎儿娩出前患者的血压已经有所下降，这点没有引起麻醉医生的重视，胎儿娩出后又大剂量使用了缩宫素和卡前列素氨丁三醇。综合考虑麻醉平面的上升、容量缺乏、出血和子宫收缩剂的使用导致循环呼吸平衡被打破，可怕的是未能引起当事麻醉医生的关注，引发一系列的临床症状。

为什么个人不认为是羊水栓塞呢？该患者事发的临床症状最明显的是意识改变，这点可能会扰乱我们的思维，把我们引向羊水栓塞。但是羊水栓塞四大主症：肺动脉高压、过敏性休克、DIC 和急性心力衰竭与肾衰竭，该患者都没有，所以我们不能仅凭意识改变这一点便武断地给出结论。该病例由于一系列原因导致循环失衡，未得到及时恰当处理，大剂量宫缩剂的使用成为"压死骆驼的最后一根稻草"。幸运的是后期及时处理，没有出大事故。

黄绍强教授点评

一、病例疑问分析

1. 患者意识改变最可能的原因还是严重低血压导致脑灌注不足。麻醉后、胎儿娩出前患者的血压未提及，姑且认为即使有降低也不严重，因此严重低血压并非主要由腰麻所引起。而从手术结束时总结的出血量（800 mL）来看出血也不算多，所以低血压最可能的原因还是子宫收缩剂。对该患者而言，缩宫素 20 U，无论是肌内注射还是子宫肌层注射，都存在误注血管内的可能。缩宫素对外周血管的直接扩张作用，在大剂量时可能会引起严重的低血压，大汗淋漓等也都是循环虚脱的表现。

患者的呼吸、循环是麻醉医生必须掌握在手里的两个重要系统。如果我是当班医生，首先判断此时患者呼吸和氧合暂时没有问题，我会迅速使用更强效的升压药，比如去氧肾上腺素 100 μg（必要时再加大剂量），努力让患者血压恢复正常，至少收缩压要达到 90 mmHg 以上。因其心率偏快，麻黄碱可能不合适，且 12 mg 剂量也偏小。万一意识障碍患者低血压的同时还合并低氧，在给完第一个剂量升压药后就要立刻准备气管插管。换句话说，呼吸和循环两个系统同时出现问题，能同时处理最好，不能同时处理时就先循环后呼吸。当然，呼叫帮助也是紧急情况下必需的。

2. "手术结束患者自诉呼吸困难，听诊双肺闻及喘鸣音，双下肺呼吸音弱"。此时血氧饱和度是多少作者没有说明，很可能是没有明显降低，如果确实没有降低，就不大可能是肺水肿。而且该患者听诊双肺是喘鸣音，而非湿啰音，所以体征也不支持是肺水肿,而应是支气管痉挛引起的呼吸困难。什么原因引起的支气管痉挛呢?最可能是卡前列素氨丁三醇。卡前列素氨丁三醇可引起全身平滑肌的收缩,包括子宫、血管及支气管的平滑肌。

3. 初看好像是羊水栓塞,因为产妇在胎儿娩出后发生低血压,又有意识状态的改变。羊水栓塞的主要临床表现就是不明原因低氧、低血压和凝血功能障碍,部分患者会有意识水平的改变,目前羊水栓塞的诊断依然是采用排除法对可疑的患者进行临床诊断。在无法用其他原因解释时,围产期患者出现下述情况的任一组合就应考虑羊水栓塞:急性循环衰竭、呼吸困难/低氧、DIC、精神状态的改变。但仔细分析,该患者的意识改变是由低血压引起,低血压又由宫缩剂引起,虽然后来发生了呼吸困难(并未出现低氧血症),不过是由卡前列素氨丁三醇诱发支气管痉挛而引起,每一个症状都是有原因的,所以基本上可以排除羊水栓塞。

当然,不管是否诊断羊水栓塞,处理都是一样的,都需要积极地对症治疗,循环支持、改善氧合、纠正凝血障碍是羊水栓塞治疗的重点。至于激素和肝素的使用,没有明确的循证医学证据支持。而罂粟碱,只有中国在用,PubMed 上查不到一篇用于羊水栓塞的文献,国内其实也拿不出有效的证据。在这例患者中,不知道用了罂粟碱后呼吸和循环是何表现。

二、病例处理分析

1. 又是"胎窘"!可是这里的产科医生和麻醉医生似乎并没有紧迫感:从00:26 进入手术室到 00:44 麻醉平面勉强达到手术要求,花了 18 min,到 01:01 手术开始,用去了 35 min,到 01:31 取出一男婴(当然原因归为前次剖宫产造成严重粘连,进腹困难),从进入手术室到胎儿娩出足足花了 65 min!这种情况下新生儿出来不需要抢救几乎是不可能的。我们一直强调,围产医学各学科的医务人员都有责任努力保障母婴两个生命的安全和健康,对于胎儿宫内窘迫须保持高度警惕,严重的"胎窘",要求从决定剖宫产到胎儿娩出时间为 5~10 min,一般的"胎窘",也应在 30 min 内娩出胎儿。每家医院都应积极通过平时的培训和演练,提高紧急剖宫产时多科合作的默契程度和各科的处理能力。

2. 用一次麻黄碱 12 mg 后血压仅仅升至 82/50 mmHg,后来作者没有再用升压药。容忍这样的血压而不处理是不合适的,所以 40 多分钟以后的血气分析仍然显示代谢性酸中毒。

3. "患者自诉呼吸困难,听诊双肺闻及喘鸣音",并非湿啰音,而且从液体出入量来说也没有循环过负荷的证据,所以给呋塞米 20 mg 不合适。前面的血气分析已经有低钾了,应用呋塞米后可能会进一步加重低钾和其他电解质的紊乱。

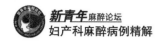

······· 知识小结 ·······

用于产后出血防治的常用子宫收缩药物

子宫收缩乏力导致的产后出血（多发生于胎盘前置、胎盘早剥、多胎妊娠等情况），是常见的分娩并发症和产妇死亡的主要原因之一。在产后出血的临床防治中，子宫收缩剂（代表药有缩宫素）的使用是一种重要的子宫张力药物干预方式，在剖宫产术中合理使用子宫收缩药物是降低风险、治疗产后出血及提高母婴安全的重要方法。以下为临床常用的子宫收缩药物的特点与注意事项，供临床同道参考。

一、缩宫素

是下丘脑分泌的由 9 个氨基酸组成的多肽，在多种生理性刺激下由垂体后叶释放进入全身循环。在妊娠 20 周后雌激素刺激子宫肌层大量表达缩宫素受体，缩宫素和这些受体结合，激活 G 蛋白，增加钙离子内流和前列腺素合成，引起子宫平滑肌收缩。目前市售的是人工合成的化合物，被广泛应用于促进分娩、防治子宫收缩乏力和治疗产后出血。

一般情况下，产妇用药后短时间便会产生明显药效，但药物半衰期较短，一般为 5~8 min，持续作用时间相对较短，故常需维持滴注。应用于产后出血的治疗时，由于半衰期短，缩宫素受体还会出现长时间暴露后的脱敏感，常需与其他子宫收缩药物联合使用，通过多种途径改善子宫肌肉收缩，方能达到理想效果。此外，研究表明缩宫素预处理会减弱缩宫素诱导的子宫肌层收缩力，且缩宫素受体的脱敏感现象的恢复在术后短时间内并不表现为时间依赖性。

近年来主张术中胎儿娩出后较低剂量缩宫素（1~3 U）的单次静脉注射，这可能与中高剂量（≥5 U）有同样的收缩子宫效果，且副作用更小。如需使用更大剂量时，应给予稀释并尽可能使用输注给药，以减少对血流动力学的影响。对于合并有严重心脏疾病、先兆子痫、存在严重低血容量或进行性出血的患者，静脉注射缩宫素后尤其需要注意循环波动和并发症防治。

缩宫素的心血管效应主要源于血管分布的缩宫素受体。早期即观察到使用缩宫素会降低血压，同时引起心率增加。其血管作用活性来源于两个方面：一是缩宫素受体存在于心脏，受作用时可以促进心钠肽的释放、降低心输出量；二是缩宫素可以通过激活内皮型—氧化氮合成酶（eNOS），作用于内皮细胞诱导血管舒张，但也需注意缩宫素在作用于平滑肌细胞时也可以促进血管收缩，同时亦可作用于升压素受体。

故使用缩宫素后可以表现为小动脉血管舒张，而较大的外周动脉可能出现血管收缩。产生这些略显冲突的作用效果的原因，可以通过缩宫素受体在大小血管中的相对分布、药物对内皮细胞和平滑肌细胞的交替作用，以及给药方法差异等来解释。

剖宫产围手术期使用缩宫素后的低血压，可能会被错误地归咎于椎管内麻醉引起的交感神经阻滞或失血，注意并理解缩宫素的心血管效应无疑有助于麻醉风险的规避和患者症状的应对。

二、卡前列素氨丁三醇

商品名：欣母沛，为含有天然前列腺素 F2α 的（15S）–15 甲基衍生物的氨丁三醇盐溶液，于 1986 年在美国首次用于临床，一般适用于肌内注射。该药由于分子结构上 15 位甲基取代了羟基，故水溶性增强，生物活性也增强。较传统药物有如下优点：半衰期长，生物活性增强，药物使用剂量小，经深部肌内注射后 2~3 min 即可起效，且作用持续时间可达 2 h。该药通过与钙离子结合，提高平滑肌细胞内钙离子浓度，运载钙离子到达靶细胞而抑制环磷酸腺苷合成，达到促进子宫平滑肌纤维收缩的作用。同时该药还可与前列腺素受体结合，使血窦关闭，加速平滑肌收缩以达到止血效果；还可诱导血小板聚集和凝血因子释放，进而发挥自然止血的作用。

一般用于产后出血的二线治疗，尤其在一线药物治疗效果不佳的患者中，可以配合使用卡前列素氨丁三醇，在此过程中再应用按摩、缩宫素维持治疗，以期获得更好的治疗效果。有研究指出，可以在使用缩宫素 15~30 min 效果不佳时便应用该药；而对于部分存在羊水过多、多胎妊娠的高危产后出血患者而言，可以在第三产程时预防性地使用该药。

如遇顽固性产后出血，可间隔 1.5~3.5 h 重复给药；但其仅对宫缩乏力性产后出血有效，对其他因素导致的产后出血无效。因此临床上对产后出血的原因应及时准确地做出判断，迅速采取有效对症措施也是预防和控制产后出血的关键。

三、麦角新碱

麦角新碱是一种合成的麦角碱，与天然的麦角碱具有相似的药理作用，1935 年由 Dudley 等发现。麦角新碱注射液有很长的临床使用历史，也是目前临床常用的子宫收缩药；但由于原料产地等原因一度在国内停产，近年来恢复在临床使用。

麦角新碱引起子宫收缩的机制与垂体后叶制剂相似，对子宫平滑肌的作用显著，起效快，稳定作用时间约 45 min，节律性的肌肉收缩时间可达 3 h。麦角新碱用药后也可以造成子宫肌肉的强直收缩，对胎盘种植处子宫内部的血管产生压迫，从而产生止血效果。与缩宫素联合使用可发挥协同作用，尤其适用于部分胎盘前置致使子宫下段血窦无法关闭的出血患者。

麦角新碱对心血管的作用主要是通过对平滑肌的直接收缩作用，或与激活动脉管壁的 5– 羟色胺能受体有关。麦角碱类制剂也被用于治疗偏头疼、脑血管功能不全等疾病，机制是使脑动脉血管的过度扩张与搏动恢复正常。故使用本药需严格注意剂量和对象，尤其应注意该药的血管收缩作用，一般不得与其他缩血管药物合用，特别是对于冠心病患者，血管痉挛时可造成心绞痛或心肌梗死。

与缩宫素联合使用时，需在确保止血疗效的前提下，对药物使用剂量进行严格

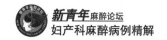

控制，依据产妇实际的止血情况调整药物剂量、次数，以免用药过量引发不良反应。尤其应注意该药的禁忌证，禁止在胎儿娩出前使用。

四、卡贝缩宫素

卡贝缩宫素是一种新型的人工合成的长效九肽缩宫素类似物，具有激动剂特性。其与天然缩宫素一样具有良好的药理作用，通过与子宫平滑肌内缩宫素受体结合，可强力收缩子宫，持续压迫子宫肌层血管，从而达到止血目的。

卡贝缩宫素较普通缩宫素的优点是半衰期明显延长，达到普通缩宫素的 4~6 倍，可诱导延长子宫收缩至产后 40 min；同时具有良好的耐受性，生物利用度较高，在用药 2 min 后就能充分发挥药物活性。普通缩宫素常需术后继续静脉维持使用，疗效的发挥依赖于机体的缩宫素受体，而机体具有缩宫素受体的脱敏感现象。剖宫产术后最易发生产后出血的时间为术后 2 h，卡贝缩宫素在产后 2 h 持续促宫缩作用极大程度上降低了发生产后出血的概率，大大减少了产后出血量。有研究认为卡贝缩宫素的作用效果和安全性优于其他二线药物，可能是最有效的缩宫素联合用药。

五、米索前列醇

该药物是合成的前列腺素醇 E1 衍生物，其清除半衰率大约为 1.5 h，在临床上除了用于促进宫颈成熟和引产外，在产后出血的治疗方面一般是与缩宫素联合使用。

米索前列醇可口服、舌下含服、直肠或阴道给药。有国外研究显示，和常规静脉使用缩宫素相比，直肠使用米索前列醇在防治产后出血的有效性和安全性上更为优越。同时由于其半衰期较长，可以有效应对产后 2 h 出血相对高危期。

然而，加拿大妇产科医师协会第 431 号临床实践指南强调：米索前列醇（舌下／口服）是高危人群预防或治疗性应用缩宫素时的有效辅助药物，米索前列醇经直肠给药在起效和生物利用度方面不如其他途径，不应使用。目前证据支持口服米索前列醇 600 μg 预防产后出血和 800 μg 舌下含服治疗产后出血。

米索前列醇的不良反应一般是胃肠道症状，口服后很容易出现恶心、呕吐；其心血管效应并不显著，一般认为较为安全，但也有少量报道患者使用后出现冠状动脉脉痉挛的症状，应密切监测那些已经存在心脏病或心血管危险因素的患者，如出现类似症状要加以警惕。如果选择阴道给药，注意可能会增加感染的概率。

六、垂体后叶素

垂体后叶素系由猪、牛、羊等动物的垂体后叶提取的水溶性成分，内含缩宫素和血管升压素。内科一般用于治疗消化道和呼吸道出血，止血效果确切。国内有报道在产后出血患者中的应用，认为小剂量垂体后叶素可增强子宫的节律性收缩，大剂量能引起强直性收缩，使子宫肌层内血管受压迫而发挥止血作用。

垂体后叶素的半衰期约 15 min，静脉滴注可引起子宫立即收缩，显著减少产后出血量。垂体后叶素所含血管升压素可使血管快速痉挛，减少注射部位附近的血流使血液凝固。剖宫产术中若发生出血，可稀释后子宫肌层局部注射。局部使用垂体后叶素，可使其渗透到胎盘附着部位，对剖宫产术中发生的难治性产后出血有效，尤其是对前置胎盘剥离部位的出血、胎盘粘连剥离后的出血。

需特别注意，垂体后叶素的心血管效应非常显著，其内含的血管升压素主要作用于血管升压素 V1、V2、V3 受体，这些受体广泛分布于子宫平滑肌细胞膜及血管平滑肌细胞膜，如 V1 受体可通过激活 Gq/G11 磷脂酶 C 引发血管平滑肌细胞膜钙离子内流，造成全身微血管、小动脉和小静脉收缩，血管外周阻力增加，从而使血压升高、心率反射性减慢。有报道证实大剂量血管升压素可直接抑制心肌，产生负性肌力及负性变时作用，从而有可能产生心动过缓及全身器官组织灌注不足，也有报道垂体后叶素使用后可能导致肺水肿、心动过缓甚至心脏停搏。麻醉医生尤其应警惕该药的心血管效应。

了解上述常用子宫收缩药物的药理学和使用特点，对于麻醉医生尤其是产科麻醉医生来说，不仅可以更好地做好术中管理，正确应对药物引起的其他系统症状，也可以从产科角度理解和掌握产后出血的处理原则和进程，以帮助患者获得更好的预后。

（病例整理：陈秋香　周磊　王步国）

扫码在线阅读

21

剖宫产术后第 5 天发生左下肢红肿、麻木、疼痛一例

⊙病例资料

产妇 30 岁，孕 39^{+1} 周。7 年前曾行剖宫产，无输血。平素无头晕、头痛，无脊柱外伤史。无咳嗽、呼吸困难、心悸等。Mallampati 分级 Ⅱ 级。血常规、凝血功能、肝肾功能、尿常规、心电图等检查无特殊。诊断：① G_3P_1 孕 39^{+1} 周，左枕横位；② 瘢痕子宫。拟腰硬联合麻醉下行"二次剖宫产术 + 双侧输卵管结扎术"。

9:00 入手术室，BP 126/72 mmHg，HR 97/min，RR 20/min。左侧卧位，行 L2~3 腰硬联合麻醉，腰麻药采用 1% 罗哌卡因 1.5 mL+5% 葡萄糖液 1.5mL，麻醉平面达 T8。

10:12 取出一活男婴，给予缩宫素 10 U 子宫肌内注射，垂体后叶素 6 U 子宫肌内注射，卡前列素氨丁三醇 250 μg 左侧三角肌肌内注射帮助子宫收缩止血。患者恶心呕吐、额头冒虚汗、稍烦躁，诉腹部不适，甲氧氯普胺 10 mg 缓慢静脉推注止吐，舒芬太尼 10 μg 缓慢滴注减轻腹部牵拉不适。硬膜外给予 2% 利多卡因 4 mL 试验剂量，5 min 后无全脊麻现象，再次追加 0.5% 罗哌卡因 6 mL。

11:45 手术结束，术中输注聚明胶肽 500 mL、晶体液 1000 mL，出血约 500 mL，尿量 300 mL。术后使用 PCEA 镇痛泵（配方：舒芬太尼 100 μg+ 罗哌卡因 300 mg+ 生理盐水至 150 mL），起始量 5 mL，持续量 2.8 mL/h，PCA 每次 5 mL，锁定时间 30 min。于 12:00 安返病房。

术后第 1 天，患者诉双脚麻木，未起床活动过，翻身和咳嗽时伤口轻度疼痛，左脚较右脚更为麻木，但双腿均能抬起。

术后第 2 天，患者在丈夫搀扶下自己可以在床边解小便，在床上可自动翻身侧睡，双脚麻木情况和第 1 天几乎无异。于晚上 22:00 拔除硬膜外镇痛导管，患者未诉特殊不适。

术后第 4 天，患者出院，自己可以行走，走路牵拉伤口轻度疼痛，用轮椅推入电梯乘车回家。出院后第 3 天晚上 21:00 致电产科，诉左小腿疼痛、红肿，不能独立站立，可在拐杖辅助下行走。嘱其次日清晨来院复查。

术后第 5 天，患者来院后行胸腹部 CT 示：L2~3、L3~4、L4~5 椎间盘轻度膨出。双下肢彩超示：左侧下肢静脉血栓形成，右侧下肢静脉和双侧动脉未见明显异常。确诊为"左下肢深静脉血栓形成"。因我院无血管介入科，建议转上级医院治疗，后续治疗不详。

Q 问题

· 考虑什么诊断？应做哪些检查？如何处理？

· 如何预防此类疾病的发生？

同仁讨论

讨论一

左下肢皮肤暗红、发胀、无力，应考虑静脉回流不畅、梗死。产褥期患者仍然处于高凝状态，高度怀疑下肢深静脉血栓，可以查 D- 二聚体、下肢彩超以明确确诊。

讨论二

下肢深静脉血栓形成的典型临床表现往往是单侧下肢（左下肢多见）出现肿胀、疼痛。由于静脉系统存在大量的侧支循环，早期的血栓形成并不会妨碍静脉血的顺利回流，血栓形成早期可以没有明显症状，这是静脉血栓容易被忽略的原因之一。只有血栓形成一定时间，堵塞侧支循环近、远端开口时，才在临床上表现出下肢肿胀，这也许跟产后 1 周产妇仍处于高凝状态有密切的关系，因此产后 1 周内是发生深静脉血栓的高峰期。下肢深静脉血栓的形成是产科术后严重并发症之一，在急性期可能因为血栓的脱落而引起肺栓塞，严重威胁到患者的生命。我国的发病率为 3%~7%。该病的治疗非常复杂，因此要做到早预防、早发现、早治疗，保证患者的生活质量。

讨论三

考虑下肢深静脉血栓形成导致红肿疼痛，可以行超声、凝血功能检查。下肢麻木应该是麻醉药对神经造成的水肿，尤其是用重比重药时，可以改用加脑脊液或者生理盐水的等比重药，或者加灭菌注射用水的轻比重药。以前我科用重比重药时单肢麻木现象确实不少，后来改等比重药后大大降低了发生率。

黄绍强教授点评

1.产妇剖宫产后第 4 天出现一侧小腿疼痛肿胀，首先考虑的是下肢深静脉血栓。虽然术后第 1~2 天产妇曾经发生过下肢的麻木，但停用 PCEA 后未有不适主诉，已排除麻醉引起的神经损伤。此外，神经损伤引起的疼痛一般不会伴有肿胀。众所周知，产妇处于高凝状态，是深静脉血栓的高危人群。要明确诊断，最便捷的是比较两侧腿围并进行患侧下肢血管超声检查，若超声无阳性发现，必要时进行 MRI 检查。不过病史中产妇诉"左小腿疼痛、红肿"，深静脉血栓很少引起皮肤发红，所以患者这样主诉时，还要排除下肢的感染，比如丹毒。当然，体格检查可以迅速进行鉴别。

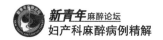

对于急性下肢深静脉血栓，一旦诊断明确，即可开始抗凝治疗，这已成为相关各科专业医生的共识。抗凝治疗是患者最重要也是最基础的治疗。即使患者有介入治疗的适应证，抗凝治疗也是下肢深静脉血栓介入治疗的基础。抗凝药物推荐使用低分子肝素和沙班类新型口服抗凝剂。单纯的抗凝治疗通常不会消除血栓，只是可以抑制血栓的继续发展，有利于血栓的自我溶解和血管腔的再通，从而减轻患者症状、降低肺栓塞发生率。

该例患者"确诊为左下肢深静脉血栓形成，因我院无血管介入科，建议转上级医院治疗"。如果让患者自行去另外的医院就诊，这是非常不妥的。患者在毫无医学常识的情况下自行走动，存在发生栓子脱落的风险。因此一旦诊断深静脉血栓就应卧床接受抗凝治疗，可以请介入科或其他相关专科医生会诊制订一个最佳处理方案。

2. 预防这类疾病最主要的就是完善剖宫产术后镇痛，尽早让产妇下床活动。该患者因 PCEA 术后第 1 天双脚麻木，未起床活动，这就为深静脉血栓的发生埋下伏笔。其实，遇到 PCEA 后双脚麻木，一侧比另外一侧更明显时，可以尝试将硬膜外导管略微向外拔出一点，还有就是通过降低局麻药浓度、增加容量来改善镇痛效果、减少运动阻滞。本例 PCEA 应用的是 0.2% 罗哌卡因，浓度还是偏高的。

知识小结

围产期深静脉血栓的防治

围产期静脉血栓栓塞（VTE）包括深静脉血栓形成（DVT）和肺栓塞（PE），一半发生在妊娠期，一半发生在产褥期，尤其产后 1 周内发生风险最高。深静脉血栓是指血液在深静脉内不正常凝结引起的静脉回流障碍性疾病，多发生于下肢，占围产期静脉血栓栓塞的 75%~85%，是产科术后较为严重的并发症之一，也是孕产妇死亡的主要原因之一。所以掌握围产期深静脉血栓的相关知识是必要的。

一、围产期深静脉血栓的风险因素

1. 15%~20% 的孕妇出现主动脉 – 腔静脉受压。下腔静脉在仰卧位时受压不仅导致每搏输出量和心排血量降低 10%~20%，还可以加重下肢静脉血淤积，进而增加足踝水肿、下肢静脉曲张甚至静脉血栓形成的风险。

2. 孕期血流系统处于高凝状态，尤其是凝血因子 I（纤维蛋白原）和凝血因子 VII 显著增加，VIII、X、XII、vWF 因子轻度增加。XI、XIII、抗凝血酶 III 和 tPA 降低，血小板不变或降低 10% 以下。

3. 产后 3~5 d，纤维蛋白原浓度和血小板计数升高，这些改变可以解释为何产褥期血栓并发症高发。产后 2 周后，凝血功能恢复到怀孕前状态。

4. 妊娠期及产褥期，静脉血栓的发生率增加，产后 1 周后降低。妊娠期静脉血

栓的绝对风险从孕早期的 4.1/ 万（孕妇·年）增加至孕 40 周时的 59/ 万（孕妇·年），产后早期阶段风险增加到 60/ 万（产妇·年），至产后 2 周降至 48.3/ 万（产妇·年），产后 12 周降至 2.1/ 万（产妇·年）。与未使用避孕药的非孕妇女相比，使用口服避孕药的妊娠妇女深静脉血栓的相对风险在孕早期增至 1.5 倍，至足月时增加 21 倍。产褥期妇女发生深静脉血栓的风险是非妊娠妇女的 20 倍，是妊娠期妇女的 5 倍。产后 1 周以后深静脉血栓相对风险下降且大约产后 3 个月不再上升。深静脉血栓与孕妇年龄无相关性。

5. 与非妊娠期女性相比，妊娠期深静脉血栓更容易发生于左下肢且更接近髂静脉和髂股静脉，这与髂右动脉压迫髂左静脉及子宫的压迫导致左下肢静脉血流淤滞明显有关。

6. 若是术后长期卧床休息可能会造成下肢静脉血流缓慢，再加上手术组织的破坏，这些均可促发血流凝固，引起术后血栓的形成。

7. 评估。①其中存在以下任意一项都提示产后发生深静脉血栓的风险＞3%：既往有血栓史，产前严格卧床≥ 7 d，手术后出血≥ 1000 mL，先兆子痫伴有胎儿生长受限，系统性红斑狼疮，心脏病，镰状细胞贫血，术中输血，产后感染等。②其中存在任意两项或者急诊剖宫产加任意一项都提示产后发生深静脉血栓的风险＞3%：BMI ≥ 30 kg/m², 多次妊娠，产后出血≥ 1000 mL，吸烟每天超过 10 支，先兆子痫等。

二、深静脉血栓的临床分型和临床分期

1. 临床分型。

（1）按部位可分为：①周围型——腘静脉及小腿深静脉血栓形成；②中央型——髂股静脉血栓形成；③混合型——全下肢深静脉血栓形成。

（2）按严重程度可分为常见型深静脉血栓和重症深静脉血栓 [包括股青肿（下肢深静脉严重淤血）和股白肿（伴有下肢动脉持续痉挛）]。

2. 临床分期。

（1）急性期：发病后 14 d 以内。

（2）亚急性期：发病 15~30 d。

（3）慢性期：发病 30 d 以后。

（4）后遗症期：出现血栓后综合征。

（5）慢性期或后遗症期急性发作：在慢性期或后遗症期深静脉血栓再次急性发作。

三、深静脉血栓综合评估和诊断流程

深静脉血栓患者最常见的初始症状是肢体疼痛和肿胀，小腿围差异≥ 2 cm 时，提示下肢深静脉血栓的可能性大。当症状或体征提示深静脉血栓时，推荐应用近端静脉的加压血管超声进行初始诊断。妊娠期深静脉血栓髂股静脉栓子占 64%，髂静脉栓子占 17%。当加压血管超声结果为阴性或可疑而临床症状怀疑髂静脉血栓形成

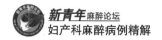

时，推荐使用髂静脉的多普勒超声、静脉造影或 MRI 检查，或者给予经验性抗凝治疗。深静脉血栓诊断流程如图 21.1 所示。

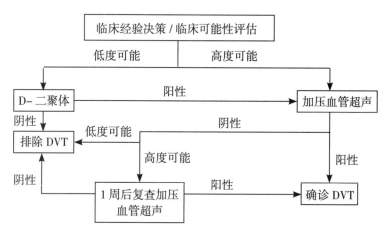

图 21.1　深静脉血栓（DVT）诊断流程

四、围产期下肢深静脉血栓的治疗

（一）抗凝治疗

1. 普通肝素：剂量个体差异较大，使用时必须监测凝血功能。一般静脉持续给药，起始剂量为 80~100 U/kg 静脉推注，之后以 10~20 U/（kg·h）静脉泵入，以后每 4~6 h 根据活化部分凝血活酶时间再做调整，使其延长至正常对照值的 1.5~2.5 倍。肝素可引起肝素诱导的血小板减少症（HIT），常于应用肝素 5 d 后出现。在使用的第 3~10 天复查血小板计数，如血小板计数较应用前下降超过 30%~50%，或应用肝素 5 d 后血小板计数进行性下降至 <（8~10）× 10^9/L，应高度怀疑 HIT。此时可行相关抗体的实验室检测进行确诊，HIT 诊断一旦成立，应立即停用肝素，改为非肝素抗凝剂（如阿加曲班、利伐沙班等）治疗。

2. 低分子肝素（如那屈肝素钙）：出血不良反应少，HIT 发生率低于普通肝素，使用时大多数患者无须监测。临床按体重给药，每次 100 U/kg，每 12 h 1 次，皮下注射，肾功能不全者慎用。

3. 维生素 K 拮抗剂（如华法林）：是长期抗凝治疗的主要口服药物，效果评估需监测凝血功能的国际标准化比值（INR）。治疗剂量范围窄，个体差异大，药效易受多种食物和药物影响。治疗初始常与低分子肝素联合使用，建议剂量为 2.5~6.0 mg/d，2~3 d 后开始测定 INR，当 INR 稳定在 2.0~3.0 并持续 24 h 后停低分子肝素，继续华法林治疗。华法林对胎儿有害，孕妇禁用。

4. 直接 Xa 因子抑制剂：在国内，利伐沙班已经被批准用于深静脉血栓的预防和治疗，该药 33% 通过肾脏代谢，轻、中度肾功能不全的患者可以正常使用。单药治疗急性深静脉血栓与标准治疗（低分子肝素与华法林合用）疗效相当。推荐用法：

前 3 周每次 15 mg，每天 2 次；维持剂量为 20mg，每天 1 次。

5. 直接 IIa 因子抑制剂：阿加曲班，静脉用药，分子量小，能进入血栓内部，对血栓中凝血酶抑制能力强于肝素。主要适用于急性期静脉血栓、HIT 及存在 HIT 风险的患者。

（二）溶栓治疗

1. 溶栓药物：尿激酶最常用，对急性期深静脉血栓的治疗具有起效快、效果好、过敏反应少的特点。常见的不良反应是出血。溶栓剂量至今无统一标准，一般首剂 4000 U/kg，30 min 内静脉推注，继以（6~12）× 10^5 U/d，维持 72~96 h，必要时延长至 5~7 d。重组链激酶溶栓效果较好，但过敏反应多，出血发生率高。重组组织型纤溶酶原激活剂溶栓效果好，出血发生率低，可重复使用。新型溶栓药物包括瑞替普酶、替奈普酶等，溶栓效果好，单次给药有效，使用方便，无须调整剂量，且半衰期长。

2. 降纤药物：常用巴曲酶，是单一组分降纤制剂，通过降低血中纤维蛋白原的水平，抑制血栓的形成，治疗深静脉血栓的安全性高。

3. 溶栓治疗的适应证：急性近端深静脉血栓（髂、股、腘静脉），全身状况好，预期寿命＞1 年和低出血并发症的危险。

4. 溶栓治疗的禁忌证：①溶栓药物过敏；②近期（2~4 周）有活动性出血，包括严重的颅内、胃肠、泌尿道出血；③近期接受过大手术、活检、心肺复苏、不能实施压迫的穿刺；④近期有严重的外伤；⑤严重难以控制的高血压（＞160/110 mmHg）；⑥严重的肝肾功能不全；⑦细菌性心内膜炎；⑧出血性或缺血性脑卒中病史；⑨动脉瘤、主动脉夹层、动静脉畸形；⑩年龄＞75 岁和妊娠者慎用。

（三）介入手术治疗

介入手术治疗是清除血栓的有效治疗方法，可迅速解除静脉梗阻。主要方法有：经导管接触性溶栓治疗（CDT）、经皮机械性血栓清除术（PMT）、经皮腔内血管成形术（PTA）及支架植入术。对深静脉血栓实施介入手术治疗应从安全性、时效性、综合性和长期性四方面考虑。

1. 安全性：对于长段急性血栓，介入治疗前置入腔静脉滤器可有效预防肺栓塞。采用 PMT 和（或）CDT 可明显降低溶栓剂的用量，减少颅内及内脏出血等并发症的发生。

2. 时效性：急性深静脉血栓的诊断一旦明确，宜尽快做介入处理，以缩短病程，提高管腔完全再通率，避免或减少静脉瓣膜粘连，降低瓣膜功能不全和血栓复发的发生率，尽量阻止病程进入慢性期和后遗症期。

3. 综合性：对深静脉血栓常采用几种方法综合治疗，如对急性期血栓在 CDT 的基础上，可结合使用 PMT；对伴有髂静脉闭塞的深静脉血栓，可结合使用 PTA 和支架植入术，以迅速恢复血流，缩短疗程，提高疗效。

4. 长期性：在综合性介入治疗后，宜长期抗凝（3 个月）或延长抗凝（＞3 个月），定期随访、复查，以减少深静脉血栓的复发。

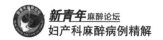

五、围产期深静脉血栓的预防

深静脉血栓是孕产妇的严重并发症，一旦发生常导致严重后果，因此防重于治。预防应贯穿整个围产期，从产前检查开始，积极宣教深静脉血栓防治的知识和措施。

1. 妊娠期应保持一定的运动量，合理饮食，避免过度肥胖。

2. 建议在孕妇中筛查深静脉血栓的高危因素，并对存在深静脉血栓高危因素的人群进行风险评估并开展预防。

3. 通过宣教使孕产妇具有自我观察能力，如下肢有无皮肤色泽改变、水肿、浅静脉怒张、肌肉深压痛；测量双下肢相同平面的周径，两侧周径差是否 ≥ 2cm；是否具有肺栓塞的三联征（血痰、胸痛、呼吸困难）表现。

对于有静脉血栓史、遗传性易栓症或获得性易栓症的孕产妇，尤其是高龄、肥胖、长期卧床者，应在医生指导下采用预防措施，包括机械性预防方法、药物预防和联合预防。其中机械性预防方法主要包括压力梯度长袜、间歇充气加压装置和静脉足泵，其可增加静脉血流或减少腿部静脉血流的淤滞，且不增加出血的风险，因此对出血风险高的患者有很大的优势。

总之，为了避免围产期深静脉血栓带来的危险，相关医生都需要熟知围产期深静脉血栓的危险因素，了解深静脉血栓的临床分期和临床分型，掌握深静脉血栓的综合评估和诊断流程，熟知治疗方法和药物，掌握围产期深静脉血栓的预防措施，更好保障母婴安全。

（病例整理：龚昌盛　董大龙　周祥勇）

扫码在线阅读

妇科麻醉病例

Gynecological Anesthesia Cases

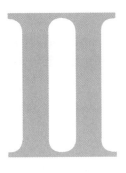

疑难病例

22

异位妊娠心脏停搏心肺复苏成功后手术麻醉一例

⊙病例资料

> 患者 42 岁，身高约 160 cm，体重约 80 kg，因"腹痛 1 d、意识丧失 2 h"入院。家属诉：患者于入院前 1 天无明显诱因出现腹痛，腹痛性质描述不清，自诉存在濒死感。就诊于我院急诊科，就诊时发现患者呼吸心跳已停止（具体时间不详），瞳孔已扩大至边缘，血压测不出，立即行心肺复苏，并请多学科会诊。妇科给予后穹隆穿刺，抽出血性液体，考虑腹腔脏器出血，立即联系手术室拟行剖腹探查术，于急诊科气管插管心肺复苏约 20 min，患者出现微弱自主呼吸，恢复自主心跳，立即送往手术室。

11:35 急入手术室，再次发生呼吸心跳停止，接麻醉机机控呼吸，心肺复苏，多巴胺持续输注。

11:36 肾上腺素 1 mg，11:39 肾上腺素 2 mg，11:44 肾上腺素 1 mg，静脉推注。

12:15 心跳恢复，心电图示窦性心律。

12:20 行桡动脉、锁骨下静脉穿刺置管，共开放 3 条静脉通路。

12:35 静脉滴注 5% $NaHCO_3$ 200 mL。

12:55 静脉推注甲泼尼龙 40 mg。

12:56 开始输红细胞 2 U。

12:57 麻醉诱导，静脉推注舒芬太尼 20 μg、戊乙奎醚（长托宁）0.5 mg、维库溴铵 8 mg、依托咪酯 10 mg。

12:58 静脉滴注氨甲环酸 0.5 g。

13:00 开始手术，备血液回收机（考虑血源及时，同时合并异位妊娠，因此未使用自体血回收机），此时 BP 80/50 mmHg。术中发现左侧宫角妊娠破裂，行左侧输卵管切除＋左侧宫角部分楔形切除术。出血量约 4500 mL，共输液体 6100 mL：其中包括羟乙基淀粉 1500 mL、聚明胶肽 500 mL、悬浮红细胞 8 U、血浆 600 mL（基层医院无其他血制品），尿量 0 mL，共静脉注射呋塞米 40 mg。术中 BP 波动在 80~100/45~60 mmHg，HR120~140/min。术毕带气管插管控制呼吸送往 ICU，患者呈昏迷状态，呼吸机辅助通气，格拉斯哥昏迷评分 3 分。

术后诊断：①左侧宫角妊娠破裂；②失血性休克；③呼吸心跳停止；④心肺复苏术后；⑤左侧输卵管切除术后；⑥左侧宫角部分楔形切除术后；⑦多器官功能障碍综合征；⑧缺血缺氧性脑病；⑨弥散性血管内凝血；⑩代谢性酸中毒。

术后建议转上级医院进一步治疗，当天转入上级医院。

Q 问 题

· 该病例麻醉管理不足之处？

同仁讨论

🎙 讨论一

1. 没有其他病因的大失血患者，一般相对好抢救，但只是相对而已。如果该患者原有心脑血管疾病，抢救难度要大很多，难在患者自身对缺血的耐受性差。

2. 对于这种血容量极低的患者，在血管活性药的选择以及强心和收缩外周血管的作用分配上，本质上取决于对患者循环状态的评估，而如何权衡，尚无定论。我们通常看到的血压和心率并不能充分反映血容量、心功能及外周阻力等。麻醉医生通常接触的循环功能检测指标，大多数是功能性的，所以动态的相对变化比绝对值更加重要。

3. 在进行循环的管理和调控时，我们不仅要监测大循环，更要关注微循环。例如，对于这样失血性休克的患者，不必急于将 pH 值调整到正常范围，因为根据氧解离曲线、波尔效应和何尔登效应，pH 适度偏低有利于组织血管开放，保证血液灌注（生理情况下毛细血管是交替开放），也有利于组织对氧的利用。

4. 呋塞米一定要用，而且要早用，早期使用呋塞米能增加肾灌注以及到达肾脏血流的肾内分配。有基础肾脏疾病的肾内科患者，每天使用呋塞米的极量是 80 mg，估计与全身毒性反应阈值有关。对于这种没有基础疾病的大出血患者，呋塞米极量我也并不明确。我们一般都是从小剂量用起，逐渐加量。当然，如果血压低于肾灌注阈值，给呋塞米估计也不会出尿。问题是我们无法知道该患者的真正肾灌注血压阈值，所以复跳、复率、复律，维持循环稳定，低温脑保护是根本。其他的靠团队合作。

🎙 讨论二

1. 该病例中，对于没有意识的患者的麻醉没有经验，不了解患者情况，既然药物已经准备好，就按常规给了。对于不同的患者应个体化思考，千篇一律是大忌。镇痛镇静肌松，具体到每个患者，需要多少镇痛？需要多少肌松？需要镇静吗？生命体征不能维持时又该如何用药？麻醉医生的主要责任就是抢救和麻醉，对于该患

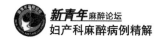

者而言，主要是抢救和生命支持，不是麻醉和再次打击，可能只给一点镇痛药就够了，应抓住主要矛盾。

2. 术中是否需要使用氨甲环酸？使用剂量应该是多少？

3. 术中血压需要在手术控制出血后提升到100/60 mmHg左右，之前在稍低水平，允许性低血压是为减少失血。血管活性药可以考虑选择去甲肾上腺素。血管活性药物，靶向性越明确越好，对于该患者而言去甲肾上腺素更好。多巴胺会导致危重患者的心律失常，心动过速慎用。

4. 基层医院血源不足，红细胞和平衡液是最基本的复苏成分，先关注容量和输血，再考虑凝血功能和内环境。

5. 因为术中无尿，考虑到术毕血压能控制，患者已经多脏器功能衰竭，为防止心力衰竭而给予呋塞米，事实证明患者已经肾功能不全。据悉上级医院采取了透析治疗（长时间低灌注低氧，最容易坏死的脏器可能就是肾脏，可以长时间透析或者肾移植）。

6. 人是复杂的生命个体，医学的发展与更新很快，医学本身也充满争议，可谓仁者见仁、智者见智。药物选择也是日新月异，基层医院设备药品不全，很多时候麻醉都是凭借个人经验。我们应多学习、勤思考、善总结，不断规范自己的临床实践。越是特殊患者，越有更多值得我们学习和改进的地方。

🎙️ 讨论三

异位妊娠失血性休克，心脏停搏能够心肺复苏成功且成功挽救患者生命，把相关并发症减少到最低，对于基层医院来说实属不易。但该病例还是存在许多不足之处。

1. 失血性休克应尽早手术止血。患者已经心脏停搏，育龄期妇女不明原因腹痛休克，妇科给予后穹隆穿刺，抽出血性液体，首先应该考虑异位妊娠大失血。患者11:35急诊入手术室，11:44再次心肺复苏成功，到13:00手术才开始，等待输血过程中患者可能再次心脏停搏。如果重要脏器缺血时间太长，可能产生不可逆转的损伤，建议心肺复苏后立即手术止血。患者意识昏迷，可仅给少量镇痛药物，甚至只给氯胺酮即可，同时使用自体血液回收机边回输边等待异体血，为患者重要脏器争取更多的时间。

2. 病例介绍中显示准备了血液回收机但未用。异位妊娠失血性休克并非血液回收机禁忌证，目前已有大量文献报道自体血液回输可以安全有效地用于异位妊娠失血性休克患者。患者妊娠时间短，由于输卵管妊娠破裂是器官扩张破裂所致，绒毛和胚胎组织是一个整体，胎儿尚未成形，羊水中无胎脂，很少进入血流，加上腹腔内积血经自体血回收机处理后再回输给患者，不会造成肺栓塞和过敏性休克。因此，自体血回输技术在输卵管妊娠破裂救治的手术中，其可行性更强、意义更大。异位妊娠自体血回输适应证：①妊娠＜12周；②胎膜未破；③出血时间＜24 h（2019年自体输血临床管理专家共识：非开放性创伤患者自体血回收不超过6 h）；④血液未受污染；⑤镜检红细胞破坏率＜30%。

关于异位妊娠后出血时间多长可以行血液回收目前还存在争议，建议按照自己所在医院规定实施自体血液回收。最新研究进展提示产科大出血亦可行自体血回输，所以异位妊娠失血性休克可放宽其自体血液回输适应证。相对于异体血，自体血有很多优点：不仅能够提供大量即刻常温自体血，避免了异体血输注潜在的输血反应，缓解了临床库存血不足的压力，还有效降低了血源性疾病传染的风险，避免了异体输血引起的过敏反应、发热反应及溶血反应等。由于来源于自身血液组织，自体血回输不需要转运、配型及检验，显著降低了输血成本，避免了相应操作可能引起的错误。自体血回输患者术后发生免疫抑制的风险要低于同种异体输血，提示自体血回输能够降低术后免疫抑制发生率，提高患者预后。此外，回收自体血细胞的变形能力、三磷酸腺苷（ATP）含量及2,3- 二磷酸甘油酸（2,3-DPG）含量均明显高于库存血，且具有较好的携氧能力，能够有效避免输注库存血所导致的代谢性酸中毒、高钾血症、低钙血症等常见并发症。

黄绍强教授点评

对于这种异位妊娠大出血致心脏停搏的患者，基层医院能抢救回来还是值得称道的。因为病史写得比较简单，所以对麻醉管理的很多细节无法做评判，但仔细分析整个抢救过程，还是有一些可以改进的地方。

1.关于手术时机。同意讨论三医生的观点，对于失血性休克致心脏停搏的患者，在诊断已基本明确（腹腔脏器出血）的情况下，应该尽快剖腹探查，手术止血。对于这样的患者，不可能期望通过输血来解决问题，手术是必需的，这才是针对病因的最有效处理。既然如此，那就应该尽早手术。心肺复苏后没有立即做手术的原因如果是等血源到齐，那就是浪费时间。从某种程度上讲，对该患者而言，在纯氧机械通气情况下，有效循环容量的建立可能比血红蛋白的提高更重要，因此完全可以通过输液来补充循环容量。自体血回输此时可以发挥作用，越早开腹，将腹腔里已出的血液回收越可以最大化进行利用。如果手术未立即做的原因是在花时间和家属沟通，那就是沟通技巧有问题。这种患者，不做手术就是死亡一种结局，只有手术才有生的希望。这样一讲，思维正常的家属都会立刻签字。

2.关于自体血回输。已经有相当多的证据证实了回收式自体血回输在产科应用的安全性。结合文献报道和我们院际交流获得的未发表的信息，保守估计，目前世界范围内有超过6000例自体血回输的病例，尚无因回输自体血而发生羊水栓塞的病例报道。虽然还不能完全排除羊水栓塞，但根据0发生事件的发生率"rule of 3"的判断原则，剖宫产术中实施自体血回输发生羊水栓塞的风险最高不超过5/万（3/6000），这已经是极小概率的事件了，接近于不输自体血产妇羊水栓塞的自然发生率。英国、澳

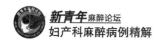

大利亚等国很早就制定了产科自体血回输的应用常规，国内于2018年底由国家卫健委发布了《临床输血技术规范（征求意见稿）》，自体血回输在剖宫产手术中应用也第一次被写进去。这也进一步说明其安全性得到国内认可。因此，对于像这种异位妊娠大出血患者更应该积极地实施回收式自体血回输来保障患者安全，尤其是对于血源紧张的基层医院。

3.关于昏迷患者手术麻醉用药。这类患者全身麻醉药、镇痛药和肌松药该怎么用并没有明确的指南，一个原则是不要因为应用这些药物影响本已脆弱的循环状况。本例中相对于依托咪酯和维库溴铵，20 μg舒芬太尼可能对循环影响最大。另外，从理论上讲，昏迷且已插管的患者，全身麻醉诱导药几乎可以不用，用一点吸入麻醉药即可。但有一个药却是需要考虑用的，即咪达唑仑。心脏停搏复苏后的患者麻醉用药无论如何都会比正常情况下要少，但具体到某个患者该少多少其实很难准确判断，这就可能导致某些患者发生术中知晓。急救手术的危重患者是发生术中知晓的高危人群。小剂量咪达唑仑通过顺行性遗忘作用可以预防浅麻醉的术中知晓，而对循环又没有影响。

知识小结

特殊情况紧急抢救输血推荐方案

由创伤、妇产科疾病、消化道出血等急性失血导致的失血性休克患者，会出现严重低血压、DIC和重要器官损伤。早期使用血液制品不仅可以恢复患者血容量，改善组织微循环，而且可以防止仅补充非血制品液体所导致的机体酸中毒及稀释性凝血功能障碍。适度的血液扩容稀释对手术患者可能是有益的，输血的目标没有必要将Hct提高到"正常值"水平，但对于病情危急或严重创伤患者，重度贫血对手术患者是危险的。

对于极其严重的有心脏停搏风险的失血性休克，在最短时间内补充血液制品，维持患者的生命体征，为手术及病因治疗争取时间显得尤为重要；但输血科完成完整的输血前ABO/RhD血型鉴定、抗体筛查及交叉配血需要一定的时间。

因此，中华医学会临床输血学分会于2014年初公布《特殊紧急抢救输血推荐方案》（简称"推荐方案"），该方案针对不同的临床情况，提出了紧急抢救输血方案，包括ABO疑难血型患者紧急抢救输血推荐方案、ABO同型血液储备无法满足需求时紧急抢救输血推荐方案、RhD阴性患者紧急抢救输血推荐方案、交叉配血试验不合或（和）抗体筛查阳性患者紧急抢救输血推荐方案，并在多家机构对推荐方案进行了有效的验证。而该"推荐方案"的适用条件（患者必须同时满足适用情况及启动指征），并不能完全满足所有紧急条件下的抢救输血患者，如失血性休克心脏停搏同时心肺复苏的患者，需要立即输血，而交叉配血需要较长时间，为了给患者争取抢救时机，是否可以考虑交叉配血的同时输注 O 型洗涤红细胞悬液？

通过文献复习，四川大学华西医院黄春妍回顾性分析了该院 2011—2016 年启动紧急输血预案的 360 例输血病例。A 预案为输血科收到输血申请后立即发放 O 型 RhD 阳性血和（或）AB 型血浆。B 预案为发放凝聚胺法交叉配血相合的 ABO 同型的血液。统计分析 2 种预案的血液发放时间、死亡率、红细胞及血浆用量、输血前血液指标、同种抗体检出情况以及溶血反应发生率。

结论：两种紧急输血预案对不同临床情况的紧急失血患者的输血抢救均提供了保障，验证了 O 型 RhD 阳性血作为紧急失血患者的输血抢救通用血（universal blood）的安全性及有效性。预案中明确规定：紧急输用 O 型血的病例第 1 次取血量不能超过 4 U 红细胞及 400 mL 血浆，患者输注这些血液的同时，输血科有时间完成血型鉴定及后续交叉配血工作；在第 2 次及以后的输血中，患者可以选择同型相合的血液。这种预案可以为患者争取抢救时机。育龄期及以下女性患者因存在 RhD 阴性致敏的风险，故要求对女性患者尽量采集标本并立即盐水离心检查患者 RhD 血型，同时推荐：如果可能，尽量启动 B 预案以避免同种抗体导致的溶血反应。

表 22.1　血型不明时紧急输注 O 型红细胞处理流程

适用情况	1. ABO 疑难血型患者紧急抢救输血 2. ABO 同型血液储备无法满足需求时患者紧急抢救输血 4. 受客观条件限制无法及时输注 Rh 阴性合格血液 3. 交叉配血不合或（和）抗体筛查阳性患者紧急抢救输血	
启动指征	1. 采取各种措施，输血科（血库）血液储备仍无法满足患者紧急抢救输血的需要 2. 输血科（血库）在 30 min 内无法确定患者 ABO 或 RhD 血型或（和）交叉配血试验不合时	
启动流程	1. 输血科（血库）工作人员根据患者输血前血型血清学试验结果及血液库存情况，凡符合"推荐方案"启动指征 2 条中任何一条，立即向临床科室负责医生说明情况 2. 临床科室主治医师以上人员根据患者病情和输血科（血库）反馈信息，判定符合"推荐方案"启动指征，双方协商后决定启动"推荐方案"程序 3. 输血科和临床科室分别将患者病情上报医院医务管理部门审批或总值班备案后，立即启动特殊情况紧急抢救输血程序 4. 临床科室医生向患者及其家属告知启动特殊情况紧急抢救输血的必要性、方案及风险，医患双方共同签署《特殊情况紧急抢救输血治疗知情同意书》	
紧急处置： 按 A-B-C 顺序启动	A. 优先选择输注 O 型洗涤红细胞 B. 在不能及时获得 O 型洗涤红细胞的情况下，可考虑输注 O 型悬浮红细胞，并推荐应用白细胞滤器。在生命体征稳定，危急状态解除后，应等待获取 O 型洗涤红细胞 C. 血浆输注：与患者 ABO 血型同型的 RhD 阴性和 RhD 阳性血浆均可输注，无法满足供应时可选择 AB 型 RhD 阴性和阳性血浆输注；对 RhD 阴性血浆应在筛查排除存在抗 –D 后输注，以防止抢救过程中有可能输 RhD 阳性红细胞引起的溶血反应	A. 在检测确认待抢救患者血液中 D 抗体筛查阴性的前提下，使用与 Rh 抗原阳性交叉配血相合的血液 B. 不具备 A 条件时，可以考虑输注紧急采集尚未完成检测的 Rh 抗原阴性交叉配血相合的血液

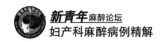

我们希望能将"推荐方案"中的启动指征增加一条：生命体征不平稳、危及生命的急性失血，不立即输血将危及生命。①血红蛋白 < 30 g/L，并有进一步下降趋势；②血红蛋白 ≥ 30 g/L，但进一步加重贫血可能会严重危及生命（出血速度快，可能迅速危及生命；合并有心肺等严重基础疾病，很难耐受更严重贫血）。

附：某三甲医院紧急输血绿色通道流程

紧急输血预案
非同型输血：

　　紧急情况下，O 型供血者的红细胞给非 O 型受血者使用的输血原则；AB 型供血者的血浆 / 血小板给非 O 型受血者使用的输血原则；ABO 血型相同，RhD 阴性受血者首选接受 RhD 阴性血液，次选与患者 ABO 血型同型 RhD 阳性红细胞，三选 O 型 RhD 阳性红细胞输注的输血原则。

　　注：输注不同血型的红细胞、血浆、单采血小板前，要向患者及其家属告知风险，例如供者血浆中的血型抗体引起急性溶血反应的可能，血小板输注无效的可能，RhD 阴性患者输注 RhD 阳性供者的血小板后可能被其中残留的红细胞免疫而产生抗 –D，特别是育龄期妇女可能发生流产、死胎、新生儿溶血病（女童患者成年后风险同上）等。

紧急输血预案
- 当患者未合血，但在紧急情况下必须在 15 min 内输血，由麻醉科医疗组长以上的资质人员电话通知输血科值班医生，启动紧急输血预案。
- 紧急输血指征：各种原因导致的、估计会立即危及生命的大出血，尤其是急性创伤、产后等导致的大出血。
- 15 min 内，输血科无法完成常规 ABO/Rh 血型、不规则抗体筛查、交叉配血工作，只能提供 **O 型 Rh 阳性红细胞及 AB 型血浆**。
- 紧急输血应由麻醉科医疗组长以上资质的人员确认，在患者"输血申请单"左上角注明**"紧急情况输用 O 型血"**，相关资质人员签名并盖章。
- 患者血型未知而紧急输用 O 型 Rh 阳性血时，一次取血量**不超过 4 U**。输血科在发出 O 型 Rh 阳性血后，应尽快进行患者 ABO/Rh 血型鉴定、抗体检查、交叉配血实验，如发现 Rh 阴性、抗体筛查阳性或交叉配血不相合，则应立即通知临床。

【提示】

医务人员应该永远将患者的生命和健康权益放在首位。但医务人员做出合理选择时，也不应无辜承担法律风险。为挽救生命、积极救治患者，在受到客观条件限制、常规抢救治疗措施无法实施、法律尚无明确规定的特殊情况下，允许医生为挽救患者生命采取相应紧急输血措施；但应根据所在医院颁布的紧急输血流程规范，按照合理步骤实施，以避免输血相关并发症给医护人员带来不必要的法律风险。

（病例整理：蒋飞　于学来　周磊　卜叶波）

扫码在线阅读

23

盆腔肿块麻醉处理一例

⊙病例资料

> 患者 62 岁，体重 60 kg，于 11 月 21 日 19∶00 因"下腹疼痛 3 d，加剧伴头晕 3h"急诊入院。入院诊断：盆腔肿块（蒂扭转？盆腔炎性包块？）。既往史：3 年前因"白细胞减少症"一直服用泼尼松片（具体量不详）。
>
> 患者入科予抗炎补液治疗后，BP 突然降至 60/40 mmHg，神志淡漠，四肢肢端湿冷、发紫，两肺呼吸音粗，未闻及干、湿啰音，心律齐，心音低钝，体温 39.8℃，考虑为"感染性休克"。

11 月 22 日 05∶00 转入 ICU，面罩给氧（8 L/min）下 SpO_2 维持在 92%~98%，HR 110~118/min，予多巴胺 + 间羟胺维持 BP 在 120~130/60~75 mmHg。拟急诊行剖腹探查术。急查血气分析示：pH 7.345，$PaCO_2$ 24.9 mmHg，PaO_2 62.2 mmHg，HCO_3^- 13.7 mmol/L，BE −10.6 mmol/L。血常规：WBC 19×10^9/L，PLT 60×10^9/L，Hb 116 g/L，Hct 34.6%。凝血功能：PT 18.1s，APTT 61.5 s，FIB 3.41 g/L，D− 二聚体 60.4 μg/mL 血生化：ALB 20.8 g/L，Cr 218 μmol/L，Ca^{2+} 1.84 mmol/L，Na^+ 136.4 mmol/L，K^+ 4.17 mmol/L。心电图示：窦性心律，左心室高电压。胸片未拍。

10∶30 入手术室后，BP 103/60 mmHg，HR 115/min，SpO_2 87%，经面罩给氧（5 L/min）SpO_2 升至 93%。

10∶35 行右锁骨下静脉穿刺置管。

10∶40 麻醉诱导：依次静脉推注依托咪酯 15 mg、芬太尼 0.2 mg、罗库溴铵 50 mg，诱导过程平稳，插管顺利。插管后生命体征：BP 110/60 mmHg，HR 110/min，$P_{ET}CO_2$ 36 mmHg，SpO_2 95%。麻醉维持用药：七氟烷 1.5%~2%。

10∶50 左桡动脉穿刺并监测动脉压，手术开始。

10∶55 BP 降至 78/50 mmHg，SpO_2 92%，HR 118/min。予麻黄碱 6 mg 静脉推注，BP 升至 110/60 mmHg，多巴胺 200 mg+ 间羟胺 40 mg 静脉滴注维持。

11∶00 测 CVP 17 cmH_2O，SpO_2 继续下降至 77%，两肺听诊有细湿啰音。调整 PEEP 6 cmH_2O，改善氧合，甲泼尼龙 80 mg 静脉滴注减少渗出，氨茶碱 0.25 g 静脉滴注扩张支气管。

11∶05 查动脉血气：pH 7.3，PaO_2 58 mmHg，$PaCO_2$ 30.56 mmHg，Na^+ 126 mmol/L，

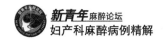

K^+ 3.9 mmol/L，Ca^{2+} 2.5 mmol/L，BE −11 mmol/L，Hct 27%。予 5%$NaHCO_3$ 250 mL 静脉滴注。

11:30 SpO_2 渐升至 96%，BP 160/85 mmHg，予丙泊酚 2 μg/mL TCI，维持 BP 在 120~130/60~80 mmHg。

11:45 静脉推注罗库溴铵 50 mg。

11:50 听诊双肺呼吸音较粗，左肺仍有湿啰音，又予甲泼尼龙 80 mg。

12:00 至 12:30 生命体征稳定，BP 110~120/60~70 mmHg，SpO_2 95%，HR 105~110/min。复查动脉血气（12:30）：pH 7.38，PaO_2 72 mmHg，$PaCO_2$ 38.4 mmHg，Na^+ 126 mmol/L，K^+ 3.7 mmol/L，Ca^{2+} 1.9 mmol/L，BE −2 mmol/L，HCO_3^- 22.4 mmol/L。

12:45 手术结束。术中共输晶体液 1000 mL、羟乙基淀粉（万汶）1000 mL、红细胞 6 U、血浆 500 mL，出血 300 mL，尿量 1200 mL。

13:00 带管至 ICU：BP 140/80 mmHg，HR 113/min，SpO_2 95%。

术后诊断：①子宫内膜下肌瘤伴感染；②宫腔积脓，脓毒性休克；③ ARDS。术后继续予呼吸机辅助支持通气，多巴胺 + 间羟胺维持血压，甲泼尼龙 + 乌司他丁控制炎症、减少肺泡间质渗出，亚胺培南西司他丁钠（泰能）抗感染等治疗。

11 月 23 日颜面部水肿，尿量偏少，CVP 16~27 cmH_2O，予呋塞米静脉注射。

11 月 24 日停血管活性药，血压稳定，CVP 12~16 cmH_2O，背部出现散在出血点，多次血常规示血小板计数为（27~44）× 10^9/L，出凝血异常，FDP 正常，予输血小板。

11 月 25 日停呼吸机并拔除气管导管。

11 月 27 日转入普通病房。

Q 问 题

· 麻醉诱导的注意事项有哪些？

· 术中低氧血症的原因是什么，如何处理？

· 麻醉处理过程有哪些缺陷？

同仁讨论

🎙 讨论一

1. 手术开始后 5 min 出现血压下降。一方面手术麻醉应激后肾上腺皮质激素释放不足，在此之前给一定量皮质激素（甲泼尼龙 80 mg 或地塞米松 10 mg 或氢化可的松琥珀酸钠 100 mg），或许可预防，此外不要用依托咪酯诱导；另一方面心力衰竭、肺水肿表现已明显，应积极处理，强心利尿 +PEEP。

2. 低氧血症因肺水肿加重可能性较大，ARDS 已可诊断。

3. 麻醉诱导量偏大，依托咪酯不宜用于严重感染性休克患者。麻醉不宜过深，但表麻也不宜过度刺激。

🎙 讨论二

1. 如果考虑感染性休克，血压在诱导后下降是可以解释的。容量支持是一方面，适当的强心缩血管也很有必要。考虑到患者激素服用的病史，循环不容易控制，还是要适当补充糖皮质激素。当然，前面使用的抗生素是不是有过敏反应也需要注意。

2. 患者 CVP 偏高，但最重要的还是肺部细湿啰音提示心力衰竭、肺水肿、氧弥散障碍。考虑到当时的血压，扩血管利尿减轻前后负荷很难做到，所以还是以强心为主，用 PEEP 改善氧合。

3. 患者术前已有凝血功能异常，术中就可以适当纠正。低钠血症的原因还要进一步考虑是原发的还是医源性的。

🎙 讨论三

1. 患者有长期应用糖皮质激素史，在感染应激时更应当及时追加糖皮质激素，避免诱发肾上腺皮质功能不全，防止循环恶化。

2. 及时手术去除病灶、引流病灶是这类患者救治的根本。诱导用药依托咪酯用于该患者不合适，因其可抑制肾上腺皮质功能。

3. 对于感染性休克的救治应采取综合治疗措施，在容量治疗的基础上适当应用血管活性药物是必要的。一味应用缩血管药物虽然能暂时维持血压，但也会损害微循环，使组织器官灌注减少，缺氧、酸中毒进一步加重，不利于休克的纠正。故应加用扩张微循环的药物，如 654-2、酚妥拉明等。最好实施有创监测，尽量确保容量足够。

4. 治疗感染引起的急性肺损伤、ARDS，呼吸机参数的调节很关键。应避免大潮气量通气，可采取肺保护性通气策略，及时纠正酸中毒，适当利尿，防治 DIC、应激性溃疡，保护肺、肾、心、脑、胃肠等重要器官的功能。这样的患者术后带管继续呼吸支持很重要，术毕不宜马上拔管。

5. 全身支持疗法很重要，术后床旁胸片，根据 CVP 调整补液，利尿防范心力衰竭等。

🎙 讨论四

1. 诱导期血压下降的原因：感染性休克是主要原因，在休克没有得到纠正的情况下诱导后血压下降是最普遍的现象，尽管诱导的药物剂量并不大，应用的是对循环影响轻微的药物，但结果还是出现了血压下降。七氟烷的浓度似乎稍高，但不是主要原因。

2. 措施：该患者最好在诱导前进行动脉穿刺。感染性休克应该重视早期扩容，患者虽然已经错过了早期扩容的最佳时期，但还是应该在严密监测 CVP 的情况下扩容，同时增强心脏功能，多巴胺应该抽好泵入，根据直接动脉压调整速度。因患者长期应用皮质激素，故诱导时应该加用地塞米松或甲泼尼龙等。

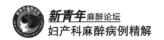
3. "PLT 60×10^9/L，PT 18.1 s，APTT 61.5 s，FIB 3.41 g/L，D- 二聚体 60.4 μg/mL"，说明患者已经有严重的微循环障碍，应该考虑适量应用肝素。"11：00 SpO_2 继续下降至 77%，测 CVP 17 cmH_2O，两肺听诊有细湿啰音"，强心和改善微循环已是必需，应使用洋地黄、多巴酚丁胺等。在泵入多巴胺的同时，考虑应用酚妥拉明、硝酸甘油等改善微循环，降低后负荷。

4. ARDS 应该是早期的表现，但呼吸机的应用应该是小潮气量 + 合适 PEEP。循环状态稳定后，及时利尿，但要及时补钾。应强调及早应用抗生素。

黄绍强教授点评

该病例是一例典型的感染性休克患者行手术治疗的麻醉管理病例，尽早积极地应用广谱抗生素、及时手术去除病灶或引流病灶是这类患者救治的根本。

1. 麻醉诱导的注意事项？

对于感染性休克患者，急诊手术应尽可能在建立有创监测和积极复苏后进行。麻醉前应关注在 ICU 治疗期间是否已经进行了早期复苏及复苏效果、输注的液体种类和量，以及血管活性药物的使用等。此外尽可能在术前积极纠正酸碱和电解质紊乱。

2017 年 1 月的 Critical Care Medicine 刊登了 2016 版脓毒症与感染性休克治疗国际指南。指南建议：对脓毒症所致的低灌注尽快进行早期液体复苏，需在前 3 h 内输注 ≥ 30 mL/kg 晶体液，完成初始液体复苏后，需反复评估血流动力学状态，以指导下一步液体应用策略。由于感染性休克引起毛细血管通透性显著增加，因此对这类患者，在早期液体复苏以及随后的血管容量补充中，指南都推荐首选晶体液，而非胶体液（无论是羟乙基淀粉还是明胶）。此外，羟乙基淀粉对危重患者可能还有潜在的肾脏损伤风险，所以不建议应用。而血管活性药物首选去甲肾上腺素，不推荐将小剂量多巴胺作为肾脏保护药物使用。经过充分液体负荷及使用血管活性药物后，若患者仍存在持续低灌注，指南建议使用多巴酚丁胺。对于所有需要应用血管活性药物的患者，应尽快行动脉穿刺置管以便于连续血压监测。

麻醉诱导应选择对心血管功能影响小的药物。从这个角度来说依托咪酯是合适的，虽然有研究认为依托咪酯抑制肾上腺皮质功能，而该患者长期服用激素类药物可能存在肾上腺皮质功能不全，但依托咪酯的不良反应主要是长时间大剂量应用才可能发生，而单次诱导剂量的依托咪酯几乎不太可能抑制肾上腺皮质功能。伴代谢性酸中毒和低血容量的感染性休克患者应用琥珀胆碱易发生高钾血症，因此麻醉诱导前纠正液体和电解质紊乱，并且最好避免使用琥珀胆碱。

2. 术中低氧血症的原因？

发生感染性休克时，由于内毒素和炎症因子的作用，肺是最容易受到损害的器官，所以术前该患者已经出现了低氧血症。由于氧的弥散障碍，低氧造成过度通气，所以患者也表现出低碳酸血症。面罩给氧及插管后由于吸入氧浓度显著提高，因此

SpO$_2$ 从 87% 逐渐升至 95%，但 10 余分钟后又降至 77%，双肺听诊有细湿啰音，说明在肺部炎症的基础上又发生了肺水肿。这是比较常见的病理过程。由于肺部的炎症，肺毛细血管通透性明显增加，而静脉补液是初期复苏的重要手段，短时间内液体量稍多一点就很容易发生循环过负荷引起肺水肿，加重 ARDS。

对于该感染性休克患者，预防术中肺水肿，应考虑尽可能严格控制补液量，因为此时已经过了早期积极液体复苏的阶段，进一步的输液治疗需根据血流动力学评估结果谨慎实施。对于麻醉诱导过程中可能出现的循环波动，不应盲目快速输液，而主要通过在有创监测基础上实时调节去甲肾上腺素的输注速度来精细控制。

3. 麻醉处理过程中有哪些缺陷？

麻醉处理总体是比较积极的，可以改进的地方包括：

（1）诱导前即建立好有创监测；

（2）准备好去甲肾上腺素（而不是多巴胺）的持续泵注，低血压时不要单次注射麻黄碱，实时调节去甲肾上腺素的输注速度维持血压的稳定；

（3）诱导过程严格控制液体输注量，尽可能避免应用胶体液；

（4）氨茶碱扩张支气管并没有指征，病例中并未叙述有支气管痉挛表现；

（5）出现肺水肿迹象时（SpO$_2$ 明显下降至 77%，CVP 17 cmH$_2$O，两肺听诊有细湿啰音）应该早点考虑应用呋塞米；

（6）发生低钠血症时用生理盐水代替平衡液；

（7）术前已出现轻度的凝血功能障碍，术中可考虑早期使用新鲜冰冻血浆（代替人工胶体液）。

·· **知识小结** ··

感染性休克并发肺损伤患者的肺保护策略

结合病例以及多位医生及专家的精彩分析，该患者存在感染性休克并发肺损伤。为此以下重点讨论感染性休克并发肺损伤患者的肺保护策略。

一、感染性休克并发肺损伤概述

这是宿主对感染的反应失调而致的危及生命的器官功能障碍，也就是机体对感染的反应损伤了自身组织和器官，导致严重的循环、细胞和代谢异常进而危及生命。临床表现以低血压、面色苍白、四肢发凉、皮肤花斑、尿量减少等组织低灌注为特点，其并发症发生率和病死率均很高。同时伴有急性呼吸窘迫、血氧饱和度下降、肺顺应性降低、PaO$_2$/PiO$_2$ ≤ 300 mmHg，双肺斑片影不能完全用渗出、小叶 / 肺塌陷或结节解释，呼吸衰竭无法完全用心力衰竭或液体超负荷解释，超声心动图可排除静水压性肺水肿等。

二、肺损伤的预测评分（LIPS）

LIPS 评分对肺损伤具有很好的预测作用（表 23.1）。LIPS > 4 分时，预测效能最佳，预测发生急性肺损伤的灵敏度是 69%（95%CI 64%~74%），特异性是 78%（95%CI 77%~79%）。

表 23.1 肺损伤的预测评分（LIPS）

	LIPS 分数		LIPS 分数
患者情况		**诱发因素**	
休克	2	酗酒	1
误吸	2	肥胖（BMI > 30 kg/m²）	1
脓毒症	1	低蛋白血症	1
肺炎	1.5	糖尿病	1
高风险手术		化疗	1
脊柱矫形手术	1	PiO$_2$ > 0.35 或 > 4 L/min	2
急腹症手术	2	呼吸急促（RR > 30/min）	1.5
心脏手术	2.5	SpO$_2$ < 95%	1
主动脉血管手术	3.5	酸中毒（pH < 7.35）	1.5
颅脑手术	2		
高风险创伤			
吸入烟雾	2		
溺水	2		
肺挫伤	1.5		
多发骨折	1.5		

三、感染性休克并发肺损伤患者的肺保护策略

1.肺损伤呼吸机参数设置。机械通气在进行呼吸支持的同时也可能增加肺部损伤。而遗憾的是，呼吸机相关性肺损伤的生物物理等损伤因素仍未完全探究清楚，特别是当出现急性呼吸窘迫综合征（ARDS）时，"安全"的呼吸参数设置仍存有争议（表 23.2）。但无论选择何种呼吸支持的方式或参数，都需要明确其可能带来的益处及潜在的危害，在生命支持与肺保护之间做好平衡（表 23.3）。

表 23.2 急性肺损伤呼吸机参数设置

模式	设置
V-ACV（ARMA 研究）	潮气量 6 mL/kg（理想体重），平台压 ≤ 30 cmH$_2$O，平均呼吸频率 30/min，I：E=1：（1~3），低 PEEP（5~8 cmH$_2$O）
V-ACV（ExPress 研究）	潮气量 6 mL/kg（理想体重），平台压 ≤ 30 cmH$_2$O，平均呼吸频率 28/min，PEEP 增加直到平台压达 28~30 cmH$_2$O
P-ACV（LOVS 研究）	调整压力使潮气量达到 6 mL/kg（理想体重），平均呼吸频率 25/min，I：E=1：（1~3）；PEEP 采用 ARDS 网络制作的高 PEEP 表
PRVC	潮气量 6 mL/kg（理想体重），平均呼吸频率 25~30/min，I：E=1：（1~3）

注：V-ACV：容量辅助控制通气；P-ACV：压力辅助控制通气；PRVC：压力调节容量控制

表 23.3　生命支持与肺保护之间的平衡

	潜在的益处	可能的危害
低潮气量（6 mL/kg 理想体重）	减少肺过度扩张	更多高碳酸血症，镇静
高 PEEP	避免非萎陷伤	肺过度扩张
高呼吸频率	减少高碳酸血症	更高的肺机械功
高频震荡通气（HFOV）	增强肺复张，低驱动压	高跨肺压
肌松	限制肺过度扩张，降低气胸发生率	肌肉病变，需要更多镇静
容量辅助控制通气（V-ACV）	控制潮气量	舒适性降低
驱动压（ΔP）< 15 cmH_2O	限制肺过度扩张	更多高碳酸血症
超低潮气量联合体外 CO_2 清除技术	更少的肺过度扩张	高成本，体外循环的风险
体外膜肺氧合（ECMO）	更低的肺机械功	高成本，体外循环的风险
俯卧位	肺部通气和 PEEP 更加均匀	压疮
测量跨肺压	避免不恰当的 PEEP	有创，技术要求高
肺复张策略	萎陷肺复张，提高 PaO_2	影响血流动力学，气胸
吸入血管扩张剂	提高 PaO_2，降低 PEEP	高成本，肾脏损伤

2. 确定最佳 PEEP 的方法（表 23.4）。

表 23.4　确定最佳 PEEP 的方法

设置方法	方法描述
PEEP–FiO_2 表格法	调节 PEEP 和 FiO_2 达到氧合目标（PaO_2 55~88 mmHg 和 SpO_2 88%~95%）
食管压法	通过食管压间接评估胸腔压，调节 PEEP 使呼气末跨肺压 > 0，维持肺泡在呼气末的开放状态，限制吸气末跨肺泡压 < 25 cmH_2O
压力指数法	在持续流量送气的容量控制通气（VCV）模式下，观察压力 – 时间曲线的形态和计算应力指数，正常应力指数为 1。若应力指数 > 1，提示 PEEP 水平较高；若应力指数 < 1，提示 PEEP 不足，应增加 PEEP 水平
PEEP 递减法	开始将 PEEP 设置于较高水平（如 > 20 cmH_2O），然后逐渐降低 PEEP 水平直到出现最适的 PaO_2 和呼吸系统的顺应性
P–V 曲线法	设置 PEEP 于 P–V 曲线低位拐点之上 1~2 cmH_2O
影像学法	通过 CT、超声和体层阻抗扫描等影像技术评估肺泡的复张情况

注：大量研究表明术中 PEEP 用到 5~8 cmH_2O 有助于肺损伤的保护

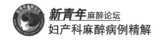

3.肺复张的常用方法（表 23.5）。

表 23.5　肺复张的常用方法

复张方法	方法描述
控制性肺膨胀法（SI）	模式为 CPAP，35~50 cmH$_2$O，持续 20~40 s
压力控制法（PCV）	模式为 PCV，吸气峰压（PIP）为 45~50 cmH$_2$O，PEEP 为 25~30 cmH$_2$O，RR 16/min，吸呼比 1∶2，持续 2 min
PEEP 递增法	保持吸气驱动压（15 cmH$_2$O）或潮气量（4~8 mL/kg），理想体重不变，初始 PEEP 为 20~25 cmH$_2$O，逐渐增加 PEEP（每次 5 cmH$_2$O，维持 2 min），直至 40~45 cmH$_2$O，持续 2 min
叹息通气法	设置每分钟连续 3 次的叹息通气，每次叹息通气时 PIP 为 45 cmH$_2$O
增强叹息通气法	保持 PIP 为 30~35 cmH$_2$O，逐渐增加 PEEP（每次 5 cmH$_2$O，持续 30 s），潮气量伴随降低；PEEP 达到 30 cmH$_2$O 后，持续 30 s；然后以相同方式降低 PEEP 水平和增加潮气量直到恢复基础通气

四、其他通气方法

1.俯卧位通气。其可能的机制是呼气末肺容积增加，获得最佳的通气血流比例，心脏和下肺单位受到的压迫减少，局部的通气状况改善，降低胸膜腔压力梯度，提高胸壁顺应性，促进分泌物排出，从而改善 ARDS 患者通气。禁用于严重低血压、室性心律失常、颜面部创伤及未处理的不稳定性骨折等患者。

2.液体通气。液体通气是把携氧液体通过气管灌入肺中取代气体进行氧气和二氧化碳交换的通气技术。可能机制为：①促进内源性肺泡表面活性物质的产生；②有利于肺泡及小气道分泌物的排出；③稳定细胞膜，抑制炎性介质的释放，从而抑制组织的炎症反应，防止或减轻肺损伤。

3.体外膜肺氧合（ECMO）。起源于体外循环技术，最初是通过血液气体交换来治疗可逆性的呼吸衰竭，继而成为手术室外各种原因引起的心肺功能衰竭的暂时性替代措施，并取得了一定的治疗效果。用于治疗急性 ARDS 有两个明显的优势：一是可解决患者使用传统的通气模式不能氧合的问题；二是使用 ECMO 能够降低气道压力和潮气量，产生保护性通气作用。但使用 ECMO 时要注意并发症的发生，ECMO 的并发症主要包括机械原因和生理原因两大类：前者如回路血栓堵塞或脱落、氧合器功能不良、机械泵或加热器故障、置管和拔管相关并发症等。一旦发生上述并发症，应迅速让机体从 ECMO 上脱离，并恢复治疗前机械通气，同时处理相应的回路问题。

五、液体治疗

对于感染性休克并发肺损伤患者的液体治疗一直存在争议。相关文献报道，休克早期就会因灌注不足和机体微循环障碍的加重，导致机体组织供氧严重不足。因此在起病的 6 h 内依据目标导向进行液体复苏在一定程度上可明显改善组织的灌注，改善微循环，防止病情进一步发展，降低病死率。但也有相关文献指出，给予患者长时间的正平衡补液在一定程度上会加重患者肺泡和相关组织的水肿，反而加重了器官功能障碍。因此，对于感染性休克并发肺损伤患者在不同阶段应施行差异性补液，在给予液体平衡后采取限制性补液平衡，到最后维持液体的负平衡对于患者后期减轻肺损伤起着重要作用。

总结：①盆腔肿块感染性休克并发肺损伤，临床表现以低血压、面色苍白、四肢发凉、皮肤花斑、尿量减少等组织低灌注为特点，同时伴有急性呼吸窘迫、氧饱和度下降、肺顺应性降低、$PaO_2/PiO_2 \leq 300$ mmHg，双肺斑片影不能完全用渗出、小叶/肺塌陷或结节解释，呼吸衰竭无法完全用心力衰竭或液体超负荷解释，超声心动图可排除静水压性肺水肿等。②掌握肺损伤相关因素预测评分。③感染性休克并发肺损伤的肺保护策略包括调节合适的呼吸机参数、合适的PEEP，选择合适的膨肺方式。④改善通气，辅助合适的通气方式。⑤加强液体的管理和治疗。

（病例整理：龚昌盛　沈丽）

扫码在线阅读

24

系统性红斑狼疮并发雷诺综合征患者麻醉一例

⊙病例资料

> 患者 28 岁，身高 160 cm，体重 55 kg，因"宫腔粘连"收入日间病房，拟在全身麻醉下行宫腔镜检查及粘连松解手术。术前血常规、心电图及肝肾功能无明显异常。既往有系统性红斑狼疮病史 5 年，服用泼尼松 7.5 mg/d 治疗，病情稳定。患者自述诊断为系统性红斑狼疮后不再工作，一直休息在家。

入手术室监测：HR 92/min，BP 118/70 mmHg，但 SpO_2 无波形及数值，更换了监测的手指和传感器探头皆如此。检查发现患者双手发绀、冰冷，考虑其长期服用激素，手术当日因为禁食停药，遂静脉推注甲泼尼龙 40 mg，同时增加覆盖的被单，予热水袋暖手等保暖措施，15 min 后仍未见好转。换一次性血氧饱和度传感器贴于患者额头，监护仪出现波形及数值，波形基线时有漂移，SpO_2 数值波动于 95%~98%。

决定开始麻醉和手术，以丙泊酚 2 mg/kg、瑞芬太尼 1 μg/kg、琥珀胆碱 30 mg 诱导，置入喉罩后连接麻醉机机械通气，以丙泊酚和瑞芬太尼连续输注维持麻醉。诱导和术中血流动力学平稳，术中患者末梢循环逐渐好转，发绀减轻，尝试监测手指的 SpO_2，显示出数值为 99%。

手术约 10 min 结束，术后带管入恢复室连接呼吸机，手指的 SpO_2 监测数值为 99%，BP 和 HR 均正常。5 min 后患者清醒，拔管。之后双手再次测不到 SpO_2，但其余监测指标正常，患者无不适，密切观察约 1h 后安返病房。

Q 问 题

• 系统性红斑狼疮患者如果实施较大的手术，术前应做哪些准备工作？重点需要注意什么问题？

• 如果没有一次性血氧传感器，该患者应如何监测血氧饱和度？

同仁讨论

🎙 讨论一

系统性红斑狼疮主要破坏结缔组织和免疫系统，造血、皮肤、呼吸、循环等系统也会明显受累。由于长期应用皮质激素，相关副作用也会并存，出现肠道功能下降、营养状态不良、代偿能力明显降低等。做中等手术也会有很大风险，需要充分准备。

🎙 讨论二

雷诺综合征是由于寒冷或情绪激动引起的发作性手指（足趾）苍白、发紫然后变为潮红的一组综合征。没有特别原因者称为特发性雷诺综合征；继发于其他疾病者，则称为继发性雷诺综合征。多发生在 20~40 岁，女性多于男性。起病缓慢，开始为冬季发作，时间短，逐渐出现遇冷或情绪激动即可发作。一般多为对称性双手手指发作，足趾亦可发生。发作时手足冷、麻木、偶有疼痛，典型发作时，以掌指关节为界，手指发凉、苍白、发紫、继而潮红。疾病晚期，逐渐出现手指背面汗毛消失，指甲生长变慢、粗糙、变形，皮肤萎缩变薄且发紧（硬皮病指），指尖或甲床周围形成溃疡，并可引起感染。

🎙 讨论三

1. 系统性红斑狼疮患者在实施较大手术时，术前应着重关注患者重要脏器的受累情况和术前用药情况。如免疫抑制药环磷酰胺与大剂量巴比妥药物合用可增加急性毒性反应，还应考虑糖皮质激素的使用，不能停用，术中应输注糖皮质激素防止患者发生急性肾上腺皮质危象。

2. 系统性红斑狼疮可导致严重的雷诺综合征，表现为指、趾动脉发生痉挛，继之毛细血管和小静脉亦痉挛，皮肤苍白，所以在手指末端难以测量到手指血氧饱和度。可以尝试耳垂血氧监测，也可以考虑使用血气分析进行血氧测定。抽取动脉血时不应该考虑桡动脉，可以考虑大动脉如股动脉。该患者是进行宫腔镜检查，可选择椎管内麻醉如单次腰麻，术中患者为清醒状态，能够更好地和患者沟通交流，早期发现异常，积极处理。

黄绍强教授点评

1. 系统性红斑狼疮（SLE）是一种女性常见的病因未明的自身免疫性疾病，常累及多个器官系统，其中肾脏和心脏的损害最为常见。因此术前应着重对肾脏、心血管系统等进行详细评估，并采取相应措施。除急救手术外，择期手术应选在 SLE

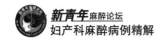

的缓解期。感染也是 SLE 常见的并发症，麻醉和手术各环节都应该严格无菌操作，尤其是须预防性使用抗生素。

这类患者因长期服用糖皮质激素，导致下丘脑—垂体—肾上腺轴抑制，以致肾上腺皮质可能无法对手术创伤这种重大应激做出相应的反应，围手术期可能出现肾上腺皮质危象（以顽固性低血压为主要表现），尤其是长期大剂量激素治疗者；如果在围手术期未及时应用激素，术后数日内可能病情恶化而危及生命。因此 SLE 患者重点还需关注其糖皮质激素的用量及是否存在肾上腺皮质萎缩和功能丧失。一般来说，服用泼尼松 < 5 mg/d（或其他等效剂量的糖皮质激素）或者服用任何剂量的激素未超过 3 周，都不会引起下丘脑—垂体—肾上腺轴的明显抑制；而服用泼尼松 > 20 mg/d（或其他等效剂量的糖皮质激素）超过 3 周，就会引起下丘脑—垂体—肾上腺轴的明显抑制；而介于这两种情况之间时，可能需要请相应专科医生进行更专业的评估。

肾上腺皮质功能抑制的患者进行大型手术，目前常规是在手术当日停用口服糖皮质激素，于麻醉前静脉给予氢化可的松 100 mg，麻醉后继续每 8 h 静脉给予氢化可的松 100 mg 至 24 h，从术后第 1 天即可每天依次减量 50%，直至维持剂量。减量的前提是患者生命体征平稳、无严重并发症。不过近年来也有一些研究显示：对于长期服用糖皮质激素的患者，仅需在围手术期继续服用其常规剂量药物（或等效剂量其他药物），而不必使用应激剂量。无论如何，这一问题仍需特别关注，一旦患者出现不明原因低血压或其他意外情况，都应排除是否存在肾上腺皮质功能抑制。

2. 该患者麻醉前出现了雷诺现象，这是一种由于受冷或情绪激动、紧张导致小血管痉挛引起手足指（趾）端皮肤颜色间歇性改变的现象，以青年女性为主，可见于雷诺病或者继发于其他疾病，如结缔组织病（硬皮病、类风湿性关节炎、系统性红斑狼疮等）。寒冷刺激、交感兴奋是雷诺现象的主要激发因素。由于肢端小血管痉挛，引起发绀，随着雷诺现象出现，一些病例的 SpO_2 显著下降（至 40%）且不易纠正，可能会引起麻醉医生的误判。因此，对于这类患者首先是要尽量做好围手术期保温工作，从手术室环境温度的控制、输液加温和用加温毯、空气加温等几方面综合考虑。

一次性血氧探头国内和国外都有很多厂家生产，可以贴在皮肤上，但通常是缠绕在手指上使用。正常情况下缠绕手指的监测效果优于贴在皮肤上，因为皮肤干扰较大，基线不稳。但在雷诺现象这样的特殊情况下监测额头皮肤就是一个更好的选择。

如果没有一次性血氧探头，在已经做好保温工作的基础上可以再进一步考虑用药物或麻醉技术来抑制患者的交感神经活性。右美托咪定是一个较好的抗交感药物，临床实践发现应用右美托咪定之后患者的四肢是温暖的，说明血管扩张了，如果监护仪有"灌注指数（PI）"这一监测指标，也可以观察到输注右美托咪定之后 PI 明显增高。因此可以在麻醉前输注右美托咪定来缓解痉挛的肢端小血管，以利于 SpO_2 的监测。如果没有右美托咪定，还有一种方法可以考虑，如患者是行腹部（包括腹腔镜）或下肢手术，可以选择椎管内阻滞（根据手术要求单纯使用或联合全身麻醉），椎管内阻滞后下肢血管扩张，将血氧探头放置在脚趾，就能很好地监测 SpO_2。本例患者术中在手指的血氧监测数值后来也显示出来，就是由于麻醉完善后交感神经被抑制，痉挛收缩的外周小血管逐渐舒张的缘故。当然，留置动脉导管测血气也是一种监测血氧的方法，但无法做到连续和实时监测血氧饱和度。

---------------------------------- **知识小结** ----------------------------------

脉搏血氧饱和度监测

一、脉搏血氧饱和度的定义和监测原理

脉搏血氧饱和度（SpO_2）监护仪是一种无创、连续监测动脉血中氧的饱和程度的仪器。其基本工作原理是利用氧合血红蛋白（HbO_2）和还原血红蛋白（Hb）对 660 nm 红光、940 nm 红外光的吸收特征，HbO_2 吸收更多的红外光而让更多的红光通过，Hb 吸收更多的红光而让更多的红外光通过。

$SpO_2 = HbO_2 / (Hb + HbO_2)$。$SpO_2$ 的测定技术为分光光度法，分别用 660 nm 的红光和 940 nm 的红外光照射手指、脚趾或耳垂等部位，在另一侧检测相应的透光光强，经信号处理，代入公式即可求出 SpO_2，它反映了血红蛋白与氧的结合程度。成人 SpO_2 正常值为 ≥ 95%，90%~94% 为失饱和状态，< 90% 为低氧血症。

二、脉搏血氧饱和度的应用

1. 当气管导管不慎滑出、呼吸道梗阻、支气管痉挛、全身麻醉术中呼吸管理不当时可导致 SpO_2 的下降。

2. 坐位手术时连续监测 SpO_2 可及时预报空气栓塞的可能性。

3. 在自主呼吸空气的条件下，SpO_2 在正常范围是拔除气管导管的指征之一。

4. 用于估计桡动脉和尺动脉或足背动脉与胫后动脉的侧支循环血流。

三、影响监测准确性的原因

当只有两种血红蛋白（HbO_2 和 Hb）时，SpO_2 监护仪能进行准确的功能测定。如果有不同于 HbO_2 和 Hb 的其他光吸收种类存在，SpO_2 监护仪的测量将不准确，除光吸收不同外，引起 SpO_2 数值错误及完全没有数值的主要原因如下：

1. 周围环境中的光线，可吸收 660 nm 和 940 mn 光的任何物质，都会影响 SpO_2 的准确性。例如静脉染料，这些染料包括亚甲基蓝和蓝胭脂红，亚甲基蓝对动脉血氧饱和度影响最大，因为其消光系数接近于 HbO_2。指甲油同样会改变 SpO_2 监护仪的精确性，由于蓝色指甲油的峰值吸光度与成人 Hb 峰值吸光度相似（接近 660 nm），它对 SpO_2 读数影响最大。指甲油会引起相应设备出现人为、固定的 SpO_2 下降。当患者涂有指甲油时，可旋转手指 90°，使光线闪烁从侧面穿过手指，这样有助于测量。

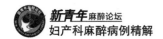

2. 低灌注、外周脉搏减弱及外周血管痉挛会使 SpO_2 信号消失或精确度降低。

3. 静脉血搏动、静脉充血及患者活动时读数偏低或信号消失。

4. 血红蛋白异常，SpO_2 由于只识别两种波长，所以仅能识别 HbO_2 和 Hb。如果出现碳氧血红蛋白（COHb）或高铁血红蛋白（MetHb），SpO_2 便会出现误差。

其他一些原因也可影响 SpO_2 测量的精度：传感器不稳定、传感器位置不正确、电刀、局部血氧不足、贫血、测量位置处温度等因素。

总之，氧合监测的目的是保证患者器官氧供正常，SpO_2 监测是麻醉手术期间最基本的监测手段之一，所有麻醉患者均应监测血氧饱和度。麻醉医生应熟悉血氧饱和度监测的原理及其应用，了解影响血氧饱和度监测的原因及处理办法。需要注意：在长期进行 SpO_2 监测时，应定期更换探测器手指，以免出现皮肤压迫性坏死。

（病例整理：卜叶波　张建峰）

扫码在线阅读

25

全子宫切除术中疑似恶性高热一例

⊙病例资料

患者 45 岁，身高 157 cm，体重 59.2 kg。因"不规则阴道流血 10 月余，发现子宫内膜病变 8 d"入院。患者 2018 年 2 月初开始无明显诱因出现阴道流血伴血块及腹痛，偶有头晕乏力、眼花。入院后进行诊断性刮宫，病理提示子宫内膜样腺癌。20 年前行剖宫产术 1 次。7 年前发现有甲状腺炎病史，予"优甲乐 50 μg/d"（左甲状腺素钠）口服治疗 3 个月，复查无异常后停药。否认其他系统急慢性疾病史、遗传病史、传染病史、重大创伤史、输血史及药物或其他过敏史。血常规：Hb 86 g/L，Hct 29.1%；凝血、肝肾功能、甲状腺功能正常；胸片、心电图未见异常。拟全身麻醉下行"腹腔镜下全子宫切除术 + 双附件切除术 + 盆腔粘连松解术"。

8:20 入手术室，BP 108/68 mmHg，HR 81/min，RR 18/min，SpO₂ 99%。

8:45 麻醉诱导，纯氧 3 L/min，给氧去氮 5 min，依次静脉推注盐酸戊乙奎醚 0.25 mg、咪达唑仑 2.5 mg、丙泊酚 140 mg、舒芬太尼 30 μg、顺阿曲库铵 10 mg。随后行气管插管，深度 20 cm。呼吸参数：潮气量 350 mL，RR 12/min，$P_{ET}CO_2$ 37 mmHg，气道峰压 13 cmH₂O。

术中麻醉维持：七氟烷 2%，右美托咪定 0.7 μg/（kg·h），瑞芬太尼 0.1 μg/（kg·min）。补液：勃脉力（复方电解质注射液）。

9:00 手术开始，缓慢静脉推注氟比洛芬酯 50 mg，开始滴注头孢替安。

9:15 $P_{ET}CO_2$ 上升至 43 mmHg，调节 RR 至 14/min。

9:35 $P_{ET}CO_2$ 上升至 47 mmHg，BP 下降至 78/48 mmHg，静脉推注多巴胺 2 mg，BP 回升至 96/56 mmHg。

9:45 $P_{ET}CO_2$ 持续上升至 54 mmHg，触及颈部及锁骨周围皮肤，未发现皮下气肿。调节 RR 至 17/min，$P_{ET}CO_2$ 继续上升，呼叫上级医生。

9:50 再次排除皮下气肿后，调整呼吸机参数，情况无改善。嘱手术医生暂停手术，撤气腹，停用头孢替安。行纤维支气管镜检查导管位置正确，并予吸痰。

9:55 BP 下降至 60/35 mmHg，静脉推注多巴胺 2 mg，未见明显改善。多巴胺改持续泵注 10~15 μg/（kg·min）。

10：04 行右侧桡动脉穿刺，行有创动脉压监测，BP 波动于 44~27/72~34 mmHg，HR72~89/min（几乎仅表现为血压下降，而心率波动不大）。继续予多巴胺持续泵注 10~15 μg/（kg·min），未见明显改善。

10：06 血气分析：pH 7.16，$PaCO_2$ 77 mmHg，PaO_2 23 mmHg，Lac 3.3 mmol/L，BE −1.3 mmol/L，电解质在正常范围。此时 $P_{ET}CO_2$ 继续上升。

10：20 予体温监测，37.6℃，并持续上升，最高达 38.8℃。予冰帽和颈动脉、股动脉附近放置冰袋物理降温，停吸入麻醉，改全凭静脉麻醉。

10：24 撤麻醉机，改呼吸球囊手动通气。

10：28 BP 无改善，HR＞120/min，予肾上腺素 0.3 mg，BP 短暂上升后再次下降，HR 波动于 95~150/min，$P_{ET}CO_2$ 持续上升至 108 mmHg，SpO_2 降至 74%。

10：33 静脉推注地塞米松 10 mg，随后静脉滴注甲泼尼龙 100 mg，同时加快手控通气频率，$P_{ET}CO_2$ 明显下降。因右侧桡动脉波形欠佳，另行左侧桡动脉穿刺监测。

10：37 血气分析：pH 7.18，$PaCO_2$ 47 mmHg，PaO_2 116 mmHg，Lac 8.9 mmol/L，BE −10.9 mmol/L，Ca^{2+} 0.99 mmol/L。

10：38 行经胸超声心动图检查，未见明显异常。

10：40 抗过敏治疗有效，继续肌内注射苯海拉明 20 mg，BP 迅速上升，最高达 228/97 mmHg。停用多巴胺，静脉推注盐酸乌拉地尔注射液 25 mg，BP 逐渐下降至 90/50 mmHg，继续泵注多巴胺。

10：48 患者术中尿量几乎无变化，静脉推注呋塞米 20 mg。

10：50 行右颈内静脉穿刺，随后再次静脉滴注甲泼尼龙 100 mg，缓慢推注 0.5 g 氯化钙。

10：55 手术结束（由于之前主要手术步骤已经完成，余下取子宫止血缝合等步骤均改为阴式手术）。血气分析：pH 7.23，$PaCO_2$ 44 mmHg，PaO_2 132 mmHg，Lac 6.7 mmol/L，BE −9.2 mmol/L，Ca^{2+} 0.81 mmol/L。

11：03 尿量仍未见增多，再次静脉推注呋塞米 20 mg，缓慢推注葡萄糖酸钙 1 g。

11：16 呼吸机通气：潮气量 400 mL，RR 15/min，吸氧浓度 50%。

11：21 再次静脉推注呋塞米 20 mg，静脉滴注奥美拉唑 40 mg，随后尿量逐渐增多，尿色清。

11：35 行床旁胸片检查，示双肺纹理增多、模糊。

11：39 血气分析：pH 7.26，$PaCO_2$ 53 mmHg，PaO_2 143 mmHg，Lac 3.5 mmol/L，BE −3.3 mmol/L，Ca^{2+} 0.93 mmol/L。

11：50 BP、HR 仍有明显波动，予去氧肾上腺素 0.3μg/（kg·min）持续泵注，BP 逐渐趋于平稳，体温下降至 37.8℃。

11：53 缓慢推注氯化钙 0.5g。

12：25 离室，带气管导管送内科 ICU。

离室生命体征：BP 126/67 mmHg，HR 81/min，RR 20/min（机控），T 37.8℃。

术中出量：出血 20 mL，尿量 1700 mL，总出量 1720 mL。

术中入量：勃脉力（复方电解质注射液）2800 mL、0.9% 氯化钠注射液 250 mL、万汶（羟乙基淀粉 130/0.4 氯化钠注射液）500 mL，总入量 3550 mL。

术后第 1 天，患者清醒，咽反射恢复，呼之能睁眼，能配合完成指令动作，自主呼吸，潮气量 > 8 mL/kg、吸氧浓度 < 40% 情况下 SpO_2 为 100%。术后 10 h 体温波动于 38~38.4℃，予体表冰袋物理降温。无不适主诉，对术中情况无记忆。否认有药物食物过敏史，否认家族有恶性高热患者。

血常规：WBC 14.86×10^9/L、Hb 77g/L、Hct 25.8%；APTT 20.7 s，肝肾功能、心肌酶谱在大致正常范围。

血气分析：pH 7.45，PaO_2 248 mmHg，$PaCO_2$ 31 mmHg，Glu 7.3 mmol/L，Lac 0.7 mmol/L，BE –2.5 mmol/L，Hct 32%，Hb 109 g/L，Na^+ 134 mmol/L，K^+ 3.6 mmol/L，Ca^{2+} 1.05 mmol/L。

术后第 2 天，体温下降至 36.5℃，HR 67~92/min，BP 89~119/52~75 mmHg。

后续随访患者于外院行乳腺手术，术前告知医生此次麻醉过程，采用全身麻醉，具体麻醉药物不详，麻醉手术顺利。

Q 问 题

· 本例患者术中为何会出现体温和 $P_{ET}CO_2$ 的升高？可否怀疑发生恶性高热？

· 在病例处理方式上还可做哪些提升？

同仁讨论

讨论一

该患者暂不考虑恶性高热，因为术中只是出现呼气末 CO_2 分压（$P_{ET}CO_2$）升高伴体温升高，整个过程中没有出现典型的恶性高热症状。恶性高热属于常染色体显性遗传病，一旦诱发，如果没有特效药（丹曲林）治疗，死亡率极高。恶性高热症状有 $P_{ET}CO_2$ 升高、心动过速、牙关紧闭、高钾血症、混合性酸中毒、高热、肌强直、肌红蛋白尿、心律失常、心脏停搏等。一般通过体外咖啡因 – 氟烷骨骼肌收缩试验来确诊。该患者疑似药物过敏反应合并感染导致发热。术中 $P_{ET}CO_2$ 不断升高，是否与通气不足和 CO_2 复吸有关？钠石灰是否更换？钠石灰有无发热，颜色变化如何，是否失效？从后续处理来看，更倾向于过敏反应。因为后续处理主要还是抗过敏处理，且效果很好。为什么会出现血压下降而心率变化不大？可能与患者的甲状腺功能有关，此外患者麻醉深度偏深，同时由于使用了右美托咪定，这些因素都使心率不会太快，这也是血压不太好纠正的原因。后续通过增加通气量后 $P_{ET}CO_2$ 也恢复正常，说明还是存在通气不足。血容量不足、过敏性休克、麻醉偏深、肾脏灌注不足，因此没有尿；当容量补足、休克纠正，尿量会逐渐恢复。当然也可通过利尿剂实现。

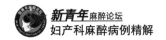

该患者抢救起始血压下降，可以停用右美托咪定，降低七氟烷浓度和瑞芬太尼剂量。当多巴胺升压效果不好时，可以考虑使用小剂量肾上腺素，而不是一味地加大多巴胺剂量。从使用肾上腺素后血压立刻回升到使用激素和抗组胺药、钙剂后逐渐好转，更倾向于是过敏反应。血气分析结果有代谢性酸中毒，所以可以考虑使用碳酸氢钠纠正酸中毒。当出现危机事件时可以停手术和麻醉药物。该患者结局较好，没有后遗症状，如果想确诊还可以做体外咖啡因－氟烷骨骼肌收缩试验。

🎙️ 讨论二

给予抗过敏药物后患者病情明显好转，诊断恶性高热有点勉强，更偏向于药物过敏先期引起气道阻力增加，进一步发展为过敏性休克，血压骤降，进而气道压增高致每分通气量不足加之组织灌注不足导致的无氧代谢增加引起酸血症。关于心率未加快，如前面医生所述，有使用右美托咪定的原因，还有过敏反应本身就可能引起心脏抑制。发热可能是过敏反应引起的平滑肌收缩及组胺等多种活性介质释放所致，发热过程描述也不符合恶性高热的特点。另外，$P_{ET}CO_2$升高如果排除钠石灰和气腹原因，可能为过敏反应小气道收缩致每分通气量不足，加之发热、肌肉收缩引起的体内CO_2产量增加所致。因为恶性高热与过敏反应之间有太多相似之处，尤其是全身麻醉患者在考虑恶性高热的同时应尽早给予抗过敏药治疗。

🎙️ 讨论三

1. 患者术前Hb 86 g/L，Hct 29.1%，轻度贫血，提示术前慢性失血导致缺铁性贫血。

2. 患者既往有甲状腺功能亢进病史，已治愈。甲状腺功能正常。

3. 患者体重59.2 kg，身高157 cm。诱导剂量是否偏大，诱导后血压如何？术中右美托咪定维持剂量0.7 μg/（kg·h），手术开始后剂量是否进行了调节？这个剂量太大，容易导致窦性心动过缓及低血压的发生。

4. 从手术开始的$P_{ET}CO_2$数据看，一直存在CO_2重复吸收的情况。此时钠石灰是什么颜色？是否进行了更换？一些麻醉机存在CO_2吸收阀门，这个阀门是否打开了？我们科室就曾经遇到CO_2阀门未打开的病例，患者发生了严重的高碳酸血症。

5. 术前抗胆碱能药盐酸戊乙奎醚可引起基础代谢率增高，抑制皮肤黏膜腺体分泌，呼吸道黏膜干燥，使机体产热增多而散热减少，且麻醉状态下体温调节中枢功能减退，有可能导致患者发生严重的高热。严重高热可能导致基础代谢增加，CO_2排出量增加。

6. 过度通气可导致胸腔压力过高，回心血量减少，心排血量降低，从而导致严重血压降低，这里也并不排除患者合并低血容量和对某种药物过敏导致的休克反应。

7. 10:40抗过敏治疗有效，继续予苯海拉明20 mg，血压迅速上升，最高达

228/97 mmHg，停用多巴胺，予盐酸乌拉地尔。此时抗过敏反应治疗有效，给予苯海拉明 20 mg，血压为什么会突然升高？是否用错药物？

8.11：35 行床旁胸片检查，示双肺纹理增多、模糊。是什么原因？是急性肺部感染还是肺水肿？

9. 术后血常规：WBC 14.86×10^9/L。是否合并感染？

黄绍强教授点评

恶性高热是一种罕见的与吸入麻醉相关的代谢性灾难，其原因是细胞内钙离子水平的调节失常和随之产生的严重骨骼肌代谢亢进，进一步发展为横纹肌溶解。典型临床表现包括：高碳酸血症、体温急剧升高、心动过速、酸中毒、高钾血症、全身肌肉强直、氧耗量增加和横纹肌溶解导致的酱油色尿液等。该例患者虽然怀疑恶性高热，但很多证据不支持。

1. 体温最高 38.8℃，仅物理降温，加上血管活性药物及糖皮质激素，并未用针对性的药物（丹曲林），但很快（1~2 h）循环就稳定了，体温也降下来了。

2. $P_{ET}CO_2$ 最高到 108 mmHg，但仅仅给予激素、撤麻醉机同时加快手控通气频率，$P_{ET}CO_2$ 也明显下降了，这也与恶性高热的表现不一致。

3. 9：30 左右发生了 $P_{ET}CO_2$ 升高和血压的降低，10：06 血气分析显示 pH 7.16、$PaCO_2$ 77 mmHg、PaO_2 23 mmHg、Lac 3.3 mmol/L、BE −1.3 mmol/L，如果是发生了恶性高热，半小时过去了，不应该仅表现为呼吸性酸中毒而 BE 正常，后者正常说明代谢没有问题。虽然 10：30 血气显示 BE −10.9 mmol/L，但这更可能是因长时间低血压造成的。

4. 该病例全程未提示出现高钾血症、肌肉强直，而且尿色居然是清的。这些都与恶性高热的典型临床表现不一致，所以不支持恶性高热的诊断。当然如果能进行咖啡因 − 氟烷骨骼肌收缩试验，则可以确诊，不过绝大多数医院不具备条件。另外，如果能检测血清肌酸激酶和肌红蛋白，也有助于明确诊断。但从"尿色清"这个表现来看，似乎血清肌红蛋白水平也不会明显升高。

如果不是恶性高热，那体温和 $P_{ET}CO_2$ 为何会升高？$P_{ET}CO_2$ 的升高，需要仔细排除 CO_2 皮下气肿和麻醉机回路及钠石灰罐的问题。仅仅检查颈部及锁骨周围皮肤来排除皮下气肿是不够的，很多时候，皮下气肿位于肋缘、甚至就在腹腔镜切口周围；所以术中需要术者协助判断，而去掉无菌单后，麻醉医生也应该检查一下这些部位。麻醉机故障导致的高碳酸血症时有报道，本例在 10：24 撤麻醉机，10：37 血气分析时 $PaCO_2$ 已降至 47 mmHg，如果是恶性高热，似乎降得太快了，所以高度怀疑是机器问题导致的 $P_{ET}CO_2$ 升高。而体温升高的原因可能是多因素的，包括感染、高碳酸血症等。

恶性高热的典型临床表现源于骨骼肌高代谢与损伤。虽然心血管、呼吸与肝脏、

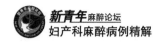

肾脏在高热危象中均受到影响，但这些器官系统的改变都是继发于骨骼肌强直收缩而出现的继发性损害。本例中最早发生的是严重低血压，似乎进一步提示患者出现的问题与恶性高热无关，而更可能的是过敏性休克。

有医生质疑病例的处理中未用碳酸氢钠，其实血气分析 pH 最低 7.16，不用碳酸氢钠也没有问题，有时"宁可偏酸，不要过碱"。处理中可以改进之处如下。

1. 围手术期低血压的处理不建议首选多巴胺，而应该是去氧肾上腺素或麻黄碱；当这两种药无效时，应该根据病情，考虑用去甲肾上腺素或者肾上腺素。本例中，9∶55 血压下降至 60/35 mmHg，第二次应用多巴胺未见改善，改为多巴胺持续泵注也一直未见明显改善，直到 10∶30 左右用肾上腺素后才有变化。这么长时间低血压是不应该的。而用肾上腺素有效后居然还用多巴胺继续泵注就更不应该了，此时应改为肾上腺素持续泵注。

2. 前面已提及皮下气肿和麻醉机故障的排除需要改进。

3. 因为 $P_{ET}CO_2$ 持续上升行"纤维支气管镜检查气管导管位置"是完全没有必要的。$P_{ET}CO_2$ 波形存在即说明导管肯定在气道内，仅需听诊双肺呼吸音即可判断是在气管内还是进入一侧支气管。

4. "肌内注射苯海拉明 20 mg，血压迅速上升"这种情况非常意外，即使确定是发生了过敏性休克，苯海拉明也不会升高血压。正如前面的医生所怀疑的，是否用错了药物。

知识小结

围手术期体温升高

中心体温的正常范围是 36.8~37.2℃，超过 37.2℃ 即为体温升高。高热指体温以 2℃/h 或 0.5℃/15 min 的速率上升，以口腔温度为标准时，体温 > 39.1℃ 为高热，> 41℃ 为超高热。机体发热时出汗和血管扩张症状可导致血容量降低及静脉回流减少，同时伴发的高代谢状态造成氧耗、心脏做功及葡萄糖需求增加，以及代偿性的每分通气量增加等，这些危害对患者健康产生威胁。因此，及时发现和诊治对患者预后十分重要。

一、体温升高的原因

1. 调节中枢损伤：缺氧、水肿、创伤或肿瘤可影响下丘脑的温度调定点。

2. 产热过多：癫痫持续状态、甲状腺功能亢进（$P_{ET}CO_2$ 和体温逐渐升高）、自主神经功能紊乱和恶性高热等。

3. 散热减少：广泛性皮肤病变（大面积烧伤、广泛性皮炎、鱼鳞病）；慢性心力衰竭；含颠茄生物碱的草药、抗帕金森药、抗组胺药、抗痉挛药和抗胆碱药物可导致中枢抗胆碱综合征，症状包括皮肤干燥、口干、瞳孔散大、尿潴留，毒扁豆碱治疗有效。

4.变态反应：过敏或类过敏反应可致外周血管扩张，体温升高；输血反应可引起体温升高，多发生于输注期间或结束后短期内，多为轻中度升高，往往不需要特殊处理。

5.化学损害：重度安眠药中毒、阿司匹林服用过量可致体温升高。

6.医源性过度加热：由于对患者过度加热或环境温度过高所致，常见于婴幼儿，多是使用了主动加温措施但未监测中心温度，处理上只需停止主动加温并撤去过多的绝热物即可。

二、体温升高的治疗

体温升高时降温可改善病情，但最重要的还是尽快明确病因并进行针对性治疗。围手术期高热患者处理流程可参照图25.1。

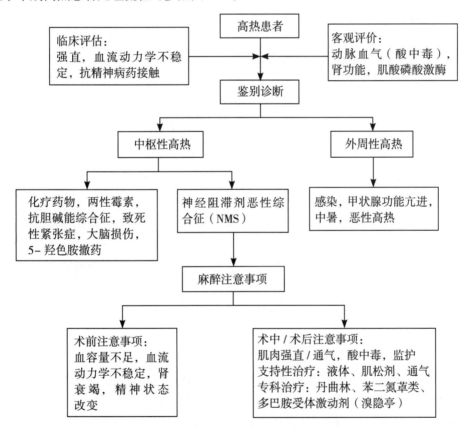

图25.1 围手术期高热患者处理流程

体温升高的一般性治疗是改善基础病因和给予退热药物，例如对乙酰氨基酚、布洛芬、赖氨匹林等。当由于发热病因不明或患者对常规退热药物治疗无反应时，则需采取主动降温。但主动降温常常未降低中心温度是因为触发了温度调节防御而加重病情，包括强烈不适、寒战、自主神经系统激活等；因此进行主动降温时应关

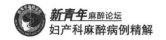
注由于激活温度调节防御而引起的应激反应。

严重高热可用冰水、降温毯或降低周围环境温度以降低暴露皮肤的温度，将挥发性液体（如医用酒精）敷于皮肤加快蒸发散热，亦可考虑用体内冷盐水灌洗法（灌洗胃、膀胱、肠和腹膜）降温。可应用硝普钠、硝酸甘油扩张血管以增加传导性散热或经胃管、直肠给予作用于体温调节中枢的药物，如阿司匹林和对乙酰氨基酚。必要时可维持肌肉松弛防止寒战，当高热加重时，可采用体外循环降温。

当体温降至38℃时，应停止降温以防止发生低体温，纠正酸碱失衡、电解质紊乱、肌红蛋白尿、高体温不缓解等问题可应用血液净化治疗（包括肾脏替代治疗、血液灌流及血浆置换等）。

三、罕见高热疾病

除了常见的一些可导致高热的疾病外，在围手术期可能遇到一些相对罕见和围手术期特有的疾病，如恶性高热。这些疾病诊断及治疗均相对困难，死亡率高，需要我们提高认识（表25.2）。

（一）恶性高热（malignant hyperthermia，MH）

发生率低，但围手术期出现体温升高均需考虑是否与恶性高热有关。

1.临床表现：MH的典型临床表现源于骨骼肌高代谢与损伤。

（1）爆发型：突发的高碳酸血症（$P_{ET}CO_2$持续升高）、高钾血症、心动过速、严重缺氧和酸中毒（呼吸性和代谢性）、体温急剧升高（可能是早期，也可能是晚期体征，每15 min可升高0.5℃，最高可达40℃以上）和肌肉僵硬。在发病的24~36 h，上述症状可能再次发作。

（2）咬肌痉挛型：使用琥珀胆碱后出现咬肌僵硬，可能是MH的早期症状。肌酸激酶可发生变化。

（3）晚发作型：不常见，可能在全身麻醉结束后才出现，通常在术后1 h之内开始。

（4）单一横纹肌溶解型：术后24 h内出现，肌肉的坏死程度超过预期的伴随疾病的严重程度。

2.诊断：确诊MH易感者的金标准是体外咖啡因－氟烷骨骼肌收缩试验（CHCT）。该试验一般在8岁以上、体重＞20 kg的患者中实施，刚经历疑似MH的患者应推迟6个月开展该试验。具体操作程序：取患者股四头肌或其他长肌近肌腱部位的肌纤维2~3 cm，固定于37℃恒温Krebs液内并持续通入含5% CO_2的氧气，连接张力传感器和电刺激仪，给予一定电刺激，测定不同浓度氟烷和（或）咖啡因作用下肌肉张力的改变。

欧洲MH诊断标准要求氟烷及咖啡因试验均为阳性才能诊断为MH易感者，均为阴性时诊断为非MH易感者，如果仅一项阳性诊断为咖啡因型可疑MH（MHEc）或氟烷型可疑MH（MHEh）。北美MH诊断标准则强调氟烷及咖啡因试验中任一试验阳性就诊断为 MH 易感者，均阴性才诊断为非 MH 易感者。

MH 的遗传方式主要是常染色体显性遗传。*RYR*l 基因异常是大部分 MH 发生的分子生物学基础。基因检测分析时可能出现假阴性结果，因此可作为补充手段，尚需要金标准明确诊断。

3. 治疗：对 MH 易感患者，需对诱因及家族史进行明确，充分准备后再行手术。当怀疑发生 MH 时可参考图 25.2 进行处理。

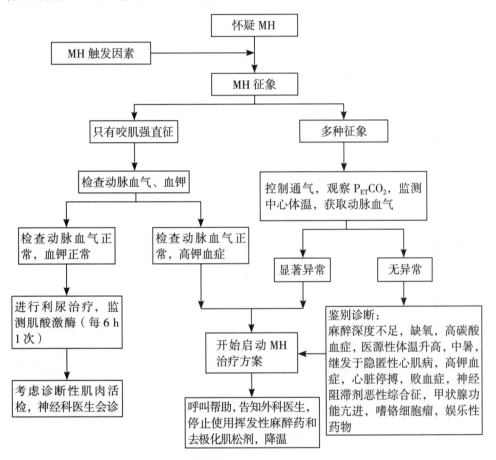

图 25.2 临床怀疑恶性高热（MH）的处理流程

当启动 MH 治疗方案时，除了对症处理外必须及时应用丹曲林或 Ryanodex 治疗。丹曲林是一种非特异性的骨骼肌松弛剂，引起细胞内钙通道关闭，阻止肌浆网内钙离子释放从而松弛骨骼肌。

美国恶性高热协会提出的 MH 治疗方案建议：丹曲林静脉推注的初始负荷剂量为 2.5 mg/kg，附加剂量可达到 10 mg/kg，直到患者症状缓解。在某些情况下，丹曲林的用药剂量可 > 10 mg/kg。在 MH 发作后，每 4~6 h 给予 1 mg/kg 丹曲林，持续至少 24 h。

每瓶丹曲林包含丹曲林和甘露醇以及能使 pH 值达到 9.5 的足量碳酸氢盐，因

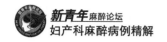

此应密切监测患者的血容量，尿量应 > 2 mL/（kg·h）。优选大的外周静脉或中心静脉给药。

此外，丹曲林还能非特异性地降低肌肉代谢率，进而降低体温；因此可以广泛用于降低各种原因引起的体温升高。阿珠莫林（azumolene）在体外研究中阻断药物诱导的肌肉痉挛的作用与丹曲林相似，未来可能会出现在 MH 的治疗中。

（二）5- 羟色胺综合征（serotonin syndrome，SS）

主要发病机制是 5- 羟色胺（5-HT）能物质增多或 5-HT 受体过度激活。

1. 临床表现。①精神状态：激越、焦虑、轻躁狂、定向障碍、意识模糊、昏睡；②神经肌肉功能：反射亢进、肌肉强直（远端肢体）、肌阵挛（特异性）、震颤、寒战、静坐不能、牙关紧闭；③自主神经功能：恶心、呕吐、腹泻、瞳孔散大、大汗、高热、心动过速、高血压、呼吸急促、共济失调。

2. 诊断标准（灵敏度 84%，特异性 97%）。Hunter 诊断标准包括：有 5-HT 能药物服药史，出现下列 5 项中至少 1 项——自发可诱导的阵挛，眼震；激越；自主神经功能紊乱，如体温过高；震颤；反射亢进。

3. 治疗：停用所有 5-HT 能药物，应用 5-HT 受体拮抗剂（如赛庚啶），支持治疗，丹曲林有效。

（三）神经阻滞剂恶性综合征（neuroleptic malignant syndrome，NMS）

1. 临床表现：肌强直、高热、自主神经功能紊乱及精神异常。表现出肌肉强直和横纹肌溶解症，中枢神经系统可出现锥体外系征、意识改变和癫痫发作等。出现高热、肌肉僵硬和肌酸激酶升高（存在横纹肌溶解）提示 NMS。

2. 诊断标准（Levenson 提出）：包括 3 个主要症状（发热、肌强直、肌酸激酶升高）和 6 个次要症状（心动过速、血压异常、呼吸困难、意识改变、多汗、白细胞增高），其中 3 个主要症状同时存在或 2 个主要症状（一般是发热、肌强直）加上 4 个次要症状同时存在。

3. 治疗：停用神经阻滞剂，降温，可使用丹曲林、肌松剂、多巴胺受体激动剂进行治疗。症状严重时可使用镇静剂（意识障碍者慎用）、溴隐亭、金刚烷胺等多巴胺受体激动剂。疾病后期可考虑电休克疗法及血液透析。

（四）阵发性交感神经过度兴奋综合征（paroxysmal sympathetic hyperactivity，PSH）

1. 临床表现：阵发性肌张力增高、瞳孔散大、高热、大汗、血压升高、心动过速、呼吸急促等临床症状，并呈刻板式反复发作。

2. 诊断标准：心率、呼吸频率、体温、血压升高、大汗、肢体姿势及肌张力障碍 6 项指标中至少具备 5 项，且阵发性发病，症状同时出现。如果遇到诊断为症状性癫痫患者，抗癫痫治疗无效也要想到 PSH，并及时行动态脑电图或视频脑电图检查协助诊断。

3. 治疗：对症治疗，有学者认为盐酸吗啡、抗癫痫药物、非选择性 β 受体阻滞剂，多巴胺受体激动剂等有效，其靶点为减轻传入性或传出性刺激冲动，抑制交感神经过度兴奋。不宜采用多巴胺受体阻滞剂如氯丙嗪、氟哌啶醇等。

对上述几种罕见高热疾病特点的简要总结见表 25.2。

表 25.2 罕见高热疾病的简要特点

疾病	MH	SS	NMS	PSH
体温	15 min 内上升＞1℃	重症可＞41.4℃，发生率34%	＜41℃，发生率92%	阵发
基础	MH 易感者骨骼肌细胞存在异常，钙离子调节障碍	抑郁症	精神病	脑损伤
诱发因素	吸入麻醉药 去极化肌松药	非典型抗抑郁药、哌替啶、曲马多、甲氧氯普胺、5-HT 受体拮抗剂	加用神经抑制剂 停用多巴胺能药物	脑外伤（为主）
发作时间	数分钟至 24 h	12~24 h	服药后 1~3 d	脑外伤后 1~60 d
恢复	停药应用丹曲林后 24~48 h	停药及支持治疗后 24 h	一般为 7~10 d	

（病例整理：于学来　卜叶波　周磊　蒋飞）

扫码在线阅读

麻醉并发症

26

妇科腔镜喉罩全身麻醉后低氧血症一例

⊙病例资料

> 患者 32 岁，身高 165 cm，体重 60 kg。因"异位妊娠"拟在全身麻醉下行腹腔镜下输卵管切除术。既往体健，无药物过敏史。气道 Mallampati 分级Ⅰ级，余无特殊。术前常规禁饮食。

15:50 入手术室，常规监测，准备麻醉药品、抢救药品、麻醉用具，检查麻醉机，开放两路静脉通路。选择快速顺序诱导：依次静脉推注咪达唑仑 2 mg、舒芬太尼 0.25 μg/kg、利多卡因 1.5 mg/kg、丙泊酚 120 mg（分次）、顺阿曲库铵 0.2 mg/kg。顺利置入单通道喉罩（4 号），口咽部无漏气，听诊双肺呼吸音正常，固定喉罩。机控呼吸，潮气量 500 mL，频率 12/min，吸呼比 1:2，气道压力 15 cmH$_2$O，P$_{ET}$CO$_2$ 28 mmHg，SpO$_2$ 100%。术中靶控输注丙泊酚、瑞芬太尼以及吸入七氟烷维持麻醉（根据麻醉深度调整剂量）。

16:15 手术开始。

16:18 建立 CO$_2$ 气腹，头低脚高位，气道峰压升至 25 cmH$_2$O，SpO$_2$ 100%。术中生命体征平稳，气道峰压最高可达 35 cmH$_2$O，P$_{ET}$CO$_2$ 45 mmHg，SpO$_2$ 100%。改为潮气量 300 mL、通气频率 20/min、气道峰压为 28 cmH$_2$O，P$_{ET}$CO$_2$ 40 mmHg，SpO$_2$ 100%。

17:08 停止气腹。

17:18 手术结束。术中出血 200 mL，尿量 100 mL，输液 1350 mL。患者呼唤睁眼，吩咐动作完成，潮气量 400 mL，RR 20/min，脱氧后 SpO$_2$ 88%~91%，HR 99~118/min，BP 128~140/72~87 mmHg。吸氧后 SpO$_2$ 上升至 91%~94%。吸净口腔分泌物后，拔除喉罩。患者神志清楚，回答问题流利，肌力 3~4 级，抬头持续 5 s。RR 20/min，SpO$_2$ 89%~98%（脱氧后 < 90%），HR 90~105/min，BP 126~131/72~82 mmHg。术后患者腹部膨隆，自述无胸闷、气短等不适反应。通过进一步检查及相关处理后安返病房。

病例提供者补充相关检查和处理：腹部触诊后急诊行床旁 X 线检查提示胃胀气，下胃管进行减压，胃管送入胃内后向外喷气，随后患者 SpO_2 逐渐上升。

Q 问 题

· 患者拔除喉罩后出现低氧血症的原因是什么？怎样处理？

· 妇科腹腔镜手术使用喉罩是否合适？

同仁讨论

🎙️ 讨论一

腹腔镜手术尤其是妇科腹腔镜手术，气腹压力建立后，加之头低脚高体位，腹内压升高，导致膈肌上抬形成限制性通气功能障碍，会出现气道压升高，潮气量减少。而喉罩属于声门上通气装置，适用于短小手术，最大的缺点就是喉罩声门对位不良。腹腔镜手术应用喉罩可能出现漏气、气道阻力高、胆汁反流、胃肠胀气（该病例腹部膨隆的原因），因此现在腹腔镜手术都不提倡使用喉罩通气。

该患者出现低氧血症可能的原因：①反流误吸；②压迫性肺不张，长时间腹内高压、小潮气量、气道高压、纯氧通气、肺部受外压等都有可能导致肺不张。建议嘱患者咳嗽或吹气球使不张的肺膨胀。

🎙️ 讨论二

腹腔镜下腹部盆腔手术慎重选择喉罩建立气道，如术中出现气道压高，最常见是喉罩对位不好，除需要调整喉罩位置之外，可关注调整气腹压力、恢复体位后能否缓解。该患者术后低氧的原因，个人认为有如下几点：①是否存在反流误吸；②患者长时间小潮气量通气后拔管前应手法复张进行膨肺改善储备；③气腹手术后一定要尽可能排尽气体，该患者术后出现腹部膨隆，可能是喉罩通气造成胃肠胀气和缝合前气腹残留共同造成的限制性通气功能障碍，可以临时留置胃管，缝合前排尽气腹气体，改善细节可能会降低发生率；④术后发生低氧血症，进行血气分析往往可以对诊疗计划有重要提示，该病例适合进行血气分析。

🎙️ 讨论三

SpO_2 在 90% 左右可以接受，如果气道通畅，辅助通气后很快就会得以改善。术中气道压那么高，首先应该调整喉罩位置，使之对位良好；如果仍不能改善，则应改为气管插管。小潮气量高通气频率虽然满足了每分通气量，但是容易造成肺不张、胃胀气。喉罩用于充分禁食的患者很安全、舒适，没有对声门的刺激，对血流动力学影响小，可用于腔镜手术。万一发生误吸，尽早发现则不会有大的问题。国内的

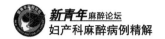

麻醉医生很少在术前用胃酸抑制药，需要慢慢改变这一做法，这样可以减少误吸的伤害。

黄绍强教授点评

喉罩是一种不稳定的气道，喉罩全身麻醉妇科腹腔镜手术后出现低氧血症主要考虑两种可能：①喉罩对位不佳引起的胃肠胀气；②反流误吸导致的吸入性肺炎。

喉罩对位不佳，表现为机械通气时气道压力高，通常伴有一定程度的口咽部漏气，部分患者腹部逐渐膨隆，也就是胃肠胀气。严重的胃肠胀气会向上压迫肺组织，引起限制性通气功能障碍和肺不张，出现低氧血症。本例患者插管完成时喉罩对位是良好的，气道压力 15 cmH$_2$O，而气腹和体位改变后气道压力明显升高；但正常情况下，因气腹和头低脚高位的影响，气道压力不会成倍增加，超过 30 cmH$_2$O 已经不正常了，升至 35 cmH$_2$O，高度提示喉罩发生移位导致气道出现了一定程度的梗阻。此时不应该简单地将潮气量从 500 mL 降低至 300 mL，而应该检查并调整喉罩的位置，必要时拔除喉罩重新置入，如果通气不能改善，需要果断地改为气管插管。

无论是文献资料还是我们的临床经验都提示：即使严格禁饮禁食，仍有很少一部分患者可能残余胃容量较多，存在反流误吸的风险。当这部分患者在喉罩全身麻醉下进行腹腔镜手术，几个因素可能促使反流发生：食管括约肌松弛、胃内进气、头低脚高位使胃液因重力而流出至口腔。反流量多时可能很快在术中就会发生吸入性肺炎，如果反流量不多，往往仅局限于口腔内，尚不会发生误吸；但当手术结束恢复到平卧位时，口咽部的胃液在正压通气的情况下就会侵入没有被封闭的气道而导致吸入性肺炎。

总体而言，妇科腹腔镜手术是可以安全应用喉罩的，但需要掌握其特点，尤其要牢记它是一种不稳定的气道，所以术中管理非常重要。应用时需密切观察，包括体位变化后是否漏气、气道顺应性有无异常变化等，还要注意头低脚高位持续状态下患者嘴角是否有液体溢出，尤其在恢复至平卧位前需要仔细检查。理论上讲，只要管理得当，所有妇科腹腔镜手术都可以应用喉罩；但在临床实践中，长时间手术以及肥胖患者还是不推荐喉罩，因为改用气管插管可以在气道管理上节省很多精力，也保障了患者安全。双通道喉罩应该较传统的单通道喉罩更有优势，推荐在插管后即置入胃管引流胃内容物，但并不推荐术中一直保留胃管，以防部分胃液顺胃管外壁流入口咽部。

知识小结

妇科腹腔镜使用喉罩的安全性

1912 年 1 月有学者首次描述了腹腔镜手术，至 20 世纪 50 年代中期，随着硬件设备和技术的发展及经验的积累，妇科医生们认为这项技术是诊断骨盆疼痛的一种安全方法，并可减轻术后疼痛和住院时间。此后，腹腔镜手术快速发展，并有大量证据表明：腹腔镜手术利于减轻术后疼痛，具有更好的美容效果，减少住院时间，促进患者快速康复。

在早期腹腔镜手术中，可能受患者体重、气腹压、头低脚高体位、药物、通气技术等影响，业界认为存在明显的反流误吸和低通气风险，故推荐采用气管插管和正压通气，且该观点得到了英国皇家妇产科学会的支持，并影响至今。

但气管插管可能带来的刺激和损伤是众所周知的，且有报道，23%的患者在面罩自主呼吸下行腹腔镜检查时出现了气道相关问题。为了寻找"比面罩更可靠、比气管插管损伤更轻"的气道管理工具，Archie Brain 在 1981 年首次公开了他称之为"喉罩"（laryngeal mask airway，LMA）的发明。喉罩的出现为腹腔镜手术的气道管理提供了一种新的可能。但在使用喉罩时，仍存在一些安全性的顾虑，最主要有两方面：一是能否满足通气，二是是否会出现严重并发症。随即亦有很多研究讨论了喉罩在腹腔镜手术中的安全性和可行性，其中值得一提的是，在 Archie Brain 发表的第一篇关于喉罩的论文里的 16 例妇科腹腔镜检查中均未出现喉罩相关并发症。

一、通　气

自喉罩出现以来，大量的证据及实践都证明了使用喉罩通气的可靠性。Devitt 等证明了在 15~30 cmH₂O 通气压力下，通过喉罩的通气是充分的，并且与气管导管通气相当（研究中的高泄漏发生率可能与使用"小型号喉罩"有关）。2011 年，英国 NAP4 调查显示，在全身麻醉中，喉罩使用占比已高达 56.4%。在困难气道及急诊抢救方面，喉罩更是发挥了重要作用。

二、并发症

笔者以为，喉罩相关的并发症主要来自两方面：一是喉罩自身结构和具体操作（置入、位置、调整、气囊压、拔除等）可能带来的风险；二是使用喉罩时功能性/病理生理性的风险（如低通气、反流误吸等）。参考 Brimacombe JR 的总结，整合汇总如表 26.1。本文主要就反流误吸和胃扩张这两个并发症进行讨论。

表 26.1　喉罩使用常见并发症

功能性/病理生理性并发症	1. 通气失败 1%~2%（置入、密封、气道梗阻） 　气道梗阻发生率：a. 非口内手术 1.5% 　　　　　　　　　　b. 口内手术（拔牙 0~31%，使用张口器 0~17%） 2. 气体交换：低氧 1% 3. 气道保护性反射：咳嗽/干呕/恶心 4.1%，声门短暂关闭 1%，喉痉挛 1.5%，支气管痉挛 < 0.1%，呃逆 1.4% 4. 术后喉部功能：发音障碍 4%，气道保护反射障碍 25% 5. 呼吸病理：误吸 0.012%，肺水肿 < 0.01% 6. 胃肠病理：反流 0.07%，胃扩张 0.03%，涎液过多 9%，呕吐 0.18%

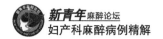

表 26.1（续）

结构性/操作性并发症	1. 咽部不适：咽部疼痛 13%，吞咽困难 12%，构音障碍 5%，口腔疼痛 1%~8%，颈部疼痛 2%~7%，下颌疼痛 1%~3%，咽部感觉异常 8%~23%，口/喉干 63%，耳痛 1%，听力丧失 3%
	2. 组织损伤 　a. 肉眼见血 4.3%，潜血 76%~94% 　b. 特殊损伤：软腭、悬雍垂、扁桃体、咽、会厌、杓状软骨、声带、食管
	3. 压迫血管、导管和神经 　a. 血管：颈动脉、颈内静脉、舌动/静脉 　b. 导管：腮腺管、下颌下腺管、咽鼓管 　c. 神经：舌神经、舌下神经、喉返神经

（一）反流误吸

由于喉罩不能确实隔离食管与气道，故理论上始终存在误吸的风险。在妇科腹腔镜手术时，由于气腹、头低脚高体位的影响，使得反流误吸的风险更需要格外注意！

有人认为，一旦喉罩气囊在咽部膨胀，上下食管括约肌会反射性松弛，使低风险患者也可能更容易发生反流和吸入，增加了潜在的并发症发生率和死亡率。20 世纪 50 年代进行的研究也表明持续的咽部扩张可导致下食管括约肌的长时间松弛。也有研究表明，在使用喉罩进行间歇性正压通气（IPPV）行腹腔镜检查时，尽管没有发生误吸，但有 1/16 患者的染料反流到了咽部。一项更大的观察研究调查了 11 910 名患者使用喉罩的情况，其中 1469 名患者接受了妇科腹腔镜检查，出现反流 4 例、误吸 1 例。Verghese 等对 2359 例（包括约 10% 妇科腹腔镜检查）喉罩麻醉患者进行的前瞻性调查中，41% 的患者接受了控制通气且没有发生误吸，这项研究扩展到 11 000 多名患者后（其中超过 4900 名患者接受了 IPPV 控制通气）同样没有出现反流误吸。

尽管已有大量安全使用喉罩的临床实践及诸多研究支持，且在 1994 年《英国麻醉学杂志》的一封信函中指出，在使用喉罩行妇科腹腔镜手术时，在筛选后的患者中，误吸风险可能 < 1%；但鉴于反流误吸的风险，且暂缺乏其有效性和安全性的强有力证据，故对于在妇科腹腔镜手术中使用喉罩仍持相对谨慎的态度。Brimacombe J 和 Berry A 在 1995 年提出了"腹腔镜手术使用喉罩的建议指南"，见表 26.2。

表 26.2　腹腔镜手术使用喉罩的建议指南

1. 医生能熟练使用
2. 谨慎地选择患者——严格禁饮食，无食管反流病史，肺顺应性正常
3. 外科医生是否知道正在使用
4. 选择正确的喉罩型号（例如：> 50 kg 者选用 4 号）
5. 当麻醉深度足够时置入喉罩，可联合/不联合使用肌松药（如米库氯铵、罗库溴铵）
6. 采用标准置入技术保证喉罩处于最佳位置

表 26.2（续）

7. 保留自主呼吸或使用 IPPV 模式，潮气量 8~10 mL/kg
8. 可使用全凭静脉麻醉或吸入麻醉药物，避免使用氟烷
9. 遵循"15"规则：后倾 < 15°，腹内压 < 15 cmH$_2$O，手术时间 < 15 min
10. 手术期间避免麻醉过浅或肌肉松弛不足
11. 全身麻醉结束前拮抗肌松药
12. 避免喉罩在患者急救过程中受到干扰

如上所述，在喉罩使用初期，尽管有大量安全的临床实践，且有研究表明经典喉罩反流误吸的发生率约为 0.02%，这一比率与择期手术患者气管插管的比率相似。但也有报道指出，由于喉罩固有的不能完全隔绝食管和气道的属性，且妇科腹腔镜手术中，腹膜刺激、头低脚高体位以及腹内压的增加等因素的影响，反流误吸的风险也会增加。另外，根据当时现有的生理和临床数据，尚不能完全确定合适的喉罩。自 1987 年第一个商品化的喉罩产品——LMA Classic™——出现之后，随着设计理念及技术的发展，也出现了各种类型喉罩，如可弯曲喉罩 LMA Flexible™（1990）、插管型喉罩 LMA Fastrach™（1997）、一次性 PVC 喉罩 LMA Unique™（1997）等。为了更好地降低使用喉罩时反流误吸的风险，出现了第一个双通道型喉罩 LMA Proseal™（PLMA）（2000）、免充气的 I-Gel 喉罩（I-Gel LMA）（2005）和一次性双通道喉罩 LMA Supreme™（SLMA）（2008）。

PLMA 的设计允许比经典喉罩（约 20 cmH$_2$O）更高的气道压力，而不会出现麻醉气体泄漏。它的气囊延伸到后表面并向前推动喉罩，以维持气道压力 >30mmHg。其第二根管道（引流管）平行于通气管，在气囊的顶端开口，对应食管上括约肌处，把呼吸道和食管分开，引导被动反流的胃液离开气道，亦可通过该通道放置胃管排除胃内气体或液体。因此，PLMA 可能比经典喉罩更有利于减少反流误吸的风险，提高妇科腹腔镜手术时使用喉罩的安全性。随后，几项在妇科腹腔镜手术中的研究也表明 PLMA 均优于经典的喉罩和气管插管。在 Lemos J 等的研究中，在妇科腹腔镜手术使用 PLMA，亦均未发现反流。同样，SLMA 和 I-Gel LMA 亦可安全地用于妇科腹腔镜手术，均未发现反流误吸。

尽管现有研究多提示喉罩基本都能安全地用于妇科腹腔镜手术，且带有引流管的双通道喉罩更优于经典的单通道喉罩。但需要指出的是，目前很多研究仅限于"健康"的患者，且样本量不大，研究方法尚需要进一步完善，以获得更好的临床证据来为临床实践提供参考。故在妇科腹腔镜手术的临床实践中，仍需要谨慎地选择喉罩，并尽可能选择双通道喉罩。

但在使用双通道喉罩时，置入胃管是否能进一步减少反流误吸的风险，或许仍需进一步研究。正常情况下，食管呈闭合状态，食管压力可防止胃内容物反流至口腔。

但在置入胃管后，可出现一定的间隙，似乎可增加反流的可能性。Natalini 等的研究提示，胃管的置入并不能保证胃内容物的充分引流。左琛等在腹腔镜胆囊切除术中，通过喉罩吸引孔持续留置或不留置胃管，或吸引后即拔除胃管，反流误吸的发生率并无差异。

（二）胃胀气

喉罩作为声门上通气工具，并不能很好地隔离食管和呼吸道，在正压通气时，尤其是在对位不佳、气道压过大等情况下，有可能使气体进入胃部导致胃胀气，增加反流的风险，甚至有可能导致胃破裂。在腔镜手术中胃胀气，亦可能增加置入戳卡时胃损伤的风险。有文献指出，在气道峰压为 15 cmH$_2$O、20 cmH$_2$O、25 cmH$_2$O、30 cmH$_2$O 时，胃胀气的发生率分别为 0~2%、0~2%、0~5%、5%~50%，但有临床症状的胃胀气发生率为 0~0.3%。早在喉罩问世初期即有胃胀气的病例报道，甚至有在心肺复苏时使用喉罩引起的胃极度胀气并导致胃破裂的个案报道。同样，本病例即为胃胀气带来的不良事件，通过影像学检查及胃管排气减压后逐渐好转。鉴于该风险持续存在，Archie Brain 也建议，一旦发现漏气，必须立即纠正，避免胃胀气。

尽管在妇科腹腔镜手术中，胃胀气的发生风险并不明确，但为了避免或及时发现胃胀气，选择合适型号的喉罩、确保位置正常、设置合适的通气参数、在置入后立即胃部听诊并定时听诊检查是必要的。结合临床工作实际，笔者以为在使用双通道喉罩时，虽无须常规持续留置胃管，但在发现有明显的胃部胀气等情况时，通过吸引孔置入胃管进行充分的吸引减压似乎是合理的。

总之，喉罩的发明在气道管理方面具有里程碑意义。大量实践已证明了其有效性和安全性，但仍然存在很多缺点及可能的风险，尤其是在部分患者及手术中，仍需要谨慎选择或使用。最后，结合文献资料及笔者现有的经验，尝试经验性地更新上述"腹腔镜手术使用喉罩的建议指南"（并无更多临床证据）以供各位同道参考并斧正（表 26.3）。

表 26.3 腹腔镜手术使用喉罩的建议（修改后）

1. 医生能熟练使用喉罩
2. 慎重选择患者——严格禁饮食，无糖尿病、食管反流病史，BMI < 28 kg/m^2，肺顺应性正常
3. 确保外科医生知道正在使用喉罩
4. 首选双通道喉罩（如 PLMA、SLMA、I-Gel LMA），并按照厂家建议选择合适型号，必要时可选择大一号
5. 当麻醉深度足够时置入喉罩，可联合 / 不联合使用肌松药（如罗库溴铵、顺顺阿曲库铵）
6. 采用标准置入技术保证喉罩处于最佳位置，罩囊内压 < 60 cmH$_2$O
7. 保留自主呼吸或使用容量控制模式，潮气量 6~8 mL/kg，气道压 < 30 cmH$_2$O
8. 可使用全凭静脉麻醉或吸入麻醉药物，避免使用氟烷和氧化亚氮（N$_2$O）

表 26.3（续）

9. 遵循"15"规则：后倾 < 15°，腹内压 < 15 cmH$_2$O，手术时间 < 15 min
10. 手术期间避免麻醉过浅或肌肉松弛不足
11. 当出现胃胀气等情况时，可通过吸引孔置入胃管进行充分吸引
12. 避免喉罩在患者急救过程中受到干扰，必要时应更换为气管导管

（病例整理：吴庭豪　卜叶波）

扫码在线阅读

27

腹腔镜下子宫肌瘤剥除术中血氧饱和度下降一例

⊙病例资料

患者49岁，体重68 kg。既往体健。因几天前体检发现"子宫多发性肌瘤"而入院。生命体征正常，双肺听诊未闻及明显异常。术前检查 Hb 95 g/L，余未见明显异常。术前评估 ASA Ⅱ级，拟在全身麻醉下行腹腔镜下子宫肌瘤剥除术。

8:30 入手术室，HR 80/min，BP 120/65 mmHg，RR 14/min，SpO_2 99%。

8:45 快速诱导，依次静脉注射咪达唑仑 3 mg、舒芬太尼 20 μg、罗库溴铵 35 mg、依托咪酯 20 mg，顺利插入 7.0 号气管导管，插入深度为 24 cm。术中七氟烷吸入、右美托咪定和瑞芬太尼泵注维持。

9:10 手术开始，气腹及改变体位（头低脚高）后，气道峰压上升至 23 cmH_2O，调整呼吸参数，潮气量 400 mL，通气频率 15/min，保持气道峰压在 20 cmH_2O 左右，$P_{ET}CO_2$ 维持在 45 mmHg 左右。

10:50 SpO_2 逐渐降至 88%，且呈持续下降趋势，此时 BP 100/65 mmHg，HR 92/min，气道峰压 32 cmH_2O，此时患者输液约 400 mL 左右。暂停手术关闭气腹，摇平体位，听诊双肺呼吸音清晰对称、未闻及明显异常，气道峰压下降到 18 cmH_2O，SpO_2 逐渐升至 98%。急查血气分析，除 $PaCO_2$ 46 mmHg 外其他指标均正常。气管导管内吸引通畅未吸出痰液，观察 10 min 后生命体征正常，继续进行手术治疗。手术进行至 8 min 后患者再次出现上述症状，降低气腹压为 12 mmHg，SpO_2 仍持续降至 90% 以下。暂停手术，积极查找原因，对症处理，经相关处理后继续手术治疗。此后，手术过程中患者生命体征平稳。

12:20 手术结束，拔除气管导管返回病房，术后第 2 天回访患者无异常。

Q 问题

· 什么是低氧血症，低氧血症的危害是什么？
· 导致该患者术中血氧饱和度下降的原因是什么？
· 碰到这类术中不明原因的血氧饱和度下降，该如何处理？

同仁讨论

🎙️ 讨论一

1.该患者血氧饱和度下降的原因为在头低位气腹后，气管导管移动至右侧主支气管。两次出现同样的临床表现后，若在手术体位下用纤维支气管镜检查，可发现气管导管移动至右侧主支气管内，导致患者单肺通气，由于气腹膈肌上抬而通气参数又不能满足患者氧供，所以出现血氧下降。引起该患者单肺通气原因如下。

（1）手术医生在头侧操作腹腔镜镜头，由于无菌要求，用无菌单覆盖住患者，手术中不方便对患者进行头部观察。手术医生在持镜操作时不经意间反复挤压气管导管，导致气管导管缓慢向前移位进入 1 cm。

（2）气管导管插入 24 cm，距离气管隆突较近。妇科腔镜头低位气腹后，膈肌上抬和手术医生因素导致导管进入右侧主支气管。解除气腹平卧后由于膈肌下移，气管导管随之回位至主气管内，气道压力正常。

2.应吸取的经验及教训。

（1）气管插管时确定患者最佳插入深度为声门位于气管导管上声带线以内，或用纤支镜插管时气管导管前端距离气管隆突 3~5 cm。

（2）手术医生在头部操作，一定要注意保护气管导管，经常检查及观察患者头部情况，包括掀开无菌布类进行检查。

（3）由于手术操作原因，不能在原体位下进行肺部听诊，这也是一个需要注意的问题。

🎙️ 讨论二

应该是气管导管插入太深，$PaCO_2$ 偏高。气腹时，一般气道压不超过 30 mmHg 均可。太专注于气道压力，所以潮气量偏小，导致 CO_2 蓄积。血气分析可以参考，但不应左右麻醉医生的判断。辅助检查可以参考，但不能作为主要依据。CO_2 中毒的指标里不仅仅只有血气分析。轻度的气腹致酸中毒，一般无须特殊药物处理，通过调节潮气量、频率、吸呼比等参数多能纠正。如果出现心率加快、瞳孔变小、血压先降后升或者先升后降等重度酸中毒的表现，再适当碱化血液，对症处理。重点是早诊断、早处置，长时间严重酸中毒，一旦发生不可逆的脑、肾损害，往往预后不良。

🎙️ 讨论三

在改变体位时出现气道压升高、SpO_2 降低，平卧时导管复位所以听诊正常。该患者无体重指数及术前气道评估，如果有颈短，可能导管位置相对较深；头低脚高位时因腹部压迫胸腔致胸肺向头部移位，而导管固定，致导管进入一侧支气管。当

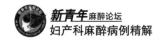

患者出现问题时，应及时恢复体位并听诊，做相应处理。如怀疑为手术医生操作所致，则暂停操作，及时提醒或讨论处理。

讨论四

1. 该患者气管导管深度为 24 cm，术中低氧原因有可能是气管导管位置过深，由于人工气腹的建立加之头低脚高体位，致气管导管误入一侧支气管导致单肺通气，引起低氧血症的发生。人工气道的建立要注意：气管导管距门齿距离，女性通常为 21 cm，对于颈部短粗患者可能会低于 21 cm；当然，无论可视喉镜插管还是普通喉镜插管，导管深度的判断主要靠听诊（有时在固定气管导管时人为原因也会导致气管导管深度比未固定前深），听诊也可以排查气道有无分泌物及异常呼吸音。

2. 发生不明原因低氧时，如果确定是低氧（排除脉搏氧探头接触不良），首先要听诊双肺呼吸音是否一致，气道是否干净（有无痰、喘鸣），再看是否因 $PaCO_2$ 过高导致通气不足引起低氧血症。术中低氧血症会有很多原因：手术开始时麻醉深度不够，导致气道痉挛引起低氧；气道有痰堵塞引起低氧；人工气腹建立头低脚高、气道压力过大导致通气不足等均可引起低氧血症。

黄绍强教授点评

引起该病例术中低氧血症的原因应该是气管导管插入过深，术中改变体位后进入一侧主支气管。依据是低氧同时存在高气道压力，体位放平后又得到改善。

从解剖上讲，门齿至气管隆突的距离，中等体型成人男性为 26~28 cm、女性为 24~26 cm。病例提供者说"插管深度 24 cm"，其实气管导管已经非常接近隆突了；而在气腹和体位改变后，隆突会发生轻微上移，导致气管导管滑入一侧主支气管，形成单肺通气，在没有通气的另一侧肺，静脉血掺杂入动脉血，导致低氧血症。

碰到这类术中不明原因的血氧饱和度下降，我们需要判断是氧的运输环节出了问题，还是氧在肺内的交换环节出了问题。

氧的运输环节包括气源、麻醉机和回路等外在因素以及患者是否存在通气功能障碍的内在因素。通气功能障碍可分为阻塞性和限制性通气功能障碍。对于一个术前评估及插管后无异常的患者，限制性通气功能障碍可以排除。低氧的同时气道压力高，就需要考虑上呼吸道或下呼吸道（尤其是支气管）是否存在梗阻。其实，应该在发现患者低氧时就对两肺进行听诊来鉴别。

氧在肺内的交换环节需要考虑是否发生了肺炎、肺水肿或肺实变导致氧弥散障碍，或者肺不张、单肺通气等（通气血流比严重失衡）引起的肺内分流、静脉血掺杂。对于本例，如果改变体位就可改善低氧，那么就不存在氧弥散障碍。因此还是考虑通气血流比严重失衡导致的低氧。

-------------------------------------- **知识小结** --------------------------------------

术中低氧血症

一、低氧血症的概念与程度（表 27.1）

低氧血症是各种原因引起的循环血液中含氧量不足，动脉氧分压（PaO_2）低于同龄人的正常下限，主要表现为 $PaO_2 < 60$ mmHg 与 SpO_2 下降。患者在短期的表现为烦躁不安、呼吸加深加快、心率增快、血压升高。全身麻醉患者出现血氧饱和度的降低，伴有或者不伴有 $P_{ET}CO_2$ 的升高。

表 27.1　低氧血症的程度

程度	PaO_2（mmHg）	SpO_2（%）
轻度	50~60	80~90
中度	30~49	60~80
重度	< 30	< 60

二、低氧血症的危险因素

（一）患者自身的危险因素

年龄 ≥ 75 岁、吸烟史、肥胖（BMI ≥ 28kg/m²）、合并呼吸系统或循环系统疾病、各种原因引起的营养不良和贫血等都是围手术期出现低氧血症的危险因素。

（二）麻醉相关的危险因素

1. 麻醉方式。

（1）全身麻醉时机械通气引起的相关肺损伤。①潮气量过大使肺泡膨胀，严重者可导致肺泡解剖结构受损；潮气量过小使顺应性差的肺组织陷闭，严重者可导致萎陷伤。②机械通气致使肺组织顺应性及气道阻力在不同区域发生差异，肺组织间产生剪切力，跨肺压增加，加重肺损伤。③单肺通气时，由于无通气侧肺血流未经氧合，从而增加了静脉血掺杂及通气侧灌注，增加了通气血流比值的改变。

（2）椎管内麻醉和神经阻滞麻醉对呼吸功能的影响相对较小，但当椎管内麻醉阻滞平面过高导致了肋间肌和膈肌不同程度的麻痹，亦可影响到呼吸功能。肌间沟臂丛神经阻滞，在常规剂量下，几乎可 100% 阻滞同侧膈神经，故禁止同时实施双侧肌间沟臂丛神经阻滞。颈丛神经阻滞也常常阻滞膈神经，引起膈肌麻痹，导致胸闷、呼吸困难。

2. 麻醉药物。

（1）大多数麻醉药物对呼吸都有抑制作用且与剂量呈正相关，主要作用于延髓呼吸中枢，使其对 CO_2 的反应性下降，并抑制脑干呼吸调节中枢，使呼吸变慢变浅；此外，还降低了外周感受器（颈动脉体和主动脉体化学感受器）对缺氧的反应性。肌松药残留作用亦会影响肺功能的恢复。

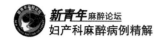

（2）全身麻醉中麻醉药物的应用会降低肺水清除率、抑制肺泡Ⅱ型细胞、促进炎性介质释放、增加肺内分流，从而造成肺泡细胞 DNA 损伤、肺顺应性降低、肺水肿、肺容积减少等肺损伤。

3. 麻醉相关操作。

（1）建立人工气道时由于困难气管、操作不娴熟、暴力操作及人工气道型号尺寸选择、位置及深度的不当、气囊压力过大、麻醉不稳定导致的呛咳等原因，易造成组织水肿、出血。反复插管或置入喉罩时长时间的呼吸暂停，极易导致缺氧。

（2）颈丛神经阻滞最严重的并发症就是误入蛛网膜下腔，引起全脊髓麻醉，导致呼吸困难、心率血压下降。锁骨上臂丛神经阻滞、星状神经节阻滞、胸椎旁躯体神经阻滞、胸椎旁交感神经阻滞都可引起气胸，导致患者呼吸困难，引起低氧血症。

（3）颈内静脉和锁骨下静脉穿刺有可能导致气胸、血肿压迫气管等并发症，引起低氧血症。

4. 麻醉管理。

（1）气道管理：上呼吸道梗阻多见于麻醉患者自主呼吸及意识消退后，因鼻咽部软组织失去张力引起的气道梗阻，也包括其他异物、肿瘤压迫、喉痉挛等。在气管插管全身麻醉中要充分预计困难气道情况，尽量减少插管次数。气管插管深度约为女性 21 cm、男性 23 cm 的位置，或声门正好位于气管导管声门线之间。若选择纤维支气管镜引导插管，气管导管位于隆突上方 2~4 cm。插管深度也应根据身高、体重以及是否有腹压的增大来固定气管导管位置，多次听诊双肺呼吸音，避免气管导管在气管内发生移位，引起气道压力的改变。

（2）呼吸管理：麻醉手术中麻醉医生要时刻观察患者呼吸的频率、幅度、节律、呼吸周期比率以及胸腹式呼吸的活动度。可采用以小潮气量、适宜 PEEP、肺复张的保护性通气策略。

（3）循环及容量管理：要补充充足的液体，避免引起隐匿性低血容量和组织灌注不足，进而导致气道干燥、痰栓形成。也要避免因输液过多而引起心功能不全和肺水肿。

（4）体温：麻醉手术均可引起体温下降。手术中体温升高比较少见，多因继发外科感染，少见原因为患者患有甲状腺功能亢进、下丘脑疾病或罕见的遗传性疾病、恶性高热等高代谢疾病。患者病理性的新陈代谢加快、耗氧量增加，导致摄氧量相对不足，造成低氧血症。

（三）外科相关的危险因素

1. 术式。

（1）胸外科手术：单侧肺的通气量较两侧肺通气量减少 22%，使肺内的通气血流比值差异增大。根据氧解离曲线图，平台期高通气血流比值区域的氧交换不能代偿上升段中低通气血流比值区域的氧交换，从而导致血氧分压的下降。

（2）腹腔镜手术：腹腔镜手术是向腹腔内持续注入 CO_2 气体形成人工气腹，人工气腹后使腹内压明显增高，将膈肌推向头侧，进一步压缩胸腔内容积，使吸气期肺舒张受限，肺顺应性降低 30%~50%，亦使肺的功能残气量下降，气道压升高，引起通气血流比值的异常。膈肌上抬也可导致气管导管发生相对位移，进入一侧支气管，导致单肺通气。术中应该持续监测胸肺顺应性和呼吸压力－容量环，以便及时发现气道压力增高的情况。

（3）四肢及关节手术：膝关节置换术和全髋关节置换术多见于老年人，患者术前大多合并心脑血管疾病，对麻醉和手术的耐受性相对比较差。术中输液量和输液速度不易掌控，加上侧卧位带来的通气血流比值的失调及栓子导致的肺血管内膜损伤，骨水泥应用引起的低血压等，诸多因素更容易引起肺水肿和低氧血症。

（4）产科手术：胎儿娩出后，如发生羊水栓塞、DIC、轻度的羊水入血，清醒产妇可表现为呼吸困难，面罩吸氧后可以缓解，严重者可出现乏氧、抽搐，需紧急复苏治疗。

2. 体位。

（1）仰卧位：人体由站立位转为仰卧位，膈肌向头侧移位，功能残气量下降，胸式呼吸较腹式呼吸占比下降 20%。头高脚低位常用于上腹部手术，腹腔内容物向盆腔移动，采用此体位时应注意血压的变化。头低脚高位时加剧了腹腔内容物向头部方向的运动，导致膈肌进一步的上抬，功能残气量和肺顺应性进一步下降。

（2）侧卧位：胸腔内容物对两个肺呈现不对称的压力，下侧肺受到上侧肺和纵隔的压迫，功能残气量显著低于上侧肺。上侧肺过度通气，下侧肺因重力原因血流增加，通气血流比值失调，影响肺的气体交换和每分通气量。

（3）俯卧位：俯卧位对肺功能的影响较仰卧位、侧卧位时轻微，柔软的腹部既可以为膈肌运动提供良好的空间同时也容易变形。但外来压力亦可导致腹内压增加，影响呼吸运动，降低肺的顺应性，增加气道压，所以必须采取措施悬空腹部，配合呼吸运动。

3. 外科操作：术中的过度翻转、钳夹或牵拉肺造成肺水肿、血肿甚至肺撕裂；烧灼、剥离、切割等都可造成周围组织损伤；压迫或牵拉心脏及胸腔内大血管，间接影响呼吸功能。

（四）其他危险因素

可能存在的危险因素有中心供氧压力或浓度的下降、气体流量计数不准确、麻醉机呼吸活瓣失灵、麻醉机未确认运行、回路漏气或阻塞、气体混合装置故障、气体管道误接、血氧饱和度探头故障等。

三、术中低氧血症的处理

当术中出现低氧血症时，首先要确认并密切观察其他生命体征的变化，并通过结合氧合的生理机制与临床实际情况来寻找病因并积极处理。首先需要进行即刻检查与处置，排查氧气供应及通气功能方面的问题；其次，进行进一步的检查与治疗，排查肺换气、循环及血液等问题；最后排除各种原因导致的假象。

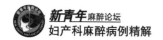

（一）即刻检查与处置

1. 氧气供应。

（1）高流量纯氧通气。

（2）检查吸氧浓度（FiO_2）、流量及气源压力。

2. 通气功能。

（1）手动控制呼吸，检查顺应性，排除麻醉机及管路的因素。

（2）检查 $P_{ET}CO_2$ 及其波形，听诊双肺：①确认导管位置是否正确、气道是否通畅；②确认是否存在气胸、支气管痉挛、喉痉挛。

（3）中枢神经系统抑制：并存疾病（如头部外伤）、麻醉药物的使用。

（二）进一步检查与治疗

1. 换气功能。

（1）通气血流比例失调：①通气不足（可参考上述内容），如单肺通气；②灌注不足，如低心排血量（可补液、强心）、栓塞（检查 $P_{ET}CO_2$）。

（2）右向左分流：①肺不张，补救性措施为保持气道压 40 cmH$_2$O 持续 7~8 s，几分钟后重复一次；降低 FiO_2（< 40%）或加 PEEP10 cmH$_2$O，防止肺不张复发；②肺水肿、肺炎、ARDS。

（3）弥散功能障碍：通常有慢性肺部疾病，如肺气肿、肺纤维化。

2. 血液携氧能力。

（1）贫血：止血、输血。

（2）高铁血红蛋白：先天性原因、中毒（亚硝酸盐、非那西汀、普鲁卡因等），血氧饱和度大约为 85%。

（3）碳氧血红蛋白：一氧化碳中毒，血氧饱和度通常为正常。

3. 氧耗增加：如恶性高热、甲状腺功能亢进、脓毒血症、高热、神经阻滞剂恶性综合征等。

（三）排除假象

如探头位置、肢端低温、光线干扰、高频电刀干扰、染料（特别是蓝色指甲油）、雷诺征等，可通过相应调整及血气分析确定。

总之，术中低氧血症危害大，可能的危险因素或病因较多。麻醉医生面对术前有合并症、危险因素的患者时，应谨慎选择麻醉方式，以最安全、并发症相对最少的方式来进行。强化术中管理，谨慎操作，严密观察。当出现术中低氧血症时，要保持清醒头脑，理智判断，紧急对症处理，逐一排查，尽快明确低氧血症的病因并及时纠正，尽量缩短低氧持续时间，改善患者预后。

（病例整理：赵菲菲　吴庭豪　卜叶波）

28

卵巢癌术后麻醉苏醒延迟一例

⊙病例资料

> 患者55岁，身高156 cm，体重53 kg。因"卵巢癌9月余，腹胀、纳差1月余"入院，入院后拟行第7周期化疗。腹部增强CT提示：卵巢肿瘤性病变伴胸膜、腹膜、大网膜广泛转移，局部小肠浸润伴肠梗阻征象。为减轻肠梗阻及腹胀、纳差症状，拟行"腹腔镜下卵巢肿瘤减压术"。术前检查：胸部CT考虑双肺少许慢性炎变。其余检查无特殊。

08:35 患者入手术室，监测：HR 83/min，BP 121/68 mmHg，SpO_2 98%。建立外周静脉通道，予盐酸戊乙奎醚0.5mg静脉滴注减少腺体分泌。

08:55 麻醉诱导：依次静脉注射咪达唑仑3 mg、丙泊酚80 mg、舒芬太尼20 μg、罗库溴铵50 mg，待肌肉松弛后顺利插入7.0号加强型气管导管，设置潮气量400 mL、通气频率12/min。

09:23 手术开始，追加舒芬太尼10 μg，泵注丙泊酚、瑞芬太尼联合吸入七氟烷维持，术中根据BP、HR调整剂量，持续泵注罗库溴铵维持肌肉松弛。进入腹腔后发现腹腔粘连较重，术野渗血明显，手术复杂度增加。

13:05 停止吸入麻醉，13:45 停用所有静脉麻醉药品。

14:05 手术结束，历时4.5 h，术中生命体征平稳。超声引导下行TAP（0.3%罗哌卡因20 mL）术后镇痛，入量3000 mL（乳酸钠林格液2000 mL、聚明胶肽1000 mL），出量1000 mL（尿量800 mL、失血量200 mL）。

14:15 患者自主呼吸恢复，给予新斯的明1 mg+阿托品0.5 mg静脉滴注。潮气量300~500 mL，通气频率15/min，患者呼之不应。监测：HR 98/min，BP 134/77 mmHg SpO_2 98%。带管吸空气观察，生命体征无明显变化，患者依然呼之不应。

14:50 患者仍然呼之不应，拟带管入ICU继续复苏。搬运过程触及患者皮温较低。ICU交接班嘱注意保温、监测体温，必要时查血气分析、肝肾功能、电解质等。

15:30 患者逐渐苏醒，呛咳反应明显，能明确按指令动作。脱氧观察10 min，SpO_2维持在95%，遂拔除气管导管。

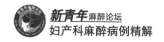
Q 问 题

- 患者苏醒延迟的原因有哪些？
- 该患者围手术期管理有何改进之处？如术中发生低体温，有何防范措施？

同仁讨论

🎤 讨论一

一、患者苏醒延迟的原因

以往人们认为停止麻醉用药后到患者能对言语刺激做出正确反应，间隔超90 min 为苏醒延迟，苏醒延迟的准确时间很难界定。术中未做血气分析来排除低氧、高碳酸血症、低血糖、严重高血糖的高渗性昏迷等可能原因。结合患者预后和苏醒时间及 ICU 检查回顾，考虑为麻醉药物蓄积或（和）代谢较慢。该例手术时间长且术中未行麻醉深度监测，容易造成药物蓄积麻醉偏深，患者纳差、肠梗阻、心肺功能储备差，术后体温偏低，体温过低将影响生物酶的活性和药物代谢，共同作用导致麻醉药物蓄积或（和）代谢较慢，造成苏醒延迟。

二、苏醒延迟的诊疗思路

1. 麻醉药物影响，根据术前药物、患者基础情况、手术时间及麻醉药种类，较容易识别是否是麻醉用药导致苏醒延迟，可进行针对处理。

2. 根据 SpO_2、$P_{ET}CO_2$、PaO_2、$PaCO_2$ 及电解质和肌松情况进行判断，及时处理低氧、过度通气、电解质失衡及血糖异常等。

3. 对于术中低体温患者应适当升温，一般不低于 34℃。

4. 并存脑疾病的患者术中做好脑保护措施，术中长期低血压容易造成神经系统损伤，可以应用激素，轻度的同步降温和脱水可促进脑功能尽快恢复。

除此之外，术前病史尚不明确的患者如发生了苏醒延迟，还要考虑甲状腺功能减退、肾上腺皮质功能不全、颅内病变等。

三、患者围手术期处理的可改进之处

1. 卵巢癌患者起病隐匿、发展快、预后差、易复发、易转移，发现后 70% 已为晚期，主要依靠减瘤手术及化疗延长生存期。应了解患者术前白蛋白情况、化疗效果及肿瘤波及器官及胸腹水情况，改善术前情况，渐进式放腹水，进行呼吸功能锻炼，预防性抗凝。

2. 术中应行中心静脉穿刺并监测 CVP、有创动脉压、体温，有条件者可以进行 BIS 监测。术中如有大出血或大面积渗血时，应及时进行血常规、血生化及凝血功能检查，及时纠正贫血、凝血功能障碍、电解质及内环境紊乱等。

3.术中及时调节血容量平衡和应用血管活性药来稳定循环。手术时间长应完善保温及输血输液加温措施，减少术后寒战的发生，同时保持生物酶的稳定，降低感染风险。

🎤 讨论二

苏醒延迟的概念在麻醉学相关参考书中有很多种时间界定。在全身麻醉时，通常认为停用所有药物后超过 2 h 患者意识不恢复即为苏醒延迟。该病例所有麻醉药停止时间是 13:45，15:30 患者在 ICU 逐渐苏醒，呛咳反应明显。从严格意义上来讲只是苏醒延缓，可能与患者长期化疗、饮食差、营养不良、手术时间长、术中体温低、酸碱平衡紊乱、高乳酸血症、对麻醉药物代谢相对缓慢等因素相关。

苏醒延迟的常见因素：①麻醉药或术前用药作用时间延长，例如镇静、催眠或吸入麻醉药及阿片类镇痛药、神经肌肉阻滞药等残余；②麻醉前饮酒；③代谢紊乱，例如低血糖或高渗性昏迷、甲状腺功能减退或肾上腺皮质功能不全；④低氧、高碳酸血症、电解质紊乱等；⑤中枢神经系统损伤，例如脑梗死、脑出血或脑栓塞等。

对于这种长期体质较差的患者，麻醉前应做好有创动静脉穿刺及测压。麻醉前先进行基础血气分析，看患者有无酸碱电解质紊乱，以作为长时间手术后血气分析的对照。使用吸入麻醉药应监测最低肺泡有效浓度，有条件者监测 BIS、肌松，随时调节麻醉深度。应常规监测体温，及早发现低体温后予相应处理。密切注意术中血压变化，防止高于或低于基础血压的 20%，避免脑血管意外的发生。

如果术中发生低体温，可以采取加温毯、调高室内温度、采用加温输液器输液、使用热水袋（注意勿烫伤患者皮肤，予合适厚度治疗巾遮挡）等措施处理。

黄绍强教授点评

苏醒延迟的定义有很多版本，但在目前普遍使用短效麻醉药的情况下，如果手术结束转运到恢复室后超过 30 min 患者仍处于无意识状态，就应该积极查找原因并进行针对性处理。

一、查找苏醒延迟的原因

1.病史。回顾既往史和麻醉前的资料，评估是否存在可造成患者无意识状态的因素。要特别关注可影响中枢神经系统功能的疾病史，如脑血管病、短暂性脑缺血发作、卒中、颅内肿瘤、黏液性水肿等。当存在室上性心律失常（如房颤、房扑）时，可能因心房小栓子脱落造成脑血管栓塞。先天性心脏病、间隔缺损等病史可能提示血栓、空气或脂肪造成的脑梗死。肝功能异常提示有肝性脑病的可能，麻醉药的代谢往往也是延缓的。当然，本病例未交代既往史，也未有任何与上述相关的异常提示，我们姑且认为这些原因均可排除，唯一可能与苏醒延迟相关的是"诊断卵巢癌 9 月余，腹胀、纳差 1 月余"，提示患者可能存在营养不良、低蛋白血症。麻醉药的作

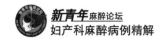

用可能在一定程度上增强，与代谢相关的生物酶活性也可能有所降低。

2. 围手术期事件。回顾诱导前患者的反应水平、麻醉诱导和维持用药（尤其是单次注射的药物剂量和时间）、术中的一些不良事件（如短暂的缺氧、长时间的低血压、心律失常及失血情况）等。本病例缺乏一些细节的叙述，例如麻醉诱导后血压和心率的变化，术中血压和心率在什么范围等。血压和心率的变化可以在一定程度上反映患者对麻醉药的敏感性。另外需要警惕的是，TAP 阻滞的不良反应之一就是局麻药全身毒性反应，这势必造成苏醒延迟。即使吸收入血后局麻药浓度未达到全身毒性反应水平，也会引起一定程度的中枢神经系统抑制。早期国内的全身麻醉使用普鲁卡因复合液，就是利用局麻药的中枢抑制作用。近年来很多研究发现，全身麻醉时联合利多卡因可以明显减少全身麻醉药和阿片类镇痛药的用量，其实是同一个道理。

3. 及时的检查。容易实施的检查可以立即进行，从简单到复杂依次包括生命体征、瞳孔变化、体温、血糖、血气和电解质、神经系统专科检查及影像学检查。低温、糖代谢异常、低氧、高碳酸血症、低钠和高钠等都是引起苏醒延迟的原因。如果对于无意识状态的可能原因无法找到确切的病因学证据，应及时联系神经科医生进行会诊。本病例因为已经提示低体温（但没有测，不知道低到何种程度），所以基本可以不考虑其他少见原因引起的苏醒延迟。

其实临床上苏醒延迟往往是多种原因综合在一起的结果，本例也是如此。该患者至少存在三方面导致苏醒延迟的高危因素：营养不良（低蛋白血症有待于回顾病史资料来确认）、术后实施的神经阻滞和长时间低体温。此外，不知道术中丙泊酚是否始终按照 30 mL/h 持续输注，如果是长时间输注，丙泊酚的蓄积是难免的。

二、围手术期管理需改进之处

1. 长时间的开腹手术，体温降低是必然趋势，所以应尽可能进行体温监测和主动保温。常规的主动保温措施包括患者身上盖空气加温毯、手术床上铺加温垫和输液加温。即使手术室内做不到这些，恢复室内也应该配备空气加温毯。患者术后转至恢复室时应该常规测体温，如果存在低体温，应使用空气加温毯及时补救，此时因为是全身覆盖，要比术中仅仅局部覆盖加温效率高。

2. 卵巢癌手术容易发生出血，最好术前即留置动脉和中心静脉导管：一方面，术中万一大出血时方便监测、输液以及指导血管活性药物的应用；另一方面也是麻醉医生训练基本技能的一个合适机会。

3. 对于长时间手术，如果能进行麻醉深度监测，就可以明显减少麻醉药用量。有 BIS 监测经验的医生都能体会，术中根据血压和心率来调节麻醉药输注时往往造成麻醉过深。

4. 血气分析是入 ICU 才做的，确实太晚了。体温、血糖也始终没有监测，这些应该在术后转至恢复室时就及时考虑到。

································ 知识小结 ································

围手术期苏醒延迟与低体温

一、苏醒延迟的定义

在全身麻醉停止给药后超过一定时限（《麻醉学》本科教材第 2 版定义为
30 min，《现代麻醉学》第 3 版定义为 60~90 min，《现代麻醉学》第 4 版定义为
60 min），无意识恢复且不能对言语或刺激等做出有思维的回答或动作（不能睁眼
和握手，对疼痛刺激无明显反应），即可认定为苏醒延迟。目前，由于采用短效吸
入或静脉麻醉药维持麻醉，若停止麻醉 30 min 后患者仍未能如期苏醒，则应高度警
惕苏醒延迟的可能，并应开始积极寻找或排除可能的诱因，以免因被动等待苏醒延
迟的"确认"而延误患者的及时诊治。

二、全身麻醉后苏醒延迟的常见原因

能导致出现全身麻醉后苏醒延迟的因素众多，其中又以麻醉药物的绝对或相对
过多、代谢性疾病以及中枢神经系统功能障碍等最相关。引起苏醒延迟的常见原因
见表 28.1。

表 28.1　引起全身麻醉后苏醒延迟的常见原因

麻醉药物的绝对或相对过量	代谢性疾病	中枢神经系统损伤或功能障碍
药物作用时间延长	肝、肾、脑或内分泌的严重	脑缺氧
剂量过大	疾病	脑缺血
中枢对药物的敏感性增加	低氧血症或高碳酸血症	脑卒中（出血或栓塞）
高龄	酸中毒	低灌注、低血压
生物学差异	低血糖	脑水肿
代谢效应	高渗综合征	中枢抗胆碱综合征
药物的蛋白结合率下降	水、电解质平衡紊乱	谵妄或术后认知功能障碍
药物的清除率下降	低体温	代谢性脑病
药物在体内的再分布	高热	
药物的相互作用和生物学转化	神经毒性或抑制性药物	

三、苏醒延迟的评价与管理

1. 保持呼吸道通畅、吸氧，未清醒患者最好采取侧卧位，必要时给予鼻咽通气道、
气管插管或气管切开。

2. 确保足够通气。监测 SpO_2、$P_{ET}CO_2$ 或者动脉血气，必要时通过有创或无创方
法控制呼吸。

3. 评价术后血压、心率、ECG、意识状况、外周循环、尿量。注意手术后患者
持续性出血引起低血压、休克，必要时心肺复苏，确保脑灌注及能量利用正常。

4. 复习病史、麻醉记录单，了解患者既往病史、术前管理用药、麻醉管理、麻

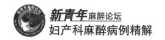

醉药物使用种类及剂量，排除可能引起苏醒延迟的原因。术前存在卒中、偏瘫、颅脑病变以及严重内科系统疾病患者术后较易出现苏醒延迟。由于患者由手术室转到恢复室或 ICU，由一组管理人员转向另外一组管理人员，必须重视交接班及病史复习。

5. 检查肌肉阻滞状态，必要时应用肌松监测仪检测肌松状态。如果患者肌松依然没有恢复，处于瘫痪状态，必须使其保持在镇静或麻醉状态，并行控制或辅助通气直到神经肌肉阻滞完全恢复。可以应用新斯的明 1 mg 加阿托品 0.5 mg 拮抗肌松。如果是因司可林引起的神经肌肉阻滞延长，必须延长通气时间（最长可达 12~36 h），等待患者肌松缓慢恢复。

6. 检查阿片类、苯二氮䓬类或其他药物存留效应，瞳孔缩小和呼吸频率慢是阿片类药物存留的表现之一。如有此征象，结合用药史，可试用纳洛酮，分次静脉推注 0.2~0.4 mg，必要时追加 0.1~0.2 mg（小儿 1 μg/kg）。如果怀疑苏醒延迟是由苯二氮䓬类药物（如地西泮、咪达唑仑）或其他药物过量引起，主要管理是气道维护和（或）通气支持，直到药物作用消失。可试用苯二氮䓬类药物的特异性拮抗剂氟马西尼（0.1 mg 递增应用，直到达成人最大剂量 1 mg）。

7. 测量患者体温，必要时采用保温或加温措施。

8. 检查血糖，如果血糖 < 3 mmol/L，可静脉推注 50% 葡萄糖液 50 mL。糖尿病患者高、低血糖均容易出现，术后可静脉输注 5% 或 10% 葡萄糖液，4~6 h 以上输完，500 mL 液体中根据血糖和血钾水平添加胰岛素和氯化钾。

9. 测量并纠正电解质紊乱，低血钠必须缓慢纠正，纠正太快可引起硬膜外出血、心力衰竭、中心性脑桥髓鞘破坏。最适合的速度尚不能确定，最大安全剂量为每天升高 5~10 mmol/L 或每小时升高 2 mmol/L，直到血浆钠水平达到 120 mmol/L。

10. 如果没有发现上述任何原因，苏醒延迟就必须怀疑为颅内事件引起。有必要进行重点继之全面的神经系统检查，尤其要注意某些定位体征，必要时请神经科专家会诊，影像学（CT、MRI）检查对于确诊通常是必要的。

四、围手术期体温相关的问题

1. 正常人体的各部分温度是不一致的，临床上按不同的部位所测量的体温大致可分为中心温度和外周温度两大类。中心温度即机体内部的温度，如：心脏、脑、肺及胃肠道等，它们较少受外界环境的影响，最能反映机体温度变化的实际情况，其正常值为 36.5~37.5℃。外周温度即体表温度，如：皮肤、肌肉及脂肪等，它们易受环境温度的影响，可变性较大，正常值为 33℃左右。人体的外周组织将缓冲因环境温度对中心温度带来的剧烈改变。我们通常将中心温度 < 36℃ 称为低体温，并将它分成 3 个等级：33~35℃为轻度低温，30~32℃为中度低温，低于 30℃为严重低温。在全身麻醉过程中，体温的下降通常会经历 3 个阶段（表 28.2）。

表28.2　全身麻醉过程中的体温下降阶段

阶段	中心温度	原因
阶段Ⅰ（0~1h）	36~37℃	全身麻醉导致的外周血管舒张
阶段Ⅱ（1~3h）	34~36℃	产热的速度低于热量丢失的速度
阶段Ⅲ（>3h）	稳定在34℃	外周血管收缩功能重新建立

2. 围手术期体温下降的原因。

（1）麻醉及麻醉用药对体温调节的影响：麻醉通过降低新陈代谢率、抑制血管收缩、消除寒战及抑制低温的调节性机制影响正常的体温调节。因此，在寒冷的手术间环境中，纯热量丢失及中心体温降低几乎难以避免。

（2）室温的影响：如果手术间温度在18~21℃，2 h后所有患者的中心温度都将降至36℃以下，小儿更为明显。当手术间温度在21~24℃，多数健康受试者的中心温度保持稳定于36℃。

（3）各种操作过程的影响：术中裸露的皮肤、术前消毒液的擦拭、术中开放的体腔、静脉输液等围手术期相关的操作都可能导致蒸发性散热。每输注1 L晶（胶）体液或者1U的4~8℃的血液，可降低体温0.25℃。

（4）年龄和疾病的影响：老年患者、内分泌异常患者、久病体弱患者、早产儿、低体重儿、烧伤患者等都易发生低体温。

3. 围手术期低体温对苏醒延迟的影响。与器官功能及药物代谢有关的酶对温度十分敏感，低温直接抑制肝酶活性，使麻醉药代谢减慢，因而依靠这些器官清除的药物可能会蓄积。低体温还降低静脉麻醉药的清除率，如低温能增加丙泊酚的血浆浓度，持续泵注丙泊酚期间，体温降低3℃的患者血浆浓度比正常体温患者高约30%，苏醒明显延迟。在血浆分压一定时，低于正常的体温会增加体内的麻醉药含量，使恢复延迟。

4. 体温监测的临床应用。全身麻醉手术超过30 min及所有手术时间超过1 h的患者均应进行体温监测。但目前在区域麻醉的患者中进行体温监测的较少。全身麻醉时最准确的监测部位是肺动脉、食管、鼓膜、直肠和膀胱。区域麻醉时最准确的监测部位是鼓膜、直肠和膀胱；液晶温度计可监测前额和颈部皮肤温度，此外还包括口腔和腋下温度。

5. 术中低体温的预防和处理。围手术期低体温会明显增加并发症，除治疗性低体温以外，需维持手术患者的中心体温高于36℃。低温的治疗分为被动升温和主动升温两种。被动升温是提供温暖的环境，用被单、毛毯等覆盖暴露部位，使辐射和对流散热降到最低，防止热量继续丢失，利用自身的温度调节系统来提高体温。被动升温需完整的下丘脑调控和寒战产热机制，以及足够的糖原储备以供机体产生足够的热量。方法包括：被覆、控制环境温度、输注氨基酸3种手段。主动升温是利用手术间的一些设施提供热量对流（主要是加热表面空气），包括：压缩空气热交

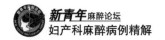

换毯、循环水加热垫和电加热垫、预先加温、加温液体、辐射加热等。

再分布性低体温是椎管内麻醉和全身麻醉后 1 h 内低体温的主要原因，可以通过在麻醉前进行主动外周加温和口服扩血管药来控制。在麻醉 1 h 后，皮肤辐射和对流散热起主要作用，这时被动升温的能力有限，多数患者需要主动加温来维持体温正常。压缩空气热交换毯似乎是最有效且最常用的主动加温方法，即使是大手术也常能维持正常体温。但有些年老和体弱患者进行某些特殊手术如肝移植、冠状动脉旁路移植、多发创伤手术、大的腹部手术时，单纯压缩空气加温也许难以维持患者体温正常，往往需要联合应用其他保温措施。其中常用的是循环水加热垫和电加热垫。当需要输注大量液体时，应输注加温的液体。

婴儿因体表面积与体重之比大，易发生低体温，应避免出现低体温，否则后果较严重。婴儿越小室温应越偏高。婴儿应放置于红外加热器下手术，头部用温帽保护。尽量覆盖手术以外的部位。双下肢应用被单包裹，患儿身体下应有加热毯，并设定温度在 36~37℃，以减少麻醉中对流热的丧失。液体应加热到人体正常温度水平，吸入气也应加热和加湿到 32~37℃，以减少热丧失，防止气管黏膜损害。

术后苏醒延迟患者病情较复杂、原因多样。在日常麻醉中我们应根据患者的一般情况及肝肾功能等合理选择麻醉方案，及时停止给药，术中注意加强呼吸循环的管理，预防低体温的发生。不论何种原因导致的苏醒延迟，我们首先应保证呼吸道通畅及氧供。若体温过低，应调高手术间的温度，积极采取保温复温措施，并提供基本的生命支持。查明导致患者苏醒延迟的原因，积极处理，耐心等候，通常不会发生严重并发症，预后多较好。

（病例整理：高洪光　龚昌盛　蒋飞　卜叶波）

◆该病例无新青年麻醉论坛阅读链接

29

宫腔镜－腹腔镜术中发生空气栓塞致死亡一例

⊙**病例资料**

> 患者 40 岁，体重 41 kg，因"左侧输卵管妊娠，宫内节育环嵌顿"拟在全身麻醉下行"腹腔镜下病灶清除 + 取环术"。术前访视未见明显异常，心肺功能良好。

8∶30 入手术室，开放静脉输液通道，常规心电监护：BP 120/60 mmHg，HR 104/min，SpO₂ 100%。诱导前行左侧足背动脉穿刺置管并行有创血压监测（IBP），结果为 140/90 mmHg。

8∶50 开始诱导，静脉注射昂丹司琼 8 mg、盐酸戊乙奎醚 0.5 mg、咪达唑仑 1.5 mg、舒芬太尼 20 μg、维库溴铵 4 mg、丙泊酚 70 mg。5 min 后行气管插管，插管顺利。

9∶10 手术开始，追加舒芬太尼 12.5 μg、丙泊酚 4 mg/（kg·h）泵注，异氟烷 1.5% 吸入维持麻醉。首先行腹腔镜异位妊娠病灶清除。前期手术过程顺利，术中生命体征比较平稳，术中追加维库溴铵 2 mg。

10∶30 腹腔镜异位妊娠病灶清除术结束，停异氟烷。此时患者各项生命体征平稳。

10∶35 开始行节育环取出术，取出过程中阻力非常大，疑似节育环嵌顿，扩宫后用刮匙刮宫，节育环还是无法取出。于是临时决定宫腔镜下取环（腹腔镜未撤），此时重新打开异氟烷 1%。

10∶44 监护仪显示有创动脉压稍有下降，P_{ET}CO₂ 稍有下降，但均处于正常水平。

10∶59 患者有创动脉压监测显示 BP 骤降至 37/30 mmHg，P_{ET}CO₂ 由 44 mmHg 降至 20 mmHg，HR 也有所下降。立即予以多巴胺 2 mg 静脉推注，同时告知手术医生，手术医生反映出血较多，立即加快输液，并另建一条输液管道。同时按妇科医生要求给予缩宫素 20 U 静脉推注。BP 无明显改善。后予以肾上腺素 1 mg 静脉推注，同时多巴胺 100 mg+ 间羟胺 40 mg 加入生理盐水 500 mL 静脉滴注。此时 BP 无任何回升，P_{ET}CO₂ 下降至 7 mmHg，同时发现患者全身发绀、瞳孔散大，HR 下降至 50/min 左右。立即给予阿托品 0.5 mg 静脉推注，HR 短暂回升后降至 40/min 左右。立即予以胸外心脏按压，并继续予以肾上腺素等血管活性药物及胺碘酮等，行电除颤等处理。BP 一直无法回升（术中给予膨宫液约 2000 mL，膨宫压力 20 cmH₂O），抢救 1 h 余

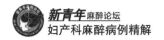

无效，宣布临床死亡。

Q 问题

· 患者的死亡原因考虑什么？

· 如果发生空气栓塞，术中全身麻醉插管状态下如何快速实施诊断、抢救，如何预防？

· 该病例还要考虑其他什么诊断？

· 手术麻醉过程中存在什么问题？有哪些错误和不足？

同仁讨论

讨论一

在宫腔镜取环过程中突然出现血压下降、$P_{ET}CO_2$ 下降，首先考虑肺栓塞，其次是过敏反应。患者平时无心脏疾患，手术医生反映术中出血量较多，表明患者宫缩乏力，手术创面血窦不能及时闭合。在行宫腔镜手术时，镜子未达宫底便开始冲水，水泵强大的压力将镜头之前的空气经血窦挤入静脉中，形成空气栓塞。空气存在于循环之中，不能排出也不能被溶解吸收，流至肺循环形成肺栓塞。

讨论二

高度怀疑空气栓塞。这样的病例我曾经碰到过 3 例，其中 2 例患者都是 1 个月后才醒过来，留下后遗症。1 例可能因为进入血液中的空气比较少，及时发现及时处理，患者术后恢复自主呼吸送 ICU 监护，恢复良好。此类患者首先出现 $P_{ET}CO_2$ 下降，血压出现断崖式下降，但此时 SpO_2 可能还在正常范围内。处理这样的患者必须快速准确。首先，观察到 $P_{ET}CO_2$ 快速下降、血压快速下降时应立即通知手术医生马上停止手术，同时给予肾上腺素泵入维持血压，尽可能维持血流动力学稳定。做血气分析，根据血气分析对症处理。如有条件，应立即进行食管超声确诊。如果有中心静脉穿刺通路，可以从中心静脉导管中抽出空气来。此时的抢救必须争分夺秒。早期做高压氧舱治疗，把风险尽可能降到最低。

讨论三

个人认为该患者宫腔镜的膨宫压力太高，正常人外周静脉压力为 14 mmHg 左右，故腹腔镜气腹压也应 ≤ 14 mmHg。

病例中叙述医生说出血多，具体有多少毫升？我认为还是栓塞的可能性大，因为无任何理由的血压骤降、$P_{ET}CO_2$ 骤降，首先要考虑栓塞的可能，其次再考虑是由什么因素导致的栓塞。一般来说，空气进入血液循环的量达到 30 mL 以上，抢救不及时才会致命。手术 10:40 开始转为宫腔镜，10:45 血压稍有下降，但维持正常，10:58 分出现顽固性骤降，这样看来和宫腔镜操作的确有很大关系。抢救时用了大量的肾上腺素及抢救药物，患者心率在升高的同时血压却依然没有回升，要么考虑是血容量的问题，要么是大量空气栓塞的问题。前者的可能性不大，因为血容量不会在三五分钟之内出现如此大的波动。

🎙️ 讨论四

死亡诊断主要考虑：①心脏停搏；②肺栓塞（空气、血栓）；③稀释性低钠血症；④迷走神经反射；⑤休克（过敏性、心源性、失血性）；⑥心脏疾病（隐匿性冠心病、心肌病变）；⑦麻醉过深。

患者出血不多，也无过敏史，可基本排除过敏性休克。迷走神经反射在停手术，阿托品和肾上腺素给药后一般能缓解。关于稀释性低钠血症，一般早期表现为心率增快、血压升高。术中一共只用了 2000 mL 冲洗液，大部分流到污物桶里，宫腔镜手术时间不长，吸收量很小，不足以致死。关于麻醉过深可能性很小，腹腔镜手术估计快结束前半小时已经将异氟烷停止，丙泊酚维持量不高，不至于麻醉过深。关于心脏疾病，患者无既往病史，心电图无异常，术中 ST 段监测无明显异常改变，直至血压骤降后五六分钟才有异常变化，心脏疾患可能性很小。

笔者考虑的主要诊断是空气栓塞。诊断依据：①术中宫颈管扩张和刮宫导致子宫不可塌陷静脉开放，膀胱截石位导致右心与开放的血窦压力梯度增大，膨宫压力 20 cmH$_2$O 偏高，宫腔镜反复进出宫颈形成"打气筒效应"；②全身麻醉中血压骤降，确认气管导管在气管内和机控呼吸的情况下 P$_{ET}$CO$_2$ 急剧下降，患者全身发绀、心率减慢，反复应用肾上腺素等血管活性药物不敏感，血压、心率无改善；③病情变化节点正好在宫腔镜开始十余分钟之后，相关性很强。

气体进入循环的两个先决条件：一是不可塌陷静脉的开放；二是右心与气体入口的压力梯度。两者兼备时可导致空气大量进入血液循环，引起右室流出道梗阻，阻碍血液循环，致使患者有通气无换气，从而引起循环衰竭，致血压下降、心率缓慢、P$_{ET}$CO$_2$ 下降，同时机体和心肌迅速发生缺血缺氧，导致发绀和心率减慢。该患者子宫血管正好属于不可塌陷静脉，患者诊刮处于膀胱截石位，膨宫压力偏大，正好形成与右心压力梯度。增大的子宫和诊刮使大量血窦开放，导致大量空气抽吸进入循环，形成空气栓塞。

空气栓塞发生很罕见但不代表不发生。全身麻醉和宫腔镜不恰当操作时，一旦发生很难立即发现，当大量空气进入循环导致心脏虚脱，难以抢救成功。有文献表明：宫腔镜手术中，一旦 P$_{ET}$CO$_2$ 有 2 mmHg 下降变化，同时血压有所下降，即应高度怀疑空气栓塞。该病例实际在 10:45 以后即有血压轻微下降和 P$_{ET}$CO$_2$ 轻微下降，若当时及时暂停手术，及时做心脏彩超等其他检查进行判断，很有可能避免悲剧发生。空气栓塞完全诊断清楚只有依靠尸检，所以医院最后考虑的死亡诊断：心脏停

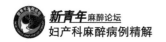

搏（空气栓塞可能性大）。

黄绍强教授点评

我同意前面大多数医生的意见，该患者发生了空气栓塞而导致最终死亡。

空气栓塞是宫腔镜手术的严重并发症，其气体来源主要是入水管和组织汽化所产生的气泡。而宫 - 腹腔镜联合手术更容易发生，这是因为腹腔镜手术往往采取头低臀高位，此时心脏低于子宫水平，心脏舒张时，静脉压力降低甚至产生负压，空气易经宫腔内破损处血管吸入循环系统产生空气栓塞。

空气栓塞发生突然、进展迅速，临床上发现空气栓塞最敏感和可靠的方法是心前区多普勒超声监测，但大多数医院很难做到。全身麻醉状态下 $P_{ET}CO_2$ 的监测也是非常敏感的指标，肺栓塞的早期首先是 $P_{ET}CO_2$ 的突然下降，然后才是循环出现问题，严重者出现右心衰竭直至死亡。要注意的是，其他各种原因引起的严重低血压也会导致全身多器官的灌注降低，包括肺的灌注下降，从而引起 $P_{ET}CO_2$ 的降低，但血压与 $P_{ET}CO_2$ 变化发生的先后顺序与肺栓塞正好相反。不过，临床上这种差别发生在非常短的时间内，观察不够仔细是很难发现的，等机器报警再去看时往往两个指标都已经降低了。如果事先放置了中心静脉导管，CVP 的升高有助于明确诊断，或者经中心静脉导管抽吸出气泡，一方面协助了治疗，另一方面也可以明确诊断。

术中一旦确定或高度怀疑空气栓塞，应及时处理。处理原则包括：①停止手术操作，防止气体继续进入；②放置中心静脉导管，尽可能抽出气体；③积极应用血管活性药物（包括肾上腺素和去甲肾上腺素）稳定循环，肾上腺素可反复多次使用；④如有心肺衰竭，立即胸外按压，有时可将气泡打碎，迫使空气进入肺循环，一定程度上恢复心室功能。

处理空气栓塞没有特效的方法，因此重在预防。首先是必须由有资质的妇科医生进行手术。其次，严格遵循操作规范是避免发生此并发症的重要环节，包括：应尽可能避免头低臀高位；小心扩张宫颈管；宫颈扩张后不能将宫颈和阴道暴露在空气中，如扩张后需要准备器械，应封闭阴道或用纱布堵住宫颈；在宫腔镜操作过程中密切注意入水管液体供给，一旦发现宫腔内有气泡，应立刻做好抢救准备。

该病例术前心肺功能良好，可以排除因心脏本身疾病导致心肺衰竭。病情急转直下是在宫腔镜下取节育环手术开始 20 min 后，此时并无新增加的药物，因此过敏性休克可以排除。唯一需要鉴别的是失血性休克，因为手术医生反映失血较多。如果能观察到 $P_{ET}CO_2$ 下降早于血压的下降，或者 CVP 明显升高，这些都可以排除失血性休克。如果得不到这些信息，因在足背动脉留置了导管监测直接动脉压，那么通过血气分析和 Hct 也可以鉴别。致死性的出血，Hct 肯定非常低。此外，肺栓塞的患者，尽管 $P_{ET}CO_2$ 下降，但 $PaCO_2$ 是明显升高的，因为 CO_2 排不出来。还有，在这样的手术中，即使出血多，血压下降也有一个过程，而血压突然的急剧下降通常只有在过敏性休克或肺栓塞的起病时，仔细回看一下监护仪上有创监测的记录也有助于鉴别。

该例手术麻醉过程中存在的问题除了前面所讲的一些监测细节缺失外，就是抢救用药了。当发现血压骤降至 37/30 mmHg 时，就应该使用肾上腺素或去甲肾上腺素这样强效的药物，例如 50~100 μg 肾上腺素，而不是多巴胺。手术医生反映出血多，在加快输液同时给予缩宫素 20U 静脉推注，这一点也是严重的错误。缩宫素收缩子宫平滑肌，但对外周血管平滑肌却是扩张的，在已经循环衰竭的患者中静脉推注 20 U 如此大剂量的缩宫素可以直接导致心脏停搏。对于低血压的患者，如果想促进子宫收缩，比较合适的药物是垂体后叶素或精氨酸加压素，这类药物在收缩子宫的同时也收缩外周血管，但对肺循环却没有明显影响。而其他缩血管药（去甲肾上腺素、去氧肾上腺素等）随着剂量增加对肺血管也是收缩的。

·········· **知识小结** ··········

宫腔镜术中重要并发症及处理

一、空气栓塞

空气栓塞是宫腔镜手术中严重、罕见的潜在致命性并发症。静脉栓塞的气体来源为子宫室内空气和组织汽化。液体膨宫时注水管内空气未排净及 CO_2 膨宫时，均可能引起空气或 CO_2 气体栓塞。一旦空气进入静脉循环，气体在右心室形成气栓，阻塞肺毛细血管，使肺动脉压上升，右心泡沫血阻碍血流，早期表现为 $P_{ET}CO_2$ 下降，最后循环衰竭，心脏停搏。

少量空气进入肺动脉可出现呛咳，或一过性胸闷、呼吸急促等。若空气量＞40 mL，患者可致死。宫腔镜手术时患者呈头低臀高位，使心脏低于子宫水平，以致静脉压降低；如子宫肌壁深层大静脉窦开放，并与外界相通，外界的空气可被吸入静脉循环。在加压向子宫注入灌流液时，宫腔与中心循环间存在明显的压力差，更加重了这一过程，宫腔内压超过静脉压时可出现无症状、有症状和致命的气体栓塞。

1.临床表现：突然出现急性呼吸困难、咳嗽、胸痛、咯血，不明原因的气急、窒息感，并出现严重休克和意识障碍，或在充分供氧和通气下仍呈进行性发绀、低血压，应考虑肺栓塞的可能。超声心动图或多普勒超声检查可早期发现空气（0.25 mL），$P_{ET}CO_2$ 降低，后期表现为 CVP 升高、低氧血症、低血压、心室异位节律、心前区持续性"大水轮"样杂音等。

2.预防及处理：目前预防空气栓塞的主要措施包括头部勿过低，以免造成宫腔内血管压力低于外界压力，进镜前排净空气，降低宫内压，减少子宫内的组织汽化后形成的气体，控制灌注量及缩短手术时间等，重视气栓的监测及患者的临床表现

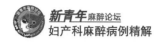
可预防严重并发症的发生。疑有空气栓塞时：①应用生理盐水灌满术野以防止空气再进入；②重新摆放体位使静脉压升高，左侧卧位有助于减少空气栓塞；③可经中心静脉导管尝试抽气。

二、宫腔镜水中毒

宫腔镜手术中由于膨宫压力和灌流介质的作用，灌流液大量吸收引起体液超负荷和（或）稀释性低钠血症进而引起一系列临床症状，如诊治不及时可致死亡，是宫腔镜手术的严重并发症之一。手术时间过长、膨宫压力过高和血窦开放、切断小动脉是宫腔镜水中毒的危险因素。

1. 临床表现：主要表现为循环系统和神经系统的功能异常，早期由于大量冲洗液快速吸收入血导致血容量升高，CVP 升高。水中毒引起的脑水肿和稀释性低钠血症可引起神经系统的临床表现，高血压和心动过缓见于急性高血容量时。

2. 预防及处理：治疗原则是将过多的水排出，防止低氧血症和组织灌注不良，监测血钠，在临床症状较明显时积极纠正低钠血症，多数患者通过限制液体入量和使用袢利尿药即可。预防宫腔镜水中毒的措施包括：①掌握手术适应证，提高手术技巧，缩短手术时间；②降低灌注压力（建议不高于 60 cmH_2O），减少灌注液的吸收是预防宫腔镜水中毒的关键措施；③除严密监测患者循环和呼吸变化外，术前、术后监测血钠有助于早期发现宫腔镜水中毒；④监测 CVP 是早期发现宫腔镜水中毒的简单有效的方法。

三、心脑综合征

主要由于扩张宫颈和膨胀宫腔导致迷走神经张力增加，从而表现出心率减缓、血压下降、面色苍白等与人工流产时相同的心脑综合征症状。预防措施：①术前用米索前列醇，使宫颈软化、易于扩张；②术中适当的麻醉深度；③对宫颈紧、精神紧张或未生育患者，可预先肌内注射阿托品。

总之，在宫腔镜手术时：一方面，需要外科强化手术操作的规范性，降低空气栓塞、水中毒、心脑综合征等并发症发生率；另一方面，麻醉医生需与外科医生保持密切沟通，掌握手术进程，密切观察患者病情变化，及时发现，提前干预，改善预后。

（病例整理：卜叶波　王薇薇　王步国）

扫码在线阅读

30

宫腔镜手术水中毒两例

⊙病例资料

> **病例一**
>
> 患者 29 岁，体检发现"纵隔子宫"入院，拟全身麻醉下行"宫腔镜下子宫隔电切术"。患者平素体健，否认系统性疾病、传染病、输血等病史和治疗史，有手术史（2012 年于本院行剖宫产术）。术前心电图、胸片及实验室检查正常。患者于术前 30 min 肌内注射阿托品 0.5 mg。

14:50 入手术室，生命体征平稳，BP 130/90mmHg，HR 85/min，RR 17/min，SpO_2 98%。开放静脉通道，行面罩吸氧。

15:00 麻醉诱导（静脉注射舒芬太尼 25 μg、丙泊酚 50 mg、依托咪酯 18 mg、顺阿曲库铵 13mg）。

15:05 置入喉罩，术中持续泵注丙泊酚 5 mg/（kg·h）、瑞芬太尼 0.3μg/（kg·min）维持麻醉。15:40 手术开始，以 5% 葡萄糖溶液作为灌洗液，灌洗液平面较手术台平面高出 70 cm。

16:10 预防性静脉推注呋塞米 20 mg，手术顺利。

17:07 手术结束，再次静脉推注呋塞米 20 mg。术毕静脉推注新斯的明 2 mg、阿托品 1mg，患者呼吸恢复，但呼吸动度差，潮气量不足（约 180 mL），意识恢复欠佳。

17:18 行血气分析（表 30.1）。立即静脉滴注胰岛素 30 U、氢化可的松 100 mg，泵注 10% NaCl 3 g。立即行动脉穿刺置管，持续动脉血压监测。

17:50 患者呼吸逐渐恢复，再次查血气（表 30.1）。此时患者已无法耐受喉罩刺激，遂拔除喉罩用面罩吸氧，$SpO_2 > 95%$，5 min 后 SpO_2 逐渐下降至 80%。

18:10 复查血气（表 30.1），立即行气管插管后转入 ICU 继续治疗。

表 30.1 血气分析检查结果

时间	17:18	17:50	18:10
pH	7.05	7.36	7.31
PaO_2(mmHg)	139	306	52

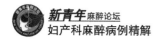
表 30.1（续）

PaCO$_2$(mmHg)	63	45	49
SaO$_2$(%)	97.9	98.6	86.8
Na$^+$(mmol/L)	< 100	109	114
K$^+$(mmol/L)	5.2	4.2	3.4
Cl$^-$(mmol/L)	69	78	80
Ca^{2+}(mmol/L)	0.86	0.83	0.87
Glu(mmol/L)	> 41.6	> 41.6	> 41.6
Hb(g/L)	77	81	93
AB(mmol/L)	17.4	25.4	−24.7
SB(mmol/L)	15.3	24.8	−23.4
BB(mmol/L)	−13.1	−0.2	−1.6
TCO$_2$(mmol/L)	19.3	26.8	26.2
BE(mmol/L)	−12.4	0	−1.6

病例二

患者 37 岁，产后 40 余天。既往有"剖宫产术""扁桃体摘除术"手术史，否认系统疾病史。术前诊断："宫腔占位待诊：胚胎残留？"。拟行"宫腔镜检查术＋宫腔占位切除术"。术前访视患者，术前准备充分、辅助检查完善，无特殊，麻醉情况无特殊。

9:00 患者入手术室，生命体征平稳：BP 113/65 mmHg，HR 79/min，RR 18/min，SpO$_2$ 99%。

9:20 麻醉诱导（静脉注射咪达唑仑 2 mg、丙泊酚 80 mg、舒芬太尼 20 μg、罗库溴铵 40 mg），气管插管顺利。

9:25 手术开始，生命体征平稳，等渗液膨宫，膨宫压力 100 mmHg。

10:40 患者 BP 90/50 mmHg、HR 78/min、SpO$_2$ 90%。嘱手术医生暂停手术，立即听诊，呼吸音正常，静脉推注麻黄碱 15mg、地塞米松 10mg，建立第二组外周通道，左侧桡动脉穿刺置管行有创动脉压监测并急查动脉血气。

10:42 患者 BP 78/43 mmHg、HR 76/min、SpO$_2$ 70%。再次静脉推注麻黄碱 15 mg，静脉滴注氢化可的松 100 mg 后，BP 100/58 mmHg、HR 79/min、SpO$_2$ 95%。指尖血糖未测出。

11:10 检验科回报：血糖 58 mmol/L；血气分析：pH 7.16，PaO$_2$ 315 mmHg，PaCO$_2$ 45 mmHg，BE −6 mmol/L，Na$^+$ 112 mmol/L。立即给予 3% NaCl 500 mL 静脉滴注，胰岛素 10 U 静脉泵注（5 U/h），5% NaHCO$_3$ 250 mL 静脉滴注。

12:02 患者生命体征平稳，BP 117/68 mmHg、HR 72/min、SpO₂ 100%。复查血气：pH 7.14，Na⁺ 123 mmol/L，Lac 2.2 mmol/L，K⁺ 3.03 mmol/L，Ca²⁺ 1.1 mmol/L。

12:28 患者带管入 ICU。

Q 问 题

- 对于宫腔镜手术的麻醉，椎管内与全身麻醉如何选择？
- 两个病例的处理是否完善？如何改进？

同仁讨论

讨论一

两个病例均为典型的水中毒，即宫腔镜电切术中膨宫液经手术创面大量吸收所引起的、以稀释性低钠血症及容量过多为主要特征的临床综合征。

病例一从血气分析来看，患者术中血钠浓度始终 < 120 mmol/L，灌洗液为 5% 葡萄糖非电解质液，在血管内很快被机体代谢，不能维持血浆的总体渗透压水平，液体在体内微循环聚集的早期即可诱发低钠血症。由于短时间内大量葡萄糖进入体内，超出胰腺代谢能力，出现高血糖。

病例二术中使用等渗液膨宫，压力 100 mmHg，患者术前没有糖尿病，而术中血糖第一次指尖末梢未测出，第二次示 58 mmol/L，但血钠始终 < 120 mmol/L，术中出现低血压，考虑 TURP 综合征后期（TURP 为经尿道前列腺电切术的简称，人们最初将在 TURP 术中发生的医源性水中毒称为 TURP 综合征，后也将宫腔镜术中发生的类似情况统称为此）。两例患者因全身麻醉，只能通过血气分析、双肺听诊、血压、尿量、CVP 等监测尽早诊断，尽早治疗。

对于此类患者，应积极防治脑水肿，维持渗透压稳定，增加尿量排泄而不增加总溶质排泄。血钠 < 120 mmol/L 者应给予 3% 高渗氯化钠（1000 mL/12 h），密切监测血钠及其他电解质的水平，防止补钠过多、过快造成高渗状态，导致更严重的后果。通常利尿剂首选呋塞米，利尿同时注意补钾。高血糖者使用胰岛素逐步纠正，积极治疗后症状大多在 12~24 h 消失，延误治疗，可出现抽搐、呼吸停止、永久性大脑损害，甚至死亡，所以要早诊断、早治疗。应用糖皮质激素在治疗过程中可能出现血糖增高的情况，这两例患者术中血糖非常高，糖皮质激素（氢化可的松、地塞米松）的使用有待商榷。

水中毒的预防措施如下：

1. 病例二的膨宫压设置偏高，可适当降低，建议压力 80~100 mmHg。

2. 缩短手术时间，一般每小时血浆钠浓度急性下降 5~8 mmol/L，预示吸收相关综合征的风险增加；减少手术创面的血窦开放；灌洗液应依据术中使用的电能或非电能系统来选择电解质介质或非电解质介质；如果条件允许，在手术开始短时间内

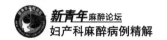

应进行血气监测，尽早对症处理，对患者术后的转归有一定帮助。

3. 此类手术术前应尽量纠正心功能、肾功能及电解质紊乱。

4. 椎管内麻醉平面过高或液体过多导致心功能和肾功能不全；全身麻醉可能掩盖 TURP 综合征早期临床表现，影响病情判断。所以一般建议椎管内麻醉，适宜的麻醉平面可及早发现并治疗水中毒。

🎙️ 讨论二

宫腔镜手术并发急性水中毒是由于术中膨宫液短时间大量进入血液循环，造成液体超负荷、血液稀释及血浆渗透压下降，从而引起低钠血症、肺水肿、脑水肿及心血管系统等一系列并发症。宫腔镜手术期间水中毒的发生与膨宫压力、手术时长及手术对患者子宫内膜和子宫肌层的破坏程度、手术操作时血窦开放程度等因素相关。

两例患者手术时间较长（分别为 87 min 与 75 min）且均为全身麻醉，术中无法获得患者主诉症状，是此类手术实施全身麻醉的弊端之一。全身麻醉患者首发表现可以是眼睑或球结膜水肿、气道阻力增加、血氧饱和度及血压下降。

在非全身麻醉下行此类手术，如术中发生严重的低钠血症，应立即行气管插管、正压通气、调高氧流量并及时吸痰。利尿脱水可静脉推注呋塞米 40~100 mg，静脉推注地塞米松 10 mg 以减轻肺间质水肿。补充高渗氯化钠液，纠正低钠血症，当血钠过低时（< 125 mmol/L）应缓慢滴注 3% NaCl 250~500 mL，并监测血钠，及时调整用量。谨慎使用洋地黄类强心剂，可静脉推注西地兰每次 0.2~0.4 mg，必要时可给予血管活性药物。对症支持治疗，及时纠正贫血、酸中毒等。

预防水中毒的关键在于减少膨宫液的过量吸收。首先使宫腔灌流压力在平均动脉压以下；及时记录膨宫液的出入差值，关注膨宫液的吸收量，当出入液体量差值 ≥ 1000 mL 时，应动态监测血钠浓度；尽量缩短手术时间。

对于复杂的手术应进行行术前预处理，及时纠正贫血等合并症，尽量采用局部阻滞麻醉，使患者处于清醒状态。对于全身麻醉状态下的患者，术中监测血钠浓度、气道阻力、血氧饱和度、血压及尿量等指标。

🎙️ 讨论三

两个病例的诊断均为水中毒。对此类手术（宫腔镜、前列腺电切、关节镜等）椎管内麻醉与全身麻醉各有优势。实施椎管内麻醉可尽早发现患者的神经系统症状，有利于早期判断患者是否发生水中毒，降低肺水肿的风险。全身麻醉患者舒适度更高，如发生水中毒，全身麻醉更利于麻醉医生控制患者气道，安全性更高。随着宫腔镜手术器械及灌洗液的发展更新，水中毒的发生率明显下降，椎管内麻醉较全身麻醉相比并没有大的优势。总之此类手术麻醉方式的选择没有绝对，应根据患者综合病情及医疗条件而定。

病例一中患者术毕时生命体征并未提及，但血气分析结果很快能明确诊断，患者有酸碱失衡、低钠血症、高血糖表现，处理可考虑使用碳酸氢钠注射液纠正酸碱失衡。病例二中冲洗液灌洗压力偏高，导致冲洗液吸收量过大而出现水中毒表现。通常灌注压应设置在 80~100 mmHg（或接近平均动脉压水平）。两个病例均选择全身麻醉，术中应尽早进行血气分析，了解患者内环境情况并及时对症处理。

水中毒重在预防，尤其是全身麻醉后，患者的中枢神经表现被掩盖，更应该加强术中内环境的监测与管理，必要时可预防性给予利尿剂或激素。

黄绍强教授点评

水中毒是宫腔镜手术中比较容易发生的严重并发症之一，尤其是常规应用非电解质液（常用 5% 葡萄糖液）膨宫的单极电切手术，水中毒发生率明显高于应用电解质液（常用生理盐水）膨宫的双极电切手术。因此，从安全的角度考虑，建议宫腔镜手术中淘汰单极系统而改用双极系统进行电切手术。此外，为了减少并发症，由有资质的妇科医生按照规范的要求进行操作也非常重要。

从麻醉的角度而言，椎管内阻滞麻醉和全身麻醉各有优缺点，正如前面各位医生所讲，没有哪一种麻醉方式绝对优于另一种麻醉方式，因此麻醉方式还是应该选择麻醉医生自己熟悉的方式。当然，近年来越来越多的单位采用喉罩进行全身麻醉，从舒适化和安全的角度考虑是可取的。

水中毒的处理前文已经说了很多，不再赘述。谈一谈这两例术中管理可改进的地方。

1. 严重的高血糖应用胰岛素应该进行连续的血糖监测，采手指血监测毛细血管血糖方便可行。第一例，从 17:18 到 17:50 两次血气分析，间隔超过 30 min，血糖没有明显被控制，此时应加大胰岛素用量，可能就不会出现 20 min 后血糖仍然无法控制的情况。

2. 如宫腔镜手术发生水中毒、酸碱和电解质等内环境严重紊乱，麻醉医生应做好长期战斗的准备。建议继续输注丙泊酚或其他镇静药直至内环境明显改善再停药。如果原来应用喉罩的患者发生严重肺水肿，考虑到可能需要较长时间的 PEEP 机械通气，可以置入交换导管，再改为气管导管，当然，这个过程应该在较深的镇静水平下完成。

3. 还有一点需要注意，在低钠血症的治疗中，不宜过快纠正血钠浓度至正常水平，否则会产生渗透性脱髓鞘作用，导致中枢神经系统的损害。

-------- 知识小结 --------

宫腔镜手术水中毒

宫腔镜术中冲洗液经手术创面大量、迅速吸收入血而导致的一系列症状与体征被称为水中毒。

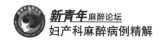
一、水中毒的病因

产生水中毒最根本的原因是机体对冲洗液的吸收。由于子宫血供丰富，肌壁组织较厚且宫腔狭小，宫腔镜手术需要通过一定压力和介质将宫腔膨胀后才能进行。根据临床研究，高压冲洗时患者吸收冲洗液入血量可达 10~30 mL/min，平均吸收600~2000 mL，多者可达 6000 mL。

水中毒发生的主要相关因素如下：

1. 手术时长：时间越长，吸收的冲洗液越多，越易发生；

2. 冲洗液的渗透压：多数冲洗液均为低渗冲洗液，存在大量水被吸收的风险；

3. 冲洗液压力与静脉压力差：压差越大，吸收越多；

4. 手术区域静脉窦的开放。

二、水中毒的病理生理

水中毒最主要的原因就是低渗透压和低钠血症，从而引起一系列的并发症，如神经系统改变、肺水肿和心血管并发症。

1. 血流动力学异常：水中毒初期存在一个短暂的动脉高压期，接着进展为动脉压的降低，继而进入长时间的动脉低压期。初期为阻碍期，随后进入泄漏期。进入泄漏期后，因为循环血容量中的水分快速进入组织间隙而使循环血容量迅速减少引起血压明显降低，心、脑、肾等重要脏器血流灌注不足，从而产生相应的临床表现。

2. 体液稀释效应。

（1）稀释性低蛋白血症：血浆蛋白浓度的降低可使血浆胶体液渗透压下降，引起相应器官的水肿。水中毒患者出现上述表现时，其血清蛋白水平一般仅为术前的50%~60%。

（2）稀释性低钠血症：血钠是血清电解质中对冲洗液吸收最敏感的指标。冲洗液的明显吸收可使血钠迅速下降到 < 120 mmol/L，临床上表现为恶心、呕吐、肌无力、反应迟钝等，严重时可发生昏迷。对低钠血症的原因，除血钠稀释外，还有渗透性利尿、大量的甘氨酸（使用含甘氨酸的冲洗液）吸收入血可致心房尿钠肽分泌过多、经尿排钠等均可致钠的绝对丢失，这种丢失与吸收量成正比；术中失血也可导致失钠。

（3）血钾变化：血钾可一过性升高，严重者可导致心力衰竭。

三、临床表现

表 30.2　水中毒的临床表现

中枢神经系统	循环 / 呼吸系统	血液 / 泌尿系统
烦躁、头痛、意识错乱、惊厥、昏迷、视力障碍、恶心、呕吐	早期：高血压、心动过速	低钠血症 高甘氨酸血症
	后期：低血压、心动过缓、低氧、呼吸急促、肺水肿	血管内溶血 急性肾衰竭

四、水中毒的预防

水中毒的发生主要取决于外科医生的技术。术前充分准备，术中严密监测，可以降低其发生率和严重程度（表30.3）。

1. 尽量减少手术创面、缩短手术时间，对一些复杂的宫腔镜手术可以考虑分期完成。

2. 在不影响手术视野的情况下，尽量降低灌注压；如需高压灌注，术中间断排空宫腔。

3. 尽量使用等渗冲洗液。

4. 条件允许的情况下首选椎管内麻醉。

5. 手术超过1 h者，应加强患者生命体征监测及电解质检查。

表 30.3　水中毒的危险因素和预防措施

危险因素	预防措施
手术时长	手术持续时间 < 60 min
低渗冲洗液 [甘氨酸溶液吸收 > 1 L，出现相关症状的风险增加（占水中毒的5%~20%）]	使用等渗冲洗液 使用生理盐水作为冲洗液的双极电切
高灌注压使子宫、膀胱内压 > 30 mmHg （灌注压由冲洗液袋距手术平面的高度决定）	在低压冲洗液下进行手术（< 15 mmHg） 灌注压应低于平均动脉压
静脉窦大量开放致吸收面积增加	操作轻柔，减少静脉窦开放 间断排空手术腔隙，防止过度充盈 维持适当的血压及正常的子宫周围静脉压

五、水中毒的治疗

水中毒的治疗依赖于早期识别，以症状的严重程度为基础。治疗原则是排出过多吸收的水，纠正低氧血症和低灌注。早期正确治疗，患者预后较好；如治疗延迟，则有永久性脑损害、甚至死亡的可能。当出现症状时，推荐采用以下治疗措施。

1. 停止膨宫、暂停手术或尽快结束手术。

2. 及时利尿，恢复正常血容量，防治心力衰竭。可静脉注射呋塞米 20~40 mg。

3. 注意纠正酸碱失衡。行动脉血气分析、血清渗透压和钠离子浓度分析。出现肺水肿或低血压，推荐采用有创血流动力学监测，以指导药物使用和输液。

4. 出现低氧时给氧维持血氧饱和度，必要时考虑插管，控制呼吸。

5. 严重低钠血症推荐静脉给予高渗氯化钠（3%~5%）。注意高渗溶液的输注速率不应超过 100 mL/h，一般不超过 300 mL。提升 1 mmol/L 所需 3% NaCl 治疗量（mL）为：患者含水量 ×2，即体重 ×0.6×2。

6. 如患者出现惊厥，可静脉给予短效抗惊厥药，如地西泮 5~20 mg 或咪达唑仑 2~10 mg。如惊厥不能停止，可加用巴比妥或苯妥英钠，必要时还可以使用肌松剂。

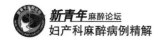

7.怀疑显著失血，应考虑给予浓缩红细胞。一般来讲，输液应谨慎，需考虑发生肺水肿的风险。

8.处理不同种类冲洗液所带来的特殊情况。如含糖冲洗液，应及时使用胰岛素控制患者血糖；使用甘氨酸冲洗液可致高甘氨酸血症及高血氨脑病，精氨酸可以逆转甘氨酸的心肌抑制效应，镁剂则能控制惊厥。

五、宫腔镜手术患者的麻醉选择

椎管内麻醉可作为首选麻醉方法，其具备以下优点：

1.可以监测患者的意识状态从而尽早发现水中毒；

2.可早期发现血管撕裂或子宫穿孔等并发症，术中突发下腹疼痛、腹部压痛、反跳痛等要警惕子宫穿孔，前提是麻醉平面低于T10；

3.促进血管扩张和外周血管血液充盈，从而减轻循环超负荷的严重程度；

4.可以降低术中血压从而减少失血；

5.提供术后镇痛，降低术后高血压和心动过速的发生率，高血压和心动过速常常伴发于全身麻醉恢复期。

尽管椎管内麻醉的优势明显，但根据研究，区域麻醉与全身麻醉的患者死亡率相似。对于抗凝治疗的患者，区域麻醉可能并不安全。近年来，由于激光技术的应用，冲洗液的改进使吸收量变少，也就不再强调区域麻醉作为首选麻醉方式了。

（病例整理：高洪光　卜叶波　许燕蓝）

扫码在线阅读

31

无痛人工流产术严重并发症两例

⊙病例资料

> **病例一**
>
> 患者18岁，孕8周⁺。既往体健。术前心电图显示：窦性心律不齐，其余生化检查均基本正常。拟行无痛人工流产术。

患者术前禁食禁饮6 h。入手术室后，静脉推注芬太尼0.05 mg、丙泊酚100 mg，术中因患者体动追加丙泊酚30 mg。负压吸引术快结束时，患者突然出现剧烈呛咳，随后呼吸停止，当时心电监护仪上出现SpO$_2$ 95%（波幅降低）、HR 120/min（未监测心电图）。立即增大氧流量，托下颌，此时SpO$_2$降至55%。行辅助手控呼吸，发现胃鼓起，随即呼叫科室主任，主任到场，连接心电图监测，HR > 100/min。给予阿托品0.5 mg静脉推注，同时触摸不到脉搏，立即行心肺复苏，同时立即行气管插管，给予抢救药（阿托品、肾上腺素、利多卡因）。当时BP 60/40 mmHg，给予多巴胺、间羟胺、肾上腺素、去甲肾上腺素泵注。心肺复苏期间，自主心律一直未恢复，多次重复给予肾上腺素，共使用利多卡因300 mg、阿托品5 mg，抢救约40 min后，患者全身出现紫癜。血常规：WBC3.7 × 10^9/L，PLT 21 × 10^9/L；凝血常规：APTT 200 s，FIB 0.9 g/L。患者阴道出血量不大。抢救1 h余，心电图呈等电位线，抢救无效，患者临床死亡。

Q 问题

- 本例患者发生低氧和呼吸心跳停止的原因是什么？
- 该患者的抢救存在哪些不足？

同仁讨论

🎙️讨论一

1. 心率快、SpO$_2$低波幅是由于丙泊酚对心脏的抑制作用及扩血管作用，应该给予补液或麻黄碱等处理。给予阿托品会使心率更快，导致回心血量减少，引起急性的心输出量降低，如果患者合并心脏疾病会发生心血管意外。

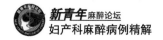

2. 手控呼吸时胃胀气伴 SpO_2 下降，可考虑困难气道或支气管痉挛。

🎙️讨论二

1. 患者发生呼吸心跳停止的原因是严重缺氧导致。发现呼吸停止后应该立即触摸有无颈动脉搏动，且同时行心电监护，并立即给予心肺复苏、除颤、肾上腺素，可以给胺碘酮，不建议使用阿托品。

2. 抢救无效的可能原因：一是心脏停搏时间过长，二是心肺复苏按压质量不高。

🎙️讨论三

1. 患者发生呼吸心跳停止的原因：疑似肺栓塞。

2. 不足之处：①此患者常规监护未连接心电图；②抢救过程中一直未除颤。

🎙️讨论四

患者发生呼吸心跳停止原因：①受精 8 d 就开始形成羊膜囊了，10 周左右可以有 30 mL 的羊水，尽管量很小也不能完全排除羊水栓塞的发生；②人工流产手术时负压吸引过大或者钳刮力量过大导致子宫穿孔，从而引发羊水栓塞。

黄绍强教授点评

首先是老生常谈的问题，病例分析或病例讨论一定要提供完整和真实的信息，有很多病例没办法讨论的原因就是很多信息不完整，本例也存在类似的问题。最好请原始病例提供者补充包括入手术室后的血压、心率、氧饱和度及肾上腺素总用量等信息。

从现有的信息看，本例患者突然发生低氧和呼吸心跳停止最可能的原因是肺栓塞或羊水栓塞。因为患者年仅 18 岁，术前无其他合并疾病，循环系统栓子脱落造成肺栓塞的可能性几乎可以排除，因此羊水栓塞的可能性最大。羊水栓塞发生在人工流产术中，虽然罕见，但也有报道。

麻醉处理中的不足之处如下：

1. 即使是小手术，也应该有相对完整的血流动力学监测。再退一步讲，即使因为患者年轻无基础疾病、手术又小，心电图未接，但血压无论如何都应该测量，至少麻醉前绑好袖带测一个基础值。手术中有特殊情况时再及时测量。本例在患者呛咳时就应该测量血压，有助于对患者的状况进行及时、合理的分析。

2. 当出现"SpO_2 降至 55%，HR > 100/min"时，马上注射一支阿托品其实有点莫名其妙。此时应该是先测量血压，如果血压正常，仅纠正低氧即可，用了阿托品反而进一步增加心率。面罩加压通气发现胃膨胀时，应考虑面罩手控呼吸的手法不到位，或者患者存在面罩通气困难，此时需要放置口咽或鼻咽通气道。如果血压明显降低，就需要使用去氧肾上腺素或去甲肾上腺素，此时阿托品是无效的，严重低血压、循环衰竭时就直接使用肾上腺素了。

3. 标准的心肺复苏对抢救心脏停搏至关重要，胸外心脏按压一定要标准，并尽快进行电除颤。心脏停搏的药物治疗早已经不用"阿托品、肾上腺素、利多卡因"这三联针了，应尽早使用肾上腺素。

病例二

患者 27 岁，身高 160 cm，体重 62 kg。术前诊断：孕 6 周$^+$。既往体健。术前心电图正常，其余生化检查均基本正常。拟行无痛人工流产术。

患者术前常规禁饮食，面罩吸氧 5 L/min，静脉输液 300 mL 左右后，给予芬太尼 60 μg 静脉滴注，1 min 后缓慢静脉推注丙泊酚 120 mg 直至患者睫毛反射消失。开始手术，手术进行大约 5 min，术者反映患者宫腔内容物较多，术中出血量约 40 mL。术毕患者清醒，将患者移至恢复室继续吸氧输液。术后 1 h 左右患者起身去上厕所，但未解出，回恢复室躺病床上约 2 min 左右，先诉气短，接着全身肌颤（肌颤前及肌颤时未有发冷感觉）。紧急呼唤医护，见患者呈全身肌颤状态，给予简易呼吸器面罩加压、托下颌大流量吸氧，行心电监护。询问患者有何不适，患者应答全身不自主抖动，监护仪同步显示 BP 118/70 mmHg、SpO$_2$ 96%、HR 90/min。迅速给予地塞米松 10 mg 静脉推注，约 5 min 后肌颤减弱，给予咪达唑仑 3 mg 稀释后静脉推注，肌颤消失。在此治疗期间，患者意识清楚，生命体征平稳。约 10 min 后改为面罩吸氧，心电监护，继续输液（液体内加入阿托品 0.5 mg）。未排除羊水栓塞可能，继续观察，直至术后 5 h，患者生命体征稳定，在家属陪伴下离院。

Q 问题

· 本例患者发生气短和肌颤的原因是什么？

· 如何治疗？

同仁讨论

🎙️ 讨论一

《你一定要知道的无痛分娩"中国行"现代产房教程》一书中针对羊水栓塞提道"A–OK"疗法：A—Atropine（阿托品），O—Ondansetron（昂丹司琼），K—Ketoralac（酮咯酸）。"A–OK"用于治疗羊水栓塞是因为可以减轻肺循环的血管和支气管收缩以及迷走神经张力，有效防治心肺衰竭。该患者经笔者综合考虑后还是像羊水栓塞，患者生命体征稳定，只能说是轻度的。治疗上主要就是维持氧合和循环稳定。

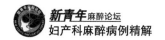
🎙️ 讨论二

锥体外系反应。锥体外系是人体运动系统的组成部分,其主要功能是调节肌张力、肌肉的协调运动与平衡。这种调节功能有赖于其调节中枢的神经递质多巴胺和乙酰胆碱的动态平衡,当多巴胺减少或乙酰胆碱相对增多时,可出现胆碱能神经亢进的症状,出现肌张力增高、面容呆板、动作迟缓、肌肉震颤、流涎等帕金森综合征样表现;急性肌张力障碍,出现强迫性张口、伸舌、斜颈、呼吸运动障碍及吞咽困难;静坐不能,出现坐立不安、反复徘徊;迟发性运动障碍,出现口–舌–颊三联征,如吮吸、舔舌、咀嚼等,这就是锥体外系反应。

黄绍强教授点评

本例患者在人工流产术后 1h 发生气短和全身肌颤,有医生怀疑是羊水栓塞,但我觉得基本不考虑,理由如下。

1. 发病时血压、心率正常,氧饱和度也基本正常(其实应该补充术前或术中上述指标的情况),凝血功能更没有问题,几乎没有符合羊水栓塞诊断标准的症状和体征。

2. 在妊娠初期,羊水主要是母体血清通过胎盘进入羊膜腔的透析液,只有当胎儿血循环形成后,胎儿抗原成分才逐渐参与构成羊水的成分。目前认为羊水栓塞的发病机制是胎儿抗原成分进入母亲体循环,仅在极高敏的母亲,激活炎症反应介质,导致剧烈的体液或免疫反应。此时才孕 43 天,即使有羊水,量也微乎其微,并且是母体血清通过胎盘进入羊膜腔的透析液,没有胎儿抗原成分,所以即使进入母体也不会发生免疫反应。

该患者的症状体征似乎提示可能是人工流产综合征。人工流产综合征是患者在人工流产手术中或术后出现恶心、呕吐、头晕、胸闷、气喘、大汗淋漓、四肢厥冷、血压下降,心律不齐等,严重者还可能出现抽搐、晕厥等一系列症状,这主要是由于手术对宫颈及宫腔的刺激引起自主神经系统功能紊乱,加上患者人工流产手术后精神、情绪的异常波动所引起。充分的镇痛和足够的麻醉可以大大减少此类并发症,但偶有精神情绪的异常波动还会在术后诱发,处理以精神安慰和镇静为主,适当对症处理。

但从整个病史来看,其症状是在术后 1h 起身去上厕所、未解出、回病床后发生,似乎提示可能发生了肺栓塞。当然其血流动力学还是比较稳定,血氧饱和度下降并不明显,所以即便是肺栓塞,也是一个小分支阻塞。临床上像这样症状不典型、但病史非常典型的轻型肺栓塞还是有的。对于该患者,可以查 D- 二聚体以及 CT 血管造影(CTA)明确诊断。如明确是轻症的肺栓塞,因为是人工流产小手术,可以及时使用低分子肝素,或者口服抗凝剂。此外,还要及早行超声检查下肢静脉是否有血栓存在。当然,因为患者症状太轻,大多数情况下没有进一步检查和治疗往往也自愈了。

·········· **知识小结** ··········

无痛人工流产术的并发症防治

一、无痛人工流产术的并发症

1. 与麻醉操作有关的并发症包括：呼吸抑制、过敏及类过敏反应、喉痉挛、反流误吸、术后迟发性呼吸抑制等。

2. 与人工流产术操作有关的并发症包括：①出血；②子宫穿孔；③人工流产综合征；④漏吸或空吸；⑤吸宫不全；⑥感染；⑦羊水栓塞；⑧远期并发症：子宫粘连、宫腔粘连、慢性盆腔炎、月经失调、继发性不孕等。选择其中两项来进行详细描述。

（1）人工流产综合征：与个体差异有关，主要原因为负压吸引时宫颈受到刺激引起迷走神经反射性兴奋增强。与下列因素有关：①患者情绪紧张；②宫颈扩张困难；③宫腔吸引负压太高或长时间吸引。在排除既往无心血管病史后，患者突然出现心动过缓、心律不齐、面色苍白、大汗淋漓、恶心呕吐，严重的患者可出现昏厥、抽搐甚至出现心脏停搏，称为人工流产综合征。无痛人工流产术因患者为全身麻醉状态，出现该并发症较少见，即使发生也仅表现为一过性的心动过缓、低血压等，多因麻醉过浅时刺激宫颈导致。一旦确诊人工流产综合征，应立即暂停手术操作，麻醉过浅时加深麻醉，同时静脉推注阿托品或静脉滴注异丙肾上腺素。人工流产综合征一般不出现呛咳、呼吸困难及肺部啰音，其后果也远不如羊水栓塞严重。

（2）羊水栓塞：羊水栓塞在人工流产术较少见。8 周时羊水每周增加 10 mL，羊水量通常从 12 周的 50 mL 增加到妊娠中期的 400 mL，至足月时 1000 mL。人工流产术中发生羊水栓塞的原因为：在扩张宫颈时速度过快、过猛，有可能损伤宫颈内膜静脉，或孕中期羊水未流出时钳夹胎盘，导致羊水通过血窦进入母体。术中一旦发现患者发绀、咳嗽、呼吸困难、心力衰竭、休克、凝血功能障碍应高度怀疑羊水栓塞的发生。

二、麻醉方案

总原则	起效迅速，消除快，作用时间短，镇痛镇静效果好，对心肺功能影响轻微，无明显不良反应和不适感	
方法	静脉麻醉	
用药	丙泊酚	减少术后恶心呕吐的发生，苏醒质量高，是目前应用最广的门诊无痛手术静脉麻醉药
	依托咪酯	对循环影响小，适合心功能较差的患者；呼吸抑制作用轻，恢复迅速
	瑞芬太尼	清除迅速

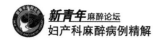

三、人工流产负压吸宫术推荐用法

先静脉推注芬太尼 1~2 μg/kg 或瑞芬太尼 0.5~1.0 μg/kg 或舒芬太尼 0.1~0.2 μg/kg（1~2 min 内），待手术医生消毒及盆腔检查后，缓慢静脉推注丙泊酚 1~2 mg/kg，待受术者入睡后开始手术。必要时，根据受术者的意识状态、生命体征及手术时间长短每次追加丙泊酚 20~50 mg。

（病例整理：李岩　卜叶波　蒋飞　吴庭豪）

扫码在线阅读

参考文献

[1] Miller RD, Cohen NH, Eriksson LI, et al. 米勒麻醉学：第 8 版 . 邓小明，曾因明，黄宇光，等译 . 北京：北京大学医学出版社，2016: 2110-2136.

[2] 吴新民，Hess PE, Oriol NE, 等 . 产科麻醉：原理与临床 . 北京：人民卫生出版社，2012: 243-252.

[3] Obesity S. Obesity: preventing and managing the global epidemic. Report of a WHO consultation, 2000, 894(1): 18-30.

[4] Butterworth JF, Mackey DC, Wasnick JD. 摩根临床麻醉学：第 5 版 . 王天龙，刘进，熊利泽，译 . 北京：北京大学医学出版社，2015: 609-631.

[5] 吴新民 . 麻醉学高级教程 . 北京：中华医学电子音像出版社，2016: 312.

[6] 陈新忠 . 子痫前期孕妇的麻醉处理 . 中国医刊，2016, 51(8): 7-10.

[7] 中华医学会妇产科学会分会妊娠期高血压疾病学组 . 妊娠期高血压疾病诊治指南 (2015). 中华产科急救电子杂志，2015, 4(4): 206-213.

[8] 鲁燕 . 重度子痫前期剖宫产的麻醉管理 (附 330 例病例分析). 湖北：华中科技大学，2017. DOI: 10.7666/d.D01309708.

[9] Alan CS, Jonathan NE, Kallol C. 临床麻醉学指南：产科麻醉 . 陈新忠，黄绍强，张鸿飞，等译 . 北京：北京大学医学出版社，2017: 338-351.

[10] Ghulmiyyah L, Sibai B. Maternal mortality from preeclampsia and eclampsia. Seminars in Perinatology, 2012, 36(1): 56-59.

[11] 中华医学会妇产科分会产科学组 . 妊娠合并心脏病的诊治专家共识 (2016). 中华妇产科杂志，2016, 51(6): 401-409.

[12] 中华医学会心血管病学分会心力衰竭学组，中国医师协会心力衰竭专业委员会，中华心血管痛杂志编辑委员会 . 中国心力衰竭诊断和治疗指南 2018. 中华心血管病杂志，2018, 46(10): 760-789.

[13] 吴新民 . 麻醉学高级教程 . 北京：中华医学电子音像出版社，2016: 662-668.

[14] 刘进，李文志 . 麻醉学临床病案分析 . 北京：人民卫生出版社，2014: 398-409.

[15] 吴琳琳，周欣，牛建民，等 .《妊娠期高血压疾病：国际妊娠期高血压研究学会分类、诊断和管理指南 (2018)》解读 . 中国实用妇科与产科杂志，2018, 34(7): 758-763.

[16] 高志峰，卢家凯，卿恩明 . 艾森曼格综合征患者剖宫产手术的麻醉处理 . 临床麻醉学杂志，2009, 25(10): 906-907.

[17] 景赫，卢家凯，卿恩明 . 20 例妊娠合并艾森曼格综合征剖宫产麻醉管理经验 . 心肺血管病杂志，2012, 31(2): 113-116.

[18] 林多茂，卢家凯，卿恩明 . 妊娠合并艾森曼格综合征患者麻醉处理 1 例 . 中华麻醉学杂志，2010, 30(2): 250-251.

[19] 中国心胸血管麻醉学会非心脏手术麻醉分会 . 妊娠合并心脏病围麻醉期中国专家临床管理共识 . 临床麻醉学杂志，2019, 35(7): 703-708.

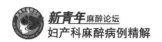
[20] 邓小明，姚尚龙，于布为，等．现代麻醉学：第4版．北京：人民卫生出版社，2014: 1300−1310.

[21] Miller RD, Cohen NH, Eriksson LI, et al. 米勒麻醉学：第8版．邓小明，曾因明，黄宇光，等译．北京：北京大学医学出版社，2016: 1878−1880.

[22] Alan CS, Jonathan NE, Kallol C. 临床麻醉学指南：产科麻醉．陈新忠，黄绍强，张鸿飞，译．北京：北京大学医学出版社，2017: 315−324.

[23] 乐杰．妇产科学：第7版．北京：人民卫生出版社，2010: 113.

[24] 陈璐瑛．胎盘早剥的危险因素及并发症的临床分析．山东大学，2011.

[25] 中华医学会血液学分会血栓与止血学组．弥散性血管内凝血诊断与治疗中国专家共识(2012年版)．中华血液学杂志，2012, 33(11): 978−979.

[26] 朱晶．胎盘早剥剖宫产术45例麻醉处理分析．浙江创伤外科，2007,12(2): 170−171.

[27] 王晶，杨太珠．凶险型前置胎盘合并胎盘植入的产前超声诊断及临床意义．中华妇幼临床医学杂志(电子版)，2014, 10(3): 320−323.

[28] 杨厚林，唐仪，方主亭，等．腹主动脉阻断联合子宫动脉栓塞在九例前置胎盘并胎盘植入剖宫产手术中的应用．介入放射学杂志，2013, 22(12): 1036−1038.

[29] 綦小蓉，刘兴会，游泳，等．髂内动脉球囊阻断术在凶险型前置胎盘中的应用价值．四川大学学报(医学版)，2016, 47(4): 618−623.

[30] 王洪雨，孙成建，王彦华，等．腹主动脉预置球囊辅助前置胎盘伴胎盘植入剖宫产临床应用．介入放射学杂志，2017, 26(10): 922−926.

[31] American Society of Anesthesiologists. Practice guidelines for obstetric anesthesia: An updated report by the American Society of Anesthesiologists task force on obstetric anesthesia and the Society for Obstetric Anesthesia and Perinatology. Anesthesiology, 2016, 124(2): 270−300.

[32] 中华医学会围产医学分会，中国输血协会临床输血管理专业委员会．产科输血治疗专家共识．中华围产医学杂志，2003, 26(1): 4−10.

[33] 中华医学会麻醉学分会．中国麻醉学指南与专家共识(2017版)．北京：人民卫生出版社，2017: 248.

[34] 吴新民．麻醉学高级教程．北京：中华医学电子音像出版社，2016: 319−320.

[35] 谢幸，苟文丽．妇产科学：第8版．北京：人民卫生出版社，2014: 210−212.

[36] Clark SL. Amniotic fluid embolism. Obstetrics & Gynecology, 2014, 123(2 Pt 1): 337−348.

[37] McDonnell NJ, Percival V, Paech MJ. Amniotic fluid embolism: a leading cause of maternal death yet still a medical conundrum. International Journal of Obstetric Anesthesia, 2013, 22(4): 329−336.

[38] Benson MD. A hypothesis regarding complement activation and amniotic fluid embolism. Medical Hypothesis, 2007, 68(5): 1019−1025.

[39] Clark SL, Hankins GD, Dudley DA, et al. Amniotic fluid embolism: analysis of the national registry. American Journal of Obstetric & Gynecology, 1995, 172(4): 1158−1167.

[40] Alan CS, Jonathan NE, Kallol C. 临床麻醉学指南：产科麻醉．陈新忠，黄绍强，张鸿飞，译．北京：北京医科大学出版社，2017: 270−279.

[41] Conde-Agudelo A, Romero R. Amniotic fluid embolism: an evidence-based review. American Journal of Obstetrics & Gynecology, 2009, 201(5): 445.e1−445.e13.

[42] Society for Maternal-Fetal Medicine (SMFM). Amniotic fluid embolism: diagnosis and management. American Journal of Obstetric & Gynecology, 2016, 215(2): B16−24.

[43] Kuezkowski, Krzysztof M. Nonobstetric surgery during pregnancy: what are the risks of anesthesia.

Obstetrics & Gynecology Survey, 2004, 59(1): 52−56.

[44] ACOG. ACOG Committee Opinion No.474: Nonobstetric surgery during pregnancy. Obstetrics& Gynecology, 2011, 117(2 Part 1): 420−421.

[45] 胡义华 . 非产科手术麻醉对孕妇的影响 . 临床合理用药杂志 , 2014, 7(29): 104.

[46] 史成梅 , 宋雪凌 , 徐懋 . 宫内早孕合并输卵管妊娠腹腔镜手术麻醉管理及妊娠结局 (附 48 例报告). 中国微创外科杂志 , 2016, 16(2): 154−157.

[47] 闫红 , 胡弋 , 毛庆祥 , 等 . 孕 29 周患者经腹腔镜行胆囊切除术麻醉的个案报道 . 重庆医学 , 2013, 42(25): 3079−3080.

[48] 袁燕平 , 黄绍强 , 耿桂启 . 妊娠期腹腔镜下巨大卵巢囊肿剥除术麻醉 1 例 . 复旦学报 (医学版), 2012, 39(4): 438−440.

[49] Chestnut DH, Wong CA, Tsen LC, et al. Chestnut 产科麻醉学 : 理论与实践 (第 5 版). 连庆泉 , 姚尚龙 , 等译 . 北京 : 人民卫生出版社 , 2017: 297−314.

[50] 中国精神科相关专家小组 . 阿片类物质使用相关障碍诊断治疗指导原则 . 中国药物滥用防治杂志 , 2017, 23(1): 1−3.

[51] 苏永军 , 方惠 , 王燕 . 吸毒患者 12 例麻醉体会 . 临床军医杂志 , 2009, 37(6): 1018.

[52] 柳培雨 , 田毅 . 常见吸毒患者的临床麻醉处理 . 医学与哲学 (临床决策论坛版), 2011, 32(8): 43−44.

[53] Ludlow J, Chrislmas L, Paech M J, et al. Drug abuse and dependency during pregnancy: Anaesthetic issues. Anaesthesia and intensive care, 2007, 35(6): 881−893.

[54] Hernandez M, Birnbach DJ, Van Zundert, et al. Anesthetic management of the illicit-substanceusing patient. Current Opinion in Anaesthesiology, 2005, 18(3): 315−324.

[55] Kuczkowski KM . Anesthetic implications of drug abuse in pregnancy. Journal of Clinical Anesthesia, 2003, 15(5): 382−394.

[56] 胡进前 , 罗爱林 , 万里 , 等 . 58 例腰硬联合阻滞分娩镇痛试产失败中转剖宫产病例的麻醉处理 . 中华围产医学杂志 , 2019, 22(2): 123−126.

[57] 郭靖 , 赵瑞丽 , 常姣娥 . 腰硬联合镇痛分娩中转剖宫产 126 例临床分析 . 中国妇幼健康研究 , 2017, 28(8): 973−975.

[58] 徐佳伟 , 赵莉 . 硬膜外分娩镇痛转行硬膜外剖宫产麻醉失败的危险因素分析 . 世界最新医学 , 2019, 19(19): 96.

[59] 吴玲玲 , 尹玉竹 , 饶燕珍 , 等 . 腰硬联合麻醉分娩镇痛转剖宫产的指征分析 . 中山大学学报 (医学科学版), 2015, 36(5): 753−757.

[60] Miller RD, Cohen NH, Eriksson LI, et al. 米勒麻醉学 : 第 8 版 . 邓小明 , 曾因明 , 黄宇光 , 等译 . 北京 : 北京大学医学出版社 , 2016: 2120−2129.

[61] Zhang Y, Lu H, Fu Z, et al. Effect of remifentanil for general anesthesia on parturients and newborns undergoing cesarean section: a meta-analysis.Minerva anestesiologica, 2017, 83(8): 858−866.

[62] 梅天姿 , 韩宝庆 , 戚思华 . 剖宫产术后镇痛策略的研究进展 . 现代生物医学进展 , 2019(10): 1997−2000.

[63] 叶鸿瑁 , 虞人杰 , 朱小瑜 . 中国新生儿复苏指南及临床实施教程 . 北京 : 人民卫生出版社 , 2017: 3.

[64] 中华医学会麻醉学分会 . 中国麻醉学指南与专家共识 (2017 版). 北京 : 人民卫生出版社 , 2017: 254.

[65] Alan CS, Jonathan NE, Kallol C. 临床麻醉学指南 : 产科麻醉 . 陈新忠 , 黄绍强 , 张鸿飞 , 译 . 北京 :

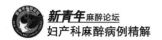
北京大学医学出版社 , 2017: 135.

[66] Butterworth JF, Mackey DC, Wasnick JD. 摩根临床麻醉学 : 第 5 版 . 王天龙 , 刘进 , 熊利泽 , 译 . 北京 : 北京大学医学出版社 , 2015: 696.

[67] 吴新民 . 麻醉学高级教程 . 北京 : 中华医学电子音像出版社 , 2016: 441−442.

[68] 中华医学会麻醉学分会 . 中国麻醉学指南与专家共识 : 2017 版 . 北京 : 人民卫生出版社 , 2017: 62−68.

[69] 吴新民 . 麻醉学高级教程 . 北京 : 中华医学电子音像出版社 , 2016: 437−445.

[70] National Institute for Health and Care Excellence. Hypertension in pregnancy: diagnosis and management(NG133). 2019. www.nice.org.uk/guidance/ng133.

[71] Bishop DG, Cairns C, Grobbelaar M, et al. Heart rate variability as a predictor of hypotension following spinal for elective caesarean section: a prospective observational study. Anaesthesia, 2017, 72(5): 603−608.

[72] Ledowski T, Paech MJ, Browning R, et al. An observational study of skin conductance monitoring as a means of predicting hypotension from spinal anaesthesia for caesarean delivery. International Journal of Obstetric Anesthesia, 2010, 19(3): 282−286.

[73] Zieleskiewicz L, Noel A, Duclos G, et al. Can point-of-care ultrasound predict spinal hypotension during caesarean delivery？ An prospective observational study. Anaesthesia, 2018, 73(1): 15−22.

[74] Jeon YT, Hwang JW, Kim MH, et al. Postural blood pressure change and the risk of hypotension during spinal anesthesia for cesarean delivery: an observational study. Anesthesia & Analgesia, 2010, 111(3): 712−715.

[75] Dahlgren G, Granath F, Wessel H, et al. Prediction of hypotension during spinal anesthesia for cesarean section and its relation to the effect of crystalloid or colloid preload. International Journal of Obstetric Anesthesia, 2007, 16(2): 128−134.

[76] Chamchad D, Arkoosh VA, Horrow JC, et al. Using heart rate variability to stratify risk of obstetric patients undergoing spinal anesthesia. Anesthesia & Analgesia, 2004, 99(6): 1818−1821.

[77] Sakata K, Yoshimura N, Tanabe K, et al. Prediction of hypotension during spinal anesthesia for elective cesarean section by altered heart rate variability induced by postural change. International Journal of Obstetric Anesthesia, 2017, 37(4): 34−38.

[78] 陈烨 , 邹聪华 , 陈彦青 . 术前体位改变对剖宫产腰麻后引起低血压的预测分析 . 中国医学创新 , 2017, 14(30): 19−22.

[79] Frédéric JM. Fluid Loading for Cesarean Delivery Under Spinal Anesthesia: Have We Studied All the Options？ Anesthesia & Analgesia, 2011, 113(4): 677−680.

[80] Kaufner L, Karekla A, Henkelmann A, et al. Crystalloid coloading vs. colloid coloading in elective Caesarean section: postspinal hypotension and vasopressor consumption, a prospective, observational clinical trial. Journal of Anesthesia, 2018, 33(4): 40−49.

[81] Mercier FJ, Diemunsch P, Ducloy-Bouthors AS, et al. 6% Hydroxyethyl starch (130/0.4) vs Ringer's lactate preloading before spinal anaesthesia for Caesarean delivery: the randomized, double-blind, multicentre CAESAR trial. British Journal of Anaesthesia, 2014, 113 (3): 459−467.

[82] Habib, Ashraf S. A review of the impact of phenylephrine administration on maternal haemodynamics and maternal and neonatal outcomes in women undergoing cesarean delivery under spinal anesthesia. Anesthesia & Analgesia, 2012, 114(2): 377−390.

[83] Vallejo MC, Attaallah AF, Elzamzamy OM, et al. An open-label randomized controlled clinical trial for comparison of continuous phenylephrine versus norepinephrine infusion in prevention of spinal hypotension during cesarean delivery. International Journal of Obstetric Anesthesia, 2017, 29: 18–25.

[84] Kuhn JC, Hauge TH, Rosseland LA, et al. Hemodynamics of phenylephrine infusion versus lower extremity compression during spinal anesthesia for cesarean delivery: a randomized, double-blind, placebo-controlled study. Anesthesia & Analgesia, 2016, 122(4): 1120–1129.

[85] Sng BL, Wang H, Assam PN, et al. Assessment of an updated double-vasopressor automated system using NexfinTM for the maintenance of haemodynamic stability to improve peri-operative outcome during spinal anaesthesia for caesarean section. Anaesthesia, 2015, 70(6): 691–698.

[86] 王建枝, 钱睿哲. 病理生理学: 第 9 版. 北京: 人民卫生出版社, 2018: 179.

[87] 斯坦福麻醉手术室应急手册创作小组. 手术室应急手册 (V2.4). 黄建宏, 张惠, 译. 新青年麻醉论坛特别制作, 2016: 8.

[88] 中华医学会妇产科学会产科学组. 剖宫产手术的专家共识 (2014). 中华妇产科杂志, 2014, 49(10): 721–724.

[89] 陈建国, 陆益红, 黄青, 等. 缩宫素的制备及其质量分析研究进展. 中国生化药物杂志, 2012, 33(5): 698–700.

[90] Heesen M, Carvalho B, Carvalho JCA, et al. International consensus statement on the use of uterotonic agents during caesarean section. Anaesthesia, 2019, 74(10): 1305–1319.

[91] 中华医学会妇产科学会产科学组. 剖宫产手术的专家共识 (2014). 中华妇产科杂志, 2014, 49(10):721-724.

[92] Balki M, Ramachandran N, Lee S, et al. The recovery time of myometrial responsiveness after oxytocin-induced desensitization in human myometrium in vitro. Anesth Analg, 2016, 122(5):1508-1515. DOI: 10.1213/ANE.0000000000001268. PMID: 27007079.

[93] McKay EC, Counts SE. Oxytocin Receptor Signaling in Vascular Function and Stroke. Front Neurosci, 202, 25(14):574499.

[94] 汪新妮, 彭幼, 朱燕虹. 预防性宫体注射卡前列素氨丁三醇在产后出血高危因素孕妇剖宫产术中的效果. 广东医学, 2012, 33(5):696-697.

[95] 杨艳芬, 卢丽敏. 欣母沛与马来酸麦角新碱对阴道分娩产后出血的预防效果及子宫复旧的影响. 中国妇产科临床杂志, 2019, 20(3):258-259.

[96] Sinz A. Die Bedeutung der Mutterkorn-Alkaloide als Arzneistoffe[The development of ergot alkaloids as drugs]. Pharm Unserer Zeit, 2008, 37(4):306-309.

[97] 卓佳佳. 麦角新碱在预防产后出血中的应用进展. 中文科技期刊数据库 (文摘版) 医药卫生, 2022, 12(7):47-49.

[98] 刘春艳, 谭小勇, 朱冬梅. 卡贝缩宫素在预防剖宫产术后出血的临床应用分析. 黑龙江医学, 2023, 47(7):792-794.

[99] 胡娟娟. 卡贝缩宫素联合卡孕栓对剖宫产术子宫收缩乏力产后出血的预防效果. 上海医药, 2023, 44(17):16-19.

[100] Jaffer D, Singh PM, Aslam A, et al. Preventing postpartum hemorrhage after cesarean delivery: a network meta-analysis of available pharmacologic agents. Am J Obstet Gynecol, 2022, 226(3):347-365.

[101] Albazee E, Soliman A, Albakri K, et al. Efficacy and safety of rectal misoprostol versus intravenous

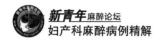
oxytocin on reducing blood loss in cesarean section: A PRISMA-compliant systematic review and meta-analysis of randomized clinical trials. Turk J Obstet Gynecol, 2023, 20(2):142-153.

[102] Robinson D, Basso M, Chan C, et al. Guideline No. 431: Postpartum hemorrhage and hemorrhagic shock. J Obstet Gynaecol Can, 2022, 44(12):1293-1301.e1.

[103] Sheldon WR, Blum J, Durocher J, et al. Misoprostol for the prevention and treatment of postpartum hemorrhage. Expert Opin Investig Drugs, 2012 , 21(2):235-250.

[104] 阙瑜妮 . 脑垂体后叶素用于预防产后出血疗效观察 . 重庆医学 , 2009, 38(10):1217-1218.

[105] 郭晓光 , 韩传宝 , 钱燕宁 . 佩尔地平对垂体后叶素诱发腹腔镜子宫肌瘤剔除术患者心血管反应的效果 . 临床麻醉学杂志 , 2013, 29(5):432-434.

[106] 邓小明 , 姚尚龙 , 于布为 . 现代麻醉学 : 第 4 版 . 北京 : 人民卫生出版社 , 2014: 1372.

[107] Alan CS, Jonathan NE, Kallol C. 临床麻醉学指南 : 产科麻醉 . 陈新忠 , 黄绍强 , 张鸿飞 , 译 . 北京 : 北京大学医学出版社 , 2017: 11.

[108] 蔺莉 , 王静 . 重视高危因素 , 规范管理、合理诊治妊娠期血栓栓塞性疾病——《2018 ACOG 实践简报 : 妊娠期血栓栓塞症的临床管理指南》解读 . 中国全科医学杂志 , 2018, 21(30): 3659-3664.

[109] 中国医师协会介入医师分会 , 中华医学会放射学分会介入专业委员会 , 中国静脉介入联盟 . 下肢深静脉血栓形成介入治疗规范的专家共识 (第 2 版). 中华医学杂志 , 2018, 98(23): 1813-1818.

[110] 《中国血栓性疾病防治指南》专家委员会 . 中国血栓性疾病防治指南 . 中华医学杂志 , 2018, 98(36): 2861-2886.

[111] 中华医学会外科学分会血管外科学组 . 深静脉血栓形成的诊断和治疗指南 (第三版). 中华普通外科杂志 , 2017, 32(9): 807-812.

[112] 何静 , 熊鸿燕 , 陈方祥 , 等 . 创伤输血的研究进展 . 中华创伤杂志 , 2006, 22(4): 316-317.

[113] Dutton RP . Pathophysiology of traumatic shock. Seminars in Anesthesia Perioperative Medicine and Pain, 2001, 20(1): 7-10.

[114] 中国医师协会输血科医师分会 , 中华医学会临床输血学分会 . 特殊情况紧急抢救输血推荐方案 . 中国输血杂志 , 2014, 27(1): 1-3.

[115] 吴千羽 , 李楠 , 张怡宇 , 等 .《特殊紧急抢救输血推荐方案》应用实践 . 中国输血杂志 , 2016, 29(5): 454-457.

[116] 黄春妍 , 魏曾珍 , 谭金哲 , 等 . 360 例紧急输血预案病例的输血情况分析 . 中国输血杂志 , 2017, 30(4): 379-381.

[117] 魏曾珍 , 韩冰 , 谭金哲 , 等 . 华西医院应用紧急输血绿色通道救治 113 例案例分析及探讨 . 湖南中医药大学学报 2016/ 专集 : 国际数字医学会数字中医药分会成立大会暨首届数字中医药学术交流会论文集 , 2016: 2.

[118] 黄伟 .《第三版脓毒症与感染性休克定义国际共识》解读 . 中国实用内科杂志 , 2016, 36(11): 959-962.

[119] 余奇劲 , 肖兴鹏 . 围麻醉期突发事件的挑战 . 北京 : 中国科学技术出版社 , 2016: 185-194.

[120] 严重急性低氧性呼吸衰竭急诊治疗专家共识组 . 严重急性低氧性呼吸衰竭急诊治疗专家共识 . 中华急诊医学杂志 , 2018, 27(8): 844-849.

[121] Schmidt GA. Managing acute lung injury. Clin Chest Med, 2016, 37(4): 647-658.

[122] 邱海波 , 刘大为 . 2004 严重感染和感染性休克治疗指南概要 . 中国危重病急救医学 , 2004,

16(7): 390-404.

[123] 邓小明，李文志．危重病医学：第 3 版．北京：人民卫生出版社，2011: 211-217.

[124] Miller RD, Cohen NH, Eriksson LI, et al. 米勒麻醉学：第 8 版．邓小明，曾因明，黄宇光，等译．北京：北京大学医学出版社，2016: 2742-2755.

[125] 胡妙仙，林根友，林相彬，等．感染性休克合并急性肺损伤患者运用液体负平衡对其早期复苏和预后的影响．中华医院感染学杂志，2017, 27(5): 1000-1003.

[126] Brian A. Hall, Robert C. Chantigian. 麻醉学要点精编：以问题为基础的综合分析 (第 5 版). 张鸿飞，等译．北京：北京大学医学出版社，2016: 18.

[127] 吴新民．麻醉学高级教程．北京：中华医学电子音像出版社，2016: 513-514.

[128] 蔡燕妮，迟猛，王国年．阿片类药物与 5- 羟色胺综合征的研究进展．临床麻醉学杂志，2015, 31(2): 201-203.

[129] 徐懋，郭向阳，曹锡清．恶性高热的紧急救治．麻醉安全与质控，2018, 2(4): 49-50.

[130] 王颖林，郭向阳，罗爱伦．恶性高热诊断和治疗的研究进展．中华麻醉学杂志，2006, 26(1): 92-94.

[131] 王雪松，程新旺．恶性综合征临床分析．军医进修学院学报，2010, 31(9): 896-897.

[132] 葛洪霞，郑亚安，马青变，等．神经阻滞剂恶性综合征三例报道并文献复习．中国全科医学，2016, 19(3): 340-342.

[133] 吴中亚，王丙国，葛成东．阵发性交感神经过度兴奋综合征 3 例报告及文献复习．中风与神经疾病杂志，2015, 32(7): 644-646.

[134] Muehlschlegel S, Sims JR. Dantrolene: Mechanisms of neuroprotection and possible clinical applications in the neurointensive care unit. Neurocritical Care, 2009, 10(1): 103-115.

[135] Krause T, Gerbershagen MU, Fiege M, et al. Dantrolene—A review of its pharmacology, therapeutic use and new developments. Anaesthesia, 2004, 59(4): 364-373.

[136] 中华医学会麻醉学分会骨科麻醉学组．中国防治恶性高热专家共识．中华医学杂志，2018, 98(38): 3052-3059.

[137] Nordentoeft S. Über Endoskopie geschlossener Cavitaten mittelst meines Trokart-Endoskops. Verhandlungen der Deutschen Gesellschaft für Chirurgie, 1912, 42: 78.

[138] Gerges FJ, Kanazi GE, Jabbour-Khoury SI, et al. Anesthesia for laparoscopy: a review. Journal of Clinical Anesthesia, 2006, 18(1): 67-78.

[139] Brimacombe J, Berry A. Airway management during gynaecological laparoscopy—is it safe to use the laryngeal mask airway? Ambulatory Surgery, 1995, 3(2): 70.

[140] Gynaecological laparoscopy: The report of the working party of the confidential enquiry into gynaecological laparoscopy. London: Royal College of Obstetricians and Gynaecologists, 1978.

[141] Kurer FL, Welch DB. Gynaecological laparoscopy: Clinical experience of two anaesthetic techniques. British Journal of Anaesthesia, 1984, 56(11): 1207-1211.

[142] Brain AIJ. The laryngeal mask—a new concept in airway management. British Journal of Anaesthesia, 1983, 55(8): 801-805.

[143] Devitt JH, Wenstone R, Noel AG, et al. The laryngeal mask airway and positive-pressure ventilation. Anesthesiology, 1994, 80(3): 550-555.

[144] Woodall NM, Cook TM. National census of airway management techniques used for anaesthesia in the UK: first phase of the Fourth National Audit Project at the Royal College of Anaesthetists.

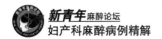
British Journal of Anaesthesia, 2011, 106(2): 266-271.

[145] Brimacombe JR. 喉罩麻醉原理与实践 : 第 2 版 . 岳云 , 田鸣 , 左明章 , 译 . 北京 : 人民卫生出版社 , 2006: 561.

[146] Caplan RA, Posner KL, Ward RJ, et al. Adverse respiratory events in anaesthesia: A closed claims analysis. Anesthesiology, 1990, 72(5): 828-833.

[147] Ingelfiger FJ. Esophageal motility. Physiology Review, 1958, 38(4): 533-584.

[148] Verghese C, Brimacombe J. Survey of laryngeal mask airway usage in 11, 910 patients: safety and efficacy for conventional and non-conventional usage. Anesthesia & Analgesia, 1996, 82(1): 129-133.

[149] Verghese C, Smith TGC, Young E. Prospective survey of the use of the laryngeal mask airway in 2359 patients. Anaesthesia, 1993, 48(1): 58-60.

[150] Malins AF, Cooper GM. Laparoscopy and the laryngeal mask airway. British Journal of Anaesthesia, 1994, 73(1): 121.

[151] Brimacombe JR, Berry A. The incidence of aspiration associated with the laryngeal mask airway: A meta-analysis of published literature. Journal of Clinical Anesthesia. 1995, 7(4): 297-305.

[152] Lemos J , De Oliveira GS , Dantas DPCHE , et al. Gastric regurgitation in patients undergoing gynecological laparoscopy with a laryngeal mask airway: a prospective observational study. Journal of Clinical Anesthesia, 2017, 36: 32-35.

[153] Natalini G, Lanza G, Rosano A, et al. Standard laryngeal mask airway and LMA-ProSeal during laparoscopic surgery. Journal of Clinical Anesthesia, 2003, 15(6): 428-432.

[154] 左琛 , 陆良愿 . Supreme LMA 非持续放置胃管对腹腔镜胆囊切除术通气效果的影响 . 中国现代医药杂志 , 2017, 19(7): 13-16.

[155] Wittmann PH, Wittmann FW. Laryngeal mask and gastric dilation. Anaesthesia, 1992, 46(12): 1083.

[156] 车国卫 , 吴齐飞 , 邱源 , 等 . 多学科围手术期气道管理中国专家共识 (2018 版). 中国胸心血管外科临床杂志 , 2018, 25(6): 401-405.

[157] 闫龙剑 , 刘功俭 . 腹腔镜手术患者术中呼吸管理进展 . 国际麻醉学与复苏杂志 , 2018, 39(6): 568-572, 578.

[158] Runciman WB, Kluger MT, Morris RW, et al. Crisis management during anaesthesia: the development of an anaesthetic crisis management manual.Quality & Safety in Health Care, 2005, 14(3): e1.

[159] 中华医学会麻醉学分会 . 麻醉手术期间液体治疗专家共识 (2014). 2014 北京医学会麻醉学分会学术年会 .

[160] 吴新民 . 麻醉学高级教程 . 北京 : 中华医学电子音像出版社 , 2016: 455-456.

[161] Bready LL, Noorily SH, Dillman D. 麻醉决策 : 第 4 版 . 王军 , 贾东林 , 译 . 北京 : 北京大学医学出版社 , 2011: 38-41.

[162] 庄心良 , 曾因明 , 陈伯銮 . 现代麻醉学 : 第 3 版 . 北京 : 人民卫生出版社 , 2004: 1360-1368.

[163] 邓小明 , 姚尚龙 , 于布为 , 等 . 现代麻醉学 : 第 4 版 . 北京 : 人民卫生出版社 , 2014: 1778-1880.

[164] 刘进 , 左云霞 . 麻醉与危重医学 . 北京 : 人民卫生出版社 , 2009: 17-18.

[165] 吴新民 . 麻醉学高级教程 . 北京 : 中华医学电子音像出版社 , 2016: 552-555.

[166] 吴新民 . 麻醉学高级教程 . 北京 : 中华医学电子音像出版社 , 2016: 458.

[167] 谭家驹 . 微创外科手术与麻醉 . 上海 : 科学技术文献出版社 , 2003: 189.

[168] 夏恩兰. 宫腔镜手术并发症诊治现状及展望. 中国实用妇科与产科杂志, 2015, 31(5): 369–373.

[169] Butterworth JF, Mackey DC, Wasnick JD. 摩根麻醉学: 第5版. 王天龙, 刘进, 熊利泽, 译. 北京: 北京大学医学出版社, 2015: 491–492.

[170] Yao FSF, Malhotra V, Fong J, et al. 姚氏麻醉学: 问题为中心的病例讨论(第8版). 王天龙, 李敏, 冯艺, 等译. 北京: 北京大学医学出版社, 2018: 457–467.

[171] 吴新民. 麻醉学高级教程. 北京: 中华医学电子音像出版社, 2016: 277.

[172] Atchabahian A, Gupta R. 临床麻醉实用指南. 王国林, 等译. 天津: 天津科技翻译出版公司, 2019:1090–1093.

[173] 屠伟峰, 徐世元. 麻醉相关并发症处理手册. 北京: 中国医药科技出版社, 2009:203–206.

[174] 王国林, 徐铭军, 王子千. 妇产科麻醉学: 第2版. 北京: 科学出版社, 2012:828–832.

[175] 谢幸, 孔北华, 段涛, 等. 妇产科学: 第9版. 北京: 人民卫生出版社, 2018:374–376.

[176] 中华医学会麻醉学分会. 麻醉镇痛技术下计划生育手术专家共识(2018). 中国实用妇科与产科杂志. 2018,34(9):1019–1023.